现代产房系列
Modern Labor & Delivery Suite Book Series

丛书总主编　胡灵群（Ling-Qun Hu）

多学科临床规范解读

Dialogues of Multidisciplinary Practice Parameters

蔡贞玉　杨书伟　荣　琦　主编

世界图书出版公司

上海·西安·北京·广州

图书在版编目(CIP)数据

多学科临床规范解读 / 蔡贞玉,杨书伟,荣琦主编.
—上海：上海世界图书出版公司,2018.10
(现代产房系列 / 胡灵群主编)
ISBN 978 - 7 - 5192 - 5090 - 4

Ⅰ. ①多… Ⅱ. ①蔡… ②杨… ③荣… Ⅲ. ①产科病
—诊疗—规范 Ⅳ. ①R714 - 65

中国版本图书馆 CIP 数据核字(2018)第 203829 号

书 名 多学科临床规范解读
Dialogues of Multidisciplinary Practice Parameters
主 编 蔡贞玉 杨书伟 荣 琦
责任编辑 李 晶
装帧设计 南京展望文化发展有限公司
出版发行 上海世界图书出版公司
地 址 上海市广中路 88 号 9 - 10 楼
邮 编 200083
网 址 http://www.wpcsh.com
经 销 新华书店
印 刷 上海景条印刷有限公司
开 本 890mm×1240mm 1/32
印 张 11.75
字 数 371 千字
版 次 2018 年 10 月第 1 版 2018 年 10 月第 1 次印刷
书 号 ISBN 978-7-5192-5090-4/ R·459
定 价 98.00 元

现代产房系列

多学科临床规范解读

丛书总主编

胡灵群（Ling-Qun Hu）

主　编

蔡贞玉　　杨书伟　　荣　琦

编辑人员

（按姓氏字母排列）

蔡贞玉　中国医科大学航空总医院产科

曹琴英　石家庄市第四医院（石家庄市妇产医院）

曹锡清　美国医星华盛顿中心医院麻醉科

方大俊　广州市妇女儿童医疗中心产科

冯　艳　广州市妇女儿童医疗中心产科

胡灵群　美国西北大学芬堡医学院麻醉科

高　慧　华中科技大学同济医学院附属协和医院妇产科

高云飞　南方医科大学南方医院妇产科

郭本标　安徽省妇幼保健院新生儿科

黄经纬　安徽省妇幼保健院新生儿科

蒋艳敏　广州市妇女儿童医疗中心产科

林　锦　美国纽约西奈山医学院新生儿科

梁　刚　浙江温岭市妇幼保健院麻醉科

刘宇燕　美国新泽西州拉里坦湾医学中心麻醉科

龙　伟　南京医科大学附属妇产医院产科

梅珊珊　广州市妇女儿童医疗中心产科

宁辛未　安徽省妇幼保健院新生儿科

荣　琦　美国华盛顿特区乔治城大学医院新生儿科

石　月　复旦大学附属妇产科医院产科

唐　琳　阿普伽国际医疗/《无痛分娩中国行杂志》编辑部

陶为科　美国德克萨斯大学达拉斯西南医学中心麻醉科

童　玲　安徽省妇幼保健院新生儿科

肖喜荣　复旦大学附属妇产科医院产科

杨海澜　山西医科大学附属第一医院产科

杨书伟　阿普伽国际医疗/《无痛分娩中国行杂志》编辑部

杨　娜　安徽省妇幼保健院新生儿科

尹晓光　安徽省妇幼保健院新生儿科

游志坚　汕头医学院第二附属医院麻醉科

俞国贤　美国马里兰州谢迪·格罗夫基督复临医院妇产科

王慧琴　安徽省妇幼保健院新生儿科

王　芸　美国中大西洋永恒医疗集团麻醉科

张惠欣　河北医科大学第四医院妇产科

张　瑾　石家庄市第四医院(石家庄市妇产医院)麻醉科

张　舒　安徽省妇幼保健院新生儿科

张艳丽　安徽省妇幼保健院新生儿科

郑勤田　美国亚利桑那大学妇产科/广州市妇女儿童医疗中心妇产科

郑　峥　广州市妇女儿童医疗中心产科

周　燕　安徽省妇幼保健院新生儿科

本书谨献给奋斗在产房第一线的产科医生、麻醉科医生、新生儿科医生、助产士、产房护士、科普教育工作者，以及倡导现代产房的医院管理者。感谢我们多学科合作的医疗团队，以母婴为中心，让医学回到了它的初心！

　　　　　　　　　　　　　　　　　　　　胡灵群　医生

序

    《多学科临床规范解读》是《现代产房系列》中率先出版的三本书中的一本。作者结合中国医疗实践，对国际上最新出版的与围产医学相关的临床规范进行解读。

    这本书的重要性在于它是基于全球范围内的循证医学和专家共识的优秀汇编，着重于改善母婴并发症与死亡率。

    胡灵群医生是这套系列丛书的理想作者。他曾在中国、加拿大、美国行医，还曾去过印度和厄瓜多尔参加国际医疗援助项目，熟悉多种国际环境下的各种医疗实践模式。

    作为一名产科麻醉医师，他看到中国的椎管内分娩镇痛率极低，而剖宫产率极高，临床实践和理念上与西方反差甚大。

    这促使他发起组织了"无痛分娩中国行"项目，并在国际上屡获殊荣（全文刊登在2016年《麻醉与镇痛》杂志第122卷1931—1938页）。该项目吸引号召了主要来自美国各地的专业产科医生、产科麻醉医生、新生儿科医生和产科护士，持续10年每年到筛选过的中国医院产房进行临床教学和交流。

    这些团队已为99家合作医院进行了临床教学，帮助开展分娩镇痛，致力于发展产科麻醉与建立现代产房。这套运作体系结合了中国国情,成功地提高了多学科团队医疗的能力,包括对高风险孕产妇的团队医疗管理、产后大出血输血细则的建立、椎管内分娩镇痛率的增加以及剖宫产率的降低等等。

"无痛分娩中国行"不仅改善了医疗品质,而且旨在帮助中国围产界建立适合中国医疗实践、安全并行之有效的现代产房医疗体系,以保障分娩镇痛和围产医疗应急措施的规范实施。

此外,"无痛分娩中国行"还建立了一个全国性的认证体系,对符合条件的合作医院产房挂牌认证,以确保患者安全和医疗质量。

"无痛分娩中国行"也将介绍围产医学新动向、精选汇编相关医学文献作为己任,这本书由此应运而生。对于相关医学专业学会基于循证医学以及专家共识所发布的指南和规范,胡医生及其合作者经过慎重选择,将一部分翻译成中文,并以便于阅读理解的对答形式编辑成册,而且结合了中国医疗和文化背景,以利于在中国临床实践中推广应用。

M. Christine Stock, MD

美国西北大学芬堡医学院麻醉学教授

美国西北大学芬堡医学院麻醉科名誉主任

《Barash 临床麻醉学》主编

(翻译:蔡贞玉 刘宇燕)

前　言

10 年前就有人要求我组织翻译西方系列临床规范（主要包括临床指南与专家共识），可我一直犹豫着。

参与 1996～1997 年间加拿大输血指南编写的经历，让我不敢、也不想答应这一工作。主要顾虑如下：① 临床指南是对系统文献的归纳综合，并通过可行性的验证，属于证据水平的最高级，而国内的"指南"却往往是专家共识或只是对别的指南的修正，不具有强有力的科学依据，属于证据水平的最低级。这样的冲突让人无所适从，使临床医生到底是按教科书还是按国产"指南"处理问题的疑惑变得更为突出。② 许多人可能会说："我们中国人体质不一样！""我们中国医疗系统不一样！""要和中国实际相结合！"。这些"洋"规范能经得起国人这些传统思维的考验吗？ 这些临床规范在中国意义有多大？

最后让我动心的是一位叫俞国贤的美国华人产科医生。他在参加了两次"无痛分娩中国行"活动后再次提起了这一想法。这促使我下定决心要把这些问题展开，有的放矢地去解读这些临床规范，让它们起到该起的作用，也帮助大家更清楚地了解临床指南和专家共识的区别，更清楚地懂得如何取舍，并更好地将它们应用于临床实践。

首先，临床指南必须经过证据水平的论证和标识。历史上，西方医学经历了"你说、我想、专家认为"的曲折发展过程。过度医疗对人类的危害、重复医疗的资源浪费,让医学工作者达成了共识:没有医学科学研究获得的结论不应该成为医学实践(医疗)的指南。在实际制订指南过程中,我们也遇到过这样的情况:在某个领域中,临床研究还没有达到足够的数量和质量,或其研究方法还满足不了需要,而临床上却急需有个规范化文件。尽管使用的名称不一,各专业组织都变通地将现有证据和专责专家委员会共识/专业会员调研结果相结合运作,编写出专家委员会共识(committee opinions)或联合声明(consensus),从而满足临床实践的燃眉之急。本书将会让大家品尝到这些临床规范的原汁原味。在编辑过程中,我们采用了专业中国医护人员翻译——美国华人专业医生逐字逐句校对——主编们针对性提问的流程,并注明医学专业定义的差异,以杜绝翻译文献中常见的中英文混杂现象和国内外医学术语的错位现象。希望读者也能从中明白,哪些是必须接受的改进内容;哪些还需要更进一步的证据证实,不需要马上改进但需要关注甚至自己可以动手做些临床研究的内容。

其次,任何临床规范都不是临床实施细则,不应该是具体过细的条条杠杠,否则将会阻碍医学的发展,还会让医疗诉讼成为我们的噩梦。在美国,每当某一个学科出台一个新的临床规范后,该学科都会和相关科室一起制订适用于自己医院的临床实施细则,重要的是要确定与自己医院科室的临床实施细则和临床规范有没有相悖之处,这就是将这些规范与自己医院实际相结合的过程。显然本书供参考之用极为贴切,实为其意义所在。

更为重要的是,大家在看到这些临床规范后,或许能够明白解答"我们中国人体质/医疗是不一样的"这个问题的方法应该是通过临床自然试验(impact study)，利用我们巨大的患者资源和现有的还在改进完善的电子病历系统，实现大数据研究，让世人看到这些临床规范的有/无用性，同时也用实例证实中国医疗/中国人是否同质。这或许就是本书的价值所在。借他山之石，举一反三，实现洋为中用。

在此，感谢为这本书做出贡献的中国围产界(包括麻醉)医护人员、无私奉献于中美学术交流的美国华人医生，尤其是多年来参加"无痛分娩中国行"的美国华人医生。

胡灵群　医生

2018 年 1 月于芝加哥

目　录

第一章
现代产房分级

制定机构

- 美国妇产科医师学会产科临床委员会（American College of Obstetricians and Gynecologists' Committee on Obstetric Practice）
- （美国）母胎医学会（Society for Maternal-Fetal Medicine，SMFM）

认同机构

- 美国分娩中心协会（American Association of Birth Centers，AABC）
- 美国护士助产师学会（American College of Nurse-Midwives，ACNM）
- （美国）妇女健康-产科-新生儿科护士协会（Association of Women's Health，Obstetric and Neonatal Nurses）
- （美国）分娩中心认证委员会（Commission for the Accreditation of Birth Centers，CABC）
- 美国儿科学会（American Academy of Pediatrics，AAP）
- 美国麻醉医师学会（American Society of Anesthesiologists，ASA）
- （美国）产科麻醉与围产医学学会（Society for Obstetric Anesthesia and Perinatology，SOAP）

规范级别

联合声明（Consensus）

🍎 文献导读

我们在《无痛分娩中国行杂志》上刊载了美国《孕产妇分级医疗保健体系》后，在各专业群引发了浓厚的兴趣，大家比对着美国现代产房的四级架构、医疗职能和人员配备等标准，结合自己医院的现状、趋势和潜能展开了积极讨论和热切展望。

其实，将不同医疗体制里纷繁复杂的命名法、美国特色的分娩中心暂且放在一边，从学科发展、多学科团队建设的角度来考虑，中国现代产房的发展趋势也面临着四个层次，即基层现代产房（松散多学科合作）、中级现代产房（普通多学科合作）、高级现代产房（多层次多亚学科合作）、区域性围产医疗中心（多层次多亚学科跨医院合作）。

就像大家已经广泛认识到现代产房不能没有新生儿科医师一样，现代产房更不能没有麻醉医师，而且随着现代产房分级的增高，对麻醉的要求随之增加，从单纯产科手术，到分娩镇痛、产科麻醉、高级产科麻醉，到围产医疗中心的多层次、多亚专科、跨医院合作。

当然，这个发展离不开各临床专业/亚专业团队的支持、医院软硬件的更新、医疗资源的重新配置、医院发展规划和地区卫生管理战略部署的有机结合……实可谓任重而道远。不过，他山之石可以攻玉，对美国现代产房的进一步解读，一定会为国内现代产房的建设注入新思路、新活力。

🍎 循证问答

问： 该如何看待《孕产妇分级医疗保健体系》？

答： 本文件谨为您呈现截至完稿时临床和科研方面的最新进展（有些内容可能已经变化），而不是必须执行的临床诊疗规范。各医疗机构可根据患者、临床资源、本院实际情况进行调整。

问： 这些专业诊疗规范真是不必严格执行的吗？

答： 这是美国包括临床指南等所有诊疗规范都采用的声明，旨在保护那些没有严格执行这些规定的从医人员免受医疗诉讼。在实际工作中，一旦出现医疗诉讼，律师与法律还是以这些规范作为起诉的参考条文。

问：本联合声明的梗概意思是什么？

答：20 世纪 70 年代的研究表明，及时获得与健康风险相应的母婴分级医疗保健可降低围产期死亡率。自临床报告《改善妊娠结局》[1]一文发表后的 30 多年来，区域性母婴医疗保健体系的理念逐渐淡化，医疗重心几乎全部转移到了新生儿医疗保健上。本文论述的孕产妇医疗保健，涵盖了产前、产中、产后的方方面面；其分级医疗保健体系的架构设计为分娩中心、基层（I 级）、产科（II 级）、母胎医学（III 级）和区域性围产期医疗中心（IV 级）。区域性医疗中心的目标是为高危孕产妇提供对应的临床亚专科服务。

问：发布本联合声明的目的是什么？

答：● 统一"孕产妇分级医疗保健体系"中对口的医疗单位，以便与"新生儿分级医疗保健"区分；更重视孕产妇医疗保健的需求，从而降低美国孕产妇的并发症率和死亡率。

● 为各级孕产妇医疗保健机构提供规范的命名法和临床标准定义。

● 为各级孕产妇医疗保健机构提供对应的临床指南，以提高医疗质量、促进孕产妇健康。

● 合理布局，推动构建可提供全方位医疗服务的孕产妇医疗保健机构/体系，并积极整合安全可靠的产前、产中和产后医疗机构。

问：本联合声明的重点在哪里？新生儿科的诊疗体系包括在内吗？

答：它的重点在于孕产妇分级医疗保健，并未深入探讨高危新生儿（早产儿、极低体重儿）医疗水平。不过，围产期分级医疗保健的实效最终取决于各级医疗机构提供的孕产妇、胎儿和新生儿的综合医疗水平。

问：何时由何组织率先提出了整合区域性围产医疗保健机构的概念？

答：20 世纪 70 年代的研究表明，及时获得与健康风险相应的母婴分级医疗保健可以降低围产期死亡率。1976 年，美国出生缺陷基金会（March of Dimes Foundation）及其合作伙伴们在一份名为《改善妊娠结局》[1]的报告中，率先提出了整合区域性围产医疗保健机构的概念。这份报告给出了将孕产妇和新生儿医疗保健划分成三个层次的分级标准，要求高危孕产妇应到指定的、具备相应医护能力和医疗资源的高 I 级医疗机构就诊，以处理她们的复杂病情。

问: 这份《改善妊娠结局》报告一经发表,美国大部分州作何反响?

答: 这份报告一经发表,美国大部分州随之建立了区域性围产期医疗保健协作体系,由区域内指定的或Ⅲ级医疗中心提供最高医疗水平的孕产妇和新生儿医疗保健,同时为中小型医疗机构提供医学教育和患者转诊的服务。

问: 孕产妇分级转诊体系对新生儿临床结局的改善有益吗?

答: 大量研究证实,新生儿临床结局的改善,得益于与健康风险相对应的孕产妇分级转诊体系的建立[2,3]。一项荟萃分析发现,与Ⅲ级医疗中心相比,其他医疗机构出生的极低体重新生儿(VLBW,very low birth weight 指出生体重低于 1 500 g)的死亡率较高(38%:23%,校正 OR 1.62;95%可信区间:1.44~1.83[4])。数据显示,即使是在配备了新生儿科医师的Ⅱ级医疗机构,由于缺乏健全的多学科医疗团队,其极低体重儿的死亡率仍然高于Ⅲ级医疗中心[5]。

问: 《改善妊娠结局》报告发布后对美国区域性母婴医疗保健有影响吗?

答: 自从美国出生缺陷基金会的这份报告出版后,整个区域性母婴医疗保健的概念框架的重心几乎全部倾向了新生儿[6,7]。美国妇产科医师学会(American College of Obstetricians and Gynecologists,ACOG)和美国儿科学会(American Academy of Pediatrics,AAP)在第 7 版《围产医学临床指南》中概述了各级临床机构应提供的医疗服务,包括住院分娩、产科、母婴专科、负责区域性围产期医疗保健等等[6]。全美约 39%的新生儿出生在年分娩量低于 500 的医院里,20%出生在年分娩量为 501~1 000 的医院中[8],这说明美国的孕产妇医疗保健主要是由基层医疗单位和设有产科的医院来承担的。然而,最近一篇评论文章提请人们重新审视"围产期分级医疗保健"的重心所在,即应当多多关注高危孕产妇的医疗保障,并且制订针对性的临床和体系标准来应对这个问题[9]。这篇文章同时呼吁,建立完整的区域性母婴分级医疗保健框架,根据孕产妇的健康风险来提供必要的转诊服务。

问: 截至 2010 年,美国的孕产妇死亡率如何? 防控的重点?

答：尽管世界上医疗发达国家的孕产妇医疗保健水平在 20 世纪得到了大幅度的提高,但美国的孕产妇死亡率在过去 14 年间却日益恶化[10],目前全球排名第 60 位[11]。美国疾病预防和控制中心的研究显示,美国孕产妇的主要死亡原因与育龄妇女罹患的(内科)慢性疾病和产后大出血等产科并发症密切相关[12]。此外,美国的孕产妇死亡率从侧面反映了一个当前更严峻的问题,即在 1998 年到 2008 年这 10 年间,孕产妇严重并发症率和濒死率上升了 75%[13]。美国育龄妇女的肥胖问题、高血压病、糖尿病等,提高了孕产期并发症率和死亡率,也增加了剖宫产率[14,15]。尽管临床治疗可针对性地改善这些病症(例如,预防性抗血栓/栓塞治疗、肥胖产妇专用产床等),但更重要的是要从医疗体系层面着手,提高高危孕产妇的医疗保健水平,改善育龄人群整体健康状况。

问：研究数据支持区域性围产期分级医疗保健体系使孕产妇获益吗?

答：尽管区域性围产期分级医疗保健体系给新生儿临床结局带来明显获益,但支持孕产妇获益的证据却不多。孕产妇死亡本身是一个罕见事件,追踪严重并发症的方法学也是近些年才提出来的[16]。数据显示,接诊患者少、年分娩量低、产科医师经验不足的医疗机构,其孕产妇的产科并发症率显著高于分娩量较大的医院[17]。无论是院间互评还是个人就医体验,医院的年分娩量其实是一个替代性的评估指标,但可能不适用于分娩量低的医院[18]。研究数据还显示,在分娩量大的医院里,前置胎盘和胎盘植入等产科并发症的临床结局往往更好[19,20]。另外,除了富有高危产科经验的妇产科医师、产科护士、麻醉科医师等因素有利于降低孕产妇死亡率之外,研究还显示孕产妇死亡率与各州母胎医学专家的人口密度呈明显的负相关[21]。尽管上述证据支持孕产妇临床结局改善与医疗资源正相关,但并不能直接说明分级医疗保健制度使孕产妇临床获益。

问：美国各大州采纳孕产妇医疗保健标准了吗?

答：美国很多州已将孕产妇医疗保健标准纳入了围产期临床规范。印第安纳州、亚利桑那州、马里兰州等州强调应根据孕产妇分级医疗保健需求(而不是新生儿医疗保健需求)来划分医疗机构功能,但其使用的定义和术语并不一致：印第安纳州围产医学协作网的规范根据出生缺陷基金会报告而设立了 I 级、II 级和 III 级医疗机构[22]；亚利桑那州医疗系统采用 I 级、II 级、IIE 级和 III 级[23]；马里兰州围产医学协作网则使用 I 级、II 级、III 级和 IV 级[24]。尽管命名不同，但各州规定里都贯彻了一个必不可少的重要理念，即像新生儿分级医疗保健体系那样，III 级、IV 级的医疗机构为 I 级、II 级的医疗机构提供医学教育、医疗咨询和必要的母婴转诊服务，以建立一个完备的、服务于广大孕产妇的分级医疗保健体系。

问：制订孕产妇分级医疗保健分级制度的目的？

答：本文论述的孕产妇医疗保健涵盖了产前、产中和产后的方方面面。要建设一个标准化的、设施齐全、功能完备、实行风险分层和区域化管理的孕产妇及围产期医疗保健体系，首先要制订"孕产妇分级医疗保健"的分级制度，即：分娩中心（详见下文"分娩中心"）、基础保健（I 级）、产科（II 级）、母胎医学科（III 级）和区域性围产医疗保健中心（IV 级）。这个分级制度与 ACOG 和 AAP 合著的第 7 版《围产医学临床指南》是一致的[6]。

问：为什么要实施围产医疗机构分级？

答：尽管现有的数据并不能反映出这些临床机构在医疗资源和医疗水平上的明显差异，本文还是总结了美国大多数州围产医疗区域化管理的成功经验并据此对分级制度进行了定义。其中，区域性围产医疗保健系统为孕产妇和新生儿提供整体医疗服务。对于应急联动系统中的孕产妇指定医疗机构而言，制订一个明确而统一的标准，有助于其配备相应的人员、场地、设备和技术，以确保获得最佳临床结局。同时，也可为风险分层的分级医疗系统采集后续数据。

问：本文论述的孕产妇分级医疗保健包括创伤救治和家庭分娩吗？

答：本文论述的孕产妇分级医疗保健并不包括创伤救治，因为后者已经建立了完备的分级制度，可为孕产妇提供与其他患者同等的医疗服务。此外，本文论述的是由分娩中心和医院提供的孕产妇医疗保健，家庭分娩不在其列。

问：何为分娩中心目标界定？

答：为单胎头先露、足月顺产、无并发症的低危孕产妇提供围产期医疗保健。

问：分娩中心的医疗职能？

答：医疗能力和仪器设备应满足低危孕产妇的基本医疗保健需求，并能时刻待命、确保即刻启动紧急救护程序，以应对分娩中心内孕产妇和新生儿的突发状况，必要时可将患者转诊/转运到急救医疗单位；与对口接收医院签署合作协议，确立患者转诊/转运制度和流程以保障患者及时转诊/转运；负责医疗数据的采集、存储和检索；有能力实施质量改进计划，以最大限度保障患者安全；可 24 小时提供医疗咨询服务。

问：分娩中心人员资质有何要求？

答：至少 2 位医务人员参与每例分娩：

- 基础医疗保健人员：认证助产士（certified nurse-midwife，CNM）、认证助产士（certified midwife，CM）、认证专业助产士（certified professional midwife，CPM）以及在分娩中心管辖范围内合法执业的注册助产士；家庭医师；妇产科医师。
- 配备足够数量的、能够胜任 I 级医疗保健工作的合格医务人员，可完成高危孕产妇和新生儿的急救和转运。

问：分娩中心的患者分级？

答：单胎头先露、足月妊娠的低危孕产妇。

问：I 级单位（基础医疗保健）目标界定？

答：为无并发症的孕妇提供医疗保健服务，能对产前/产中/产后等各阶段孕产妇、胎儿和新生儿出现的突发状况进行甄别和急症处理，并保证患者平稳转运到提供孕产妇专科医疗的临床机构。

问：I 级单位（基础医疗保健）医疗职能？

答：涵盖分娩中心的医疗职能，还包括：

- 提供急诊医疗服务。在充分评估母-胎风险和利益的前提下选择最佳决策到娩出的时间间隔（decision to delivery interval，DDI）来实施急诊剖宫产[6,25]。
- 产科 B 超、实验室检查、血库等辅助科室提供 24 小时服务。
- 具备大量（紧急）输血、血液制品紧急发放、多成分输血治疗的管理制度和医疗能力。

- 与上一级接收医院合作,建立正式的患者转院制度。
- 在本院开展和/或与上级医院合作开展医学教育和质量改进计划,以最大限度保障患者安全。

问:I级单位(基础医疗保健)人员资质有何要求?

答:在分娩中心人员配备基础之上,还包括:

- 配备足够数量的、能够胜任I级医疗保健工作的注册护士,能为高危孕妇和新生儿提供急救和转运服务。
- 护理主管具备丰富的围产期护理经验。
- 参与分娩的产科医师具备实施急诊剖宫产的能力和权限。
- 有麻醉科人员进行分娩镇痛和产科手术麻醉。

问:I级单位(基础医疗保健)患者分级?

答:接收分娩中心级别的低危孕产妇,还收治下述高危孕产妇:足月双胎妊娠、剖宫产后阴道试产(trial of labor after cesarean,TOLAC)、不复杂的剖宫产、无严重征象的足月子痫前期。

问:II级单位(产科级)目标界定?

答:为I级医疗级别的患者提供医疗服务,为本院收治或外院转来的高危孕产妇提供产前/产中/产后全程医疗保健服务。

问:II级单位(产科级)医疗职能?

答:涵盖I级单位医疗职能,还包括:

- 具有计算机断层扫描(CT),有磁共振成像(MRI)则更为理想,并有放射科医师出具诊断报告。
- 为孕产妇和胎儿提供基本的B超检查和评估。
- 为肥胖孕妇配备专用医疗设施,以便提供医疗保健服务。

问:II级单位(产科级)人员资质有何要求?

答:在I级单位人员配备基础之上,还包括:

- 配备足够数量的、能够胜任II级医疗保健工作的注册护士,能为超出II级医疗标准的高危孕产妇和新生儿提供急救和转运服务。
- 护理主管和工作人员接受过围产期护理的正规培训,具备相应工作经验,并能配合相应的新生儿护理工作。

- 妇产科医师 24 小时在岗。
- 产科主任由获得妇产科专科认证、具有丰富产科工作经验和诊疗专长的医师担任。
- 根据需要,提供母胎医学专科医师(maternal-fetal medicine,MFM)到院会诊、电话会诊或远程会诊服务。
- 麻醉科人员 24 小时在岗,负责分娩镇痛和产科手术麻醉。
- 由获得麻醉科专科认证、受过产科麻醉专业训练或具备产科麻醉工作经验的麻醉医师提供产科麻醉会诊服务。
- 具有内科和外科医师帮助抢救急诊入院或外院转入的产科患者。由内、外科提供会诊服务。

问:II 级单位(产科级)患者分级?

答:接收 I 级医疗级别的患者,还收治下述高危孕产妇:重度子痫前期、无子宫手术史的前置胎盘。

问:III 级单位(母胎医学级)目标界定?

答:为 II 级医疗级别的孕产妇提供医疗服务,并能处理更为复杂的孕产妇和胎儿疾病以及产科并发症。

问:III 级单位(母胎医学级)医疗职能?

答:涵盖 II 级单位医疗职能,还包括:

- 24 小时提供先进的影像学检查服务。
- 协助 I 级、II 级医疗单位制订和开展“质量改进和患者安全”计划。
- 当本地区未设置 IV 级医疗单位时,可行使区域医疗中心职能,领导本地区围产医疗保健工作(详见“IV 级单位”)。
- 内、外科重症监护病房(Intensive Care Unit,ICU)收治妊娠患者,ICU 专业医师一直在场,并与母胎医学专科医师积极配合。
- 合理配置仪器设备和医护人员,确保临产/分娩的患者在转运途中的持续通气和监护,直至患者被安全转入 ICU。

问:III 级单位(母胎医学级)人员资质有何要求?

答:在 II 级单位人员配备基础之上,还包括:

- 配备足够数量的、能够胜任 III 级医疗保健工作的护理主管和注册护士,能够为超出 III 级医疗标准的高危孕产妇和新生儿提供急救和转运服务;他们接受过专科训练,具备针对孕产妇复杂疾病和产科并发症的护理经验。

- 母胎医学医师 24 小时在岗,能提供到院会诊、电话会诊或远程会诊。
- 母胎医学科主任由母胎医学专科认证的医师担任。
- 妇产科医师 24 小时现场值班。
- 产科主任由妇产科专科认证、具有丰富产科工作经验和诊疗专长的医师担任。
- 麻醉科医师 24 小时现场值班。
- 产科麻醉主任由麻醉科专科认证、接受过产科麻醉专业训练或具备产科麻醉工作经验的医师担任。
- 具有全部临床专业及亚专业医师团队,能为住院患者提供多科会诊服务。

问:III 级单位(母胎医学级)患者分级?

答:接受 II 级医疗级别的患者,还收治下述高危孕产妇:

- 可疑子宫手术后前置胎盘或胎盘植入。
- 可疑胎盘植入。
- 成人呼吸窘迫综合征。
- 可以处理未满孕 34 周、接受期待治疗的早期重度子痫前期。

问:IV 级单位(区域性围产医疗中心级)目标界定?

答:为 III 级医疗级别的孕产妇提供医疗保健服务,针对最复杂的孕产妇疾病和产前/产中/产后的母-胎危急重症进行内、外科治疗。

问:IV 级单位(区域性围产医疗中心级)医疗能力?

答:涵盖 III 级单位医疗职能,还包括:

- 产科患者就地给予 ICU 治疗。
- 产科患者收入本院 ICU 病房(或提供 ICU 病床),对其复杂疾病进行内、外科治疗。
- 领导本地区围产医疗保健工作,接收转诊和转运的孕产妇患者;为本地区医疗单位和医务人员提供医学拓展教育;对本地区围产期并发症、临床结局和质量改进等医疗数据进行分析和评估。

问:IV 级单位(区域性围产医疗中心级)人员资质有何要求?

答：在 III 级单位人员配备基础之上，还包括：

- 由母胎医学专家团队负责孕产妇围产期复杂疾病和危急重症的治疗，包括共同管理由 ICU 收治的产科患者；母胎医学专科医师 24 小时现场值班，随时提供会诊和治疗；母胎医学科主任应由获得母胎医学专科认证的高危产科专家来担任。
- 产科主任和护理主管应具备孕产妇危急重症救治的专业知识。
- 配备足够数量的、具有丰富的孕产妇复杂疾病和产科并发症护理经验、能够胜任 IV 级医疗保健工作的注册护士。
- 产科主任由母胎医学专科认证医师或者妇产科专科认证的高危产科专家担任。
- 麻醉科医师 24 小时现场值班。
- 产科麻醉主管由麻醉科专科认证、接受过产科麻醉专业训练或者具备产科麻醉工作经验的麻醉医师担任。
- 成人内、外专科医师及亚专科医师与母胎医学治疗团队合作，随时提供现场会诊服务。

问：IV 级单位（区域性围产医疗中心级）患者分级？

答：接受 III 级医疗级别的患者，还收治下述高危孕产妇：

- 严重的心脏问题。
- 严重肺动脉高压、肝衰竭。
- 需要进行脑外科或心外科手术的孕妇。
- 病情不稳定、需要器官移植的孕妇。

说明：上文中"患者分级"均非硬性规定

问：孕产妇分级医疗保健服务对护理人员资质有何要求？

答：
- 分娩中心：配备足够数量的、能够胜任 I 级医疗保健工作的合格医务人员。
- I 级：配备足够数量的、能够胜任 I 级医疗保健工作的注册护士；护理主管具备丰富的围产期护理经验。
- II 级：配备足够数量的、能够胜任 II 级医疗保健工作的注册护士；护理主管和工作人员接受过围产期护理的正规培训，具备相应工作经验，并能配合相应的新生儿护理工作。
- III 级：配备足够数量的、能够胜任 III 级医疗保健工作的护理主管和注册护士;他们接受过专科训练,具备针对孕产妇复杂疾病和产科并发症的护理经验。

- IV级:配备足够数量的、能够胜任 IV 级医疗保健工作的注册护士。

护理主管应具备孕产妇危急重症救治的专业能力。

问:孕产妇分级医疗保健服务如何要求负责常规分娩的医务人员最低资质?

答:
- 分娩中心:认证助产护士、认证助产士、认证专业助产士和执业助产士。
- I级:具备急诊剖宫产能力和权限的产科医师。
- II级:妇产科医师或母胎医学专科医师。
- III级:妇产科医师或母胎医学专科医师。
- IV级:妇产科医师或母胎医学专科医师。

问:孕产妇分级医疗保健服务如何要求产科手术医师的资质?

答:
- 分娩中心:无要求。
- I级:可实施急诊剖宫产。
- II级:妇产科医师 24 小时在岗。
- III级:妇产科医师 24 小时在岗。
- IV级:妇产科医师 24 小时在岗。

问:孕产妇分级医疗保健服务如何要求母胎医学专科医师的资质?

答:
- 分娩中心:无要求。
- I级:无要求。
- II级:根据需要,母胎医学专科医师可到院会诊、电话会诊或远程会诊。
- III级:母胎医学专科医师 24 小时在岗,负责院内会诊、电话会诊或远程会诊。
- IV级:母胎医学专科医师 24 小时现场值班,随时提供会诊和治疗。

问:孕产妇分级医疗保健服务如何要求产科主任的资质?

答:
- 分娩中心:无要求。
- I级:无要求。

- II级：产科主任由获得妇产科专科认证、具有丰富产科工作经验和诊疗专长的医师担任。
- III级：产科主任由获得妇产科专科认证、具有丰富产科工作经验和诊疗专长的医师担任。
- IV级：产科主任由获得母胎医学专科认证医师或妇产科专科认证的高危产科专家担任。

问： 孕产妇分级医疗保健服务如何要求麻醉医师资质？

答：
- 分娩中心：无要求。
- I级：提供分娩镇痛和产科手术麻醉。
- II级：麻醉科人员 24 小时在岗。由获得麻醉科专科认证、接受过产科麻醉专业训练或具备产科麻醉工作经验的麻醉医师提供产科麻醉会诊服务。
- III级：麻醉科医师 24 小时现场值班。产科麻醉主任由获得麻醉科专科认证、接受过产科麻醉专业训练或具备产科麻醉工作经验的麻醉科医师担任。
- IV级：麻醉科医师 24 小时现场值班。产科麻醉主任由获得麻醉科专科认证、接受过产科麻醉专业训练或具备产科麻醉工作经验的麻醉医师担任。

问： 孕产妇分级医疗保健服务如何要求会诊医师资质？

答：
- 分娩中心：与对口接收医院签署合作协议，确保患者及时转运，并根据病情需要决定会诊和转诊。
- I级：与上一级接收医院签署合作协议，确保患者及时转运，以及根据病情需要决定会诊和转诊。
- II级：内外科医师为产科患者急救提供会诊意见。
- III级：全部临床专科及亚专科医师团队，能为住院患者提供多科会诊服务，包括重症监护、基本外科、感染科、血液科、心脏科、肾病科、神经科和新生儿科。
- IV级：成人内、外专科医师及亚专科医师，随时提供现场会诊服务，包括 III 级医疗涵盖的多科会诊和先进的神经外科手术、心脏手术和器官移植手术。

问： 孕产妇分级医疗保健服务对重症监护病房有何要求？

答：● 分娩中心：无要求。

● I 级：无要求。

● II 级：无要求。

● III 级：合理配置仪器设备和医护人员，确保临产/分娩的患者在转运途中的持续通气和监护，直至患者安全转入重症监护病房。收治妊娠患者。

● IV 级：积极配合母胎医学医师团队治疗孕产妇围产期复杂疾病和危急重症。与母胎医学医师团队共同管理重症监护病房收治的产科患者。

问：孕产妇分级医疗保健体系对区域性医疗体系的完善有什么作用？

答：一旦"孕产妇分级医疗保健"体系建立之后，可对各医院和区域医疗中心采集的数据进行汇总分析，并将最新进展通报给各级孕产妇医疗单位。

问：本文与美国儿科学会发表的《新生儿分级医疗保健》有何异同？

答：本文与美国儿科学会发表的《新生儿分级医疗保健》[7]相一致，本文对各级孕产妇医疗保健单位的基本职能、硬件设施、医疗部门和辅助科室的人员配备等做了详细规定。值得注意的是，上一级的医疗服务建立在下一级基础之上，并且覆盖了下一级的医疗职能。与"新生儿分级医疗保健"一样，"孕产妇分级医疗保健"体系将在数据分析完成后调整改进。

问：孕产妇分级医疗保健实行区域化管理的目标？

答：孕产妇分级医疗保健实行区域化管理的目标是让每一位高危孕妇都能在达到特定医疗水平的医疗单位里接受专科治疗。

问：提出孕产妇医疗保健的分级管理的目的何在？

答：面对日趋复杂的不同层次的孕产妇医疗需求，每一级医疗单位对自身医疗职能都应有一个清晰的定位，同时明确界定自身医疗水平的局限所在，以便必要时将患者转院到上一级医疗单位。提出孕产妇医疗保健的分级管理正是为了推动这个机制，同时也是为了促进医疗资源在全国范围内公平合理的分配。

问：区域性围产医疗保健系统的重中之重？

答：本文是联合声明，而非指令；地理因素和地域因素也会影响区域性围产医疗保健制度的落实。事实上,很多医院的孕产妇和新生儿的诊疗水平并不匹配;但无论如何,应该尽可能将孕产妇安置在最符合其医疗保健需求的临床机构中,同时兼顾其新生儿的医疗保健需求。与拥有全部临床亚专科的 III/IV 级医疗单位相比,III 级以下的临床机构都不具备这样的医疗资源,因此孕产妇和产后患者的转院制度便成为区域性围产医疗保健系统的重中之重。

问: 各级医疗机构应建立怎样的合作关系?

答: 为确保提供最好的孕产妇医疗服务,分娩中心、各级医院和区域围产医疗中心应全面合作,建立和维护孕产妇和新生儿的转院机制、建立共同管理高危孕产妇的医疗合作关系;上一级接收医院则应全面开放转院通道。

问: 为孕产妇提供哪一级的医疗服务应取决于何种因素?

答: 为孕产妇提供哪一级的医疗服务应当由其健康风险(疾病状况)决定,而非受制于其经济状况。

问: 各级医疗单位有采集和存储医疗数据的必要吗?

答: 有必要。分级医疗的临床结局评估需要准确的数据,因此各级医疗单位应采集和存储医疗数据以备检索。

问: 高一级的医疗单位对下级医疗单位有扶持义务吗?

答: 孕产妇分级医疗保健区域化管理的另一个重要任务是由高一级的医疗单位为下级医疗单位提供质量改进计划的培训、教学支持以及严重并发症和死亡病例的回顾分析等,提高区域内整体医疗质量。

问: 没有符合 IV 级医疗标准的医疗中心该怎么办?

答: 如果一个地区没有符合 IV 级医疗标准的医疗中心,区域内任何一家 III 级医疗单位都有义务提供教学和会诊服务。

问: 孕产妇分级医疗保健的总结和建议?

- 要建设一个标准化的、设施齐全、功能完备、实行风险分层和区域化管理的孕产妇及围产期医疗保健体系,首先要制订"孕产妇分级医疗保健"的分级制度,即:分娩中心(详见本文"分娩中心")、基础保健(I 级)、产科(II 级)、母胎医学科(III 级)和区域性围产医疗保健中心(IV 级)。

强烈推荐,低质量证据

建议级别:1C

- 统一"孕产妇分级医疗保健体系"中对口的医疗单位,与"新生儿分级医疗保健"互为补充但各有侧重。

  强烈推荐,低质量证据

  建议级别:1C

- 对于应急联动系统中的孕产妇指定医疗机构,制订一个明确而统一的标准有助于其配备相应的人员、场地、设备和技术,以确保获得最佳临床结局;同时也有助于为风险分层的分级医疗系统积累后续数据。

  强烈推荐,低质量证据

  建议级别:1C

- 每一级医疗单位对自身医疗职能都应有一个清晰的定位,同时明确界定自身医疗水平的局限所在,以便必要时将患者转院到上一级医疗单位。为了保障所有孕产妇得到最好的医疗保健服务,分娩中心、各级医院和区域围产医疗中心应全面合作,建立和维护孕产妇和新生儿的转院制度、建立共同管理高危孕产妇的合作医疗关系;上一级接收医院则应全面开放转院通道。

  强烈推荐,低质量证据

  建议级别:1C

- 高一级的医疗单位为下级医疗单位提供质量改进计划培训、教学支持以及严重并发症和死亡病例的回顾分析,提高区域内整体医疗质量。如果一个地区没有符合 IV 级医疗标准的医疗中心,区域内任何一家 III 级医疗单位都有义务提供教学和会诊服务。

  强烈推荐,低质量证据

  建议级别:1C

- 各级医疗机构和区域医疗中心应建立追踪孕产妇严重并发症和死亡病例的方法学,以评估孕产妇分级医疗保健的实施效果。

  强烈推荐,低质量证据

  建议级别:1C

- 对各医院和区域医疗中心采集的数据进行汇总分析,并将最新进展通报给各级孕产妇医疗单位。

  强烈推荐,低质量证据

  建议级别:1C
- 应成立后续的跨学科专家工作组,进一步探讨在所有孕产妇医疗保健机构中推广实施孕产妇分级医疗管理的必要性。

  强烈推荐,低质量证据

  建议级别:1C

问:分娩中心的定义?

答:1995 年,美国分娩中心协会将分娩中心定义为"一个坐落在医疗保健机构内部、拥有家庭般环境、遵循健康管理模式、提供孕期保健和分娩服务的机构。分娩中心贯彻'以家庭为中心'的理念,为健康孕产妇提供孕期和围产期服务。"本文件沿用这个定义,无论分娩中心地处医院内外。分娩中心为单胎头先露、足月顺产、无并发症的低危孕产妇提供围产期医疗保健,但不提供剖宫产和阴道助产分娩。

问:分娩中心的医护人员配置有何要求?

答:一个独立的分娩中心内,每例常规分娩要求至少 2 位医务人员参与;作为负责孕产妇基础医疗保健的医务人员,他们接受过专业训练并持有分娩服务的执业许可,例如:认证助产护士、认证助产士、认证专业助产士以及在分娩中心管辖范围内合法执业的注册助产士;家庭医师;妇产科医师。此外,分娩中心内应配备足够数量的合格医务人员,他们经过岗前培训,能够胜任 I 级医疗标准要求的产科患者(孕产妇和胎儿)护理工作,并可进行高危孕产妇和新生儿的急救和转运工作。

问:分娩中心的职能范围如何?如何解决抢救的问题?

答:分娩中心应 24 小时提供医疗咨询,同时应时刻待命、确保即刻启动紧急救护程序,以应对分娩中心内孕产妇和新生儿的突发状况(包括孕产妇心肺复苏、新生儿复苏和急救)[7],必要时协助患者转诊/转运到急救医疗单位。为保证所有孕产妇得到最好的服务,分娩中心对自身医疗保健职能应有清晰定位,同时明确界定自身医疗水平的局限所在，以便必要时将患者转院到急救医疗单位。分娩中心应与对口接收医院签署合作协议，确立相关制度和流程以保障患者及时转院；这其中包括患者风险评估、转诊意见、转运方案，以及医院双方和患者转运团队之间准确可靠、畅通无误的沟通机制。分娩中心应致力于实施质量改进计划，以最大程度保障患者安全。

问：美国哪些机构认证、监管分娩中心？

答：美国超过 80% 的州发放分娩中心经营许可证，每个州对分娩中心的认证要求各有不同。"美国日间手术医疗认证协会""美国联合委员会""美国分娩中心认证委员会"是三个全国性的认证授权机构。其中，只有美国分娩中心认证委员会采用美国分娩中心协会的《分娩中心国家标准》作为认证标准。

问： I 级单位(基础医疗保健)的定义？

答： I 级医疗单位(基础医疗保健)可为低危、预计顺产的孕妇提供产前、产中、产后各阶段常规医疗保健服务[6]。

问： I 级单位(基础医疗保健)的医护人员、设备配置有何要求？

答：与分娩中心相同，每例分娩均应有孕产妇医疗保健的医护人员、助产士、家庭医师或妇产科医师参与。 I 级医疗单位应配备足够数量的注册护士，他们经过岗前培训，能够胜任 I 级医疗标准要求的产科患者(孕产妇和胎儿)护理工作，并可进行高危孕产妇和新生儿的急救和转运工作。护理主管具备丰富的围产期护理经验。参与分娩的产科医师具备实施急诊剖宫产的能力和权限。麻醉科人员负责分娩镇痛和产科手术麻醉。

问： I 级单位(基础医疗保健)所需提供的医疗服务范围是什么？

答： I 级医疗单位有能力开展急诊医疗服务，并在充分评估母-胎风险和利益的前提下达到最短决策取胎时间间隔(decision to delivery interval, DDI)完成即刻剖宫产[6,25]。辅助科室如产科 B 超、实验室检查、血库等提供 24 小时服务。所有有产科的医院必须具备大输血、血液制品紧急发放(全套输血相容性检测完成之前)、多成分输血治疗的管理制度和医疗能力。

问： I 级医疗单位的职能范围如何？如何解决抢救、转运患者的问题？

答：I级医疗单位及其医务人员应有能力对产前、产中、产后等各阶段孕产妇、胎儿和新生儿出现的突发状况进行甄别和急症处理，并保证患者平稳转运到提供孕产妇专科医疗的临床机构。为确保提供最好的孕产医疗服务，I级医疗单位应与上一级接收医院合作，建立正式的患者转院制度，包括患者风险评估，根据病情决定会诊、转诊意见、转运方案，以及医院双方和患者转运团队之间准确可靠、畅通无误的沟通机制[6]。所有I级医疗单位均应在本院开展或与上级医院合作开展医学教育和质量改进计划，以最大限度保障患者安全。

问：II级单位（产科级）的能够接受哪些产妇人群？

答：II级医疗单位可接收出现下述情况的孕妇：足月双胎、剖宫产后阴道试产、不复杂的剖宫产、无严重征象的足月子痫前期。

问：II级单位（产科级）的定义？

答：II级医疗单位可提供I级医疗单位的基础医疗服务，同时为本院收治或外院转来的高危孕产妇提供医疗保健服务。

问：II级单位（产科级）的医护人员、设备配置有何要求？

答：II级医疗单位应配备足够数量的注册护士，他们经过岗前培训，能够胜任II级医疗标准要求的产科患者（孕产妇和胎儿）护理工作，并可为超出II级医疗标准的高危孕产妇和新生儿提供急救和转运服务。护理主管和工作人员接受过围产期护理的正规培训，具备相应工作经验。尽管助产士和家庭医生也可在II级医疗单位执业，妇产科主治医师（美国分住院和主治医师两级）必须24小时在岗。产科主任必须由具有丰富产科工作经验和诊疗专长的妇产科主治医师担任。

问：II级单位（产科级）与I级单位（基础医疗保健级）所需提供的医疗服务范围有什么区别？

答：根据需要，母胎医学专科医师（MFMs）可提供到院会诊、电话会诊或远程会诊服务。麻醉科人员24小时在岗，负责分娩镇痛和产科手术麻醉。由经专科认证、受过产科麻醉专业训练或具备产科麻醉工作经验的麻醉医师提供产科麻醉会诊服务。和I级单位（基础医疗保健）一样，能够实施即刻剖宫产。

问：II 级单位(产科级)对检验影像部门的要求有什么特殊？

答：辅助科室在提供 I 级医疗单位服务的基础之上,配备了计算机断层扫描(CT),有核磁共振(MRI)则更为理想;放射科医师可出具诊断报告;可为孕产妇和胎儿提供基本的 B 超检查和评估;为肥胖孕妇配备了专用医疗设施,以便为其提供医疗服务[6]。在抢救急诊入院或外院转入的产科患者时,内科、外科医师到场进行会诊并协助抢救。

问：II 级单位(产科级)的能够接受哪些产妇人群？

答：II 级医疗单位可接收罹患下述疾病和并发症的高危孕产妇：严重子痫前期、无子宫手术史的前置胎盘。

问：III 级单位(母胎医学专科级)的定义？

答：III 级医疗单位(母胎医学专科)在医疗职能上覆盖了 I 级和 II 级单位的医疗服务,并且配备了 24 小时在岗的母胎医学专科医师,对于更复杂的孕产妇和胎儿疾病进行现场会诊、电话会诊或远程会诊。在美国一些没有 IV 级医疗单位的地区,III 级医疗单位将承担起 IV 级医疗单位的职能即区域性围产医疗中心,领导该地区的围产医疗保健工作,负责高危患者转诊转运、教育推广、数据采集分析(详见下文"区域化管理")等。

问：III 级单位(母胎医学专科级)的医护人员配置有何要求？

答：一个医疗机构能否纳入 III 级单位,取决于其在围产期母婴危急重症方面的综合医疗能力和积累的丰富经验。III 级医疗单位里,妇产科医师必须 24 小时在岗,产科主任由获得妇产科专科认证、具有丰富产科工作经验和诊疗专长的医师担任。母胎医学专科医师 24 小时在岗,负责收治患者、院内会诊、电话会诊或远程会诊;母胎医学科主任由获得母胎医学专科认证的医师担任。麻醉科医师 24 小时现场值班;产科麻醉主任由获得麻醉科专科认证、接受过产科麻醉专业训练或具备产科麻醉工作经验的医师担任。

问：III 级单位(母胎医学专科级)所需提供的医疗服务范围是什么？

答：配备全部临床专科及亚专科医师团队,能为住院患者提供多科会诊服务,包括重症监护、基本外科、感染科、血液科、心脏科、肾病科、神经科和新生儿科。本院重症监护病房(ICU)收治产科患者,

ICU 专科医师 24 小时在岗,与母胎医学科专科医师积极配合。产科应合理配置仪器设备和医护人员,确保临产/分娩的患者在产房内的持续通气和监护,直至其安全转入 ICU。

问:III 级单位(母胎医学专科级)对护理部门的要求有什么特殊?

答:III 级医疗单位应配备足够数量的护理主管和注册护士,他们经过岗前培训,能够胜任 III 级医疗标准要求的产科患者(孕产妇和胎儿)护理工作,能够急救和转运超出 III 级医疗标准的高危孕产妇和新生儿;他们接受过专科训练,具备孕产妇复杂疾病和产科并发症的护理经验。护理人员应 24 小时在岗。

问:III 级单位(母胎医学专科级)对检验影像部门的要求有什么特殊?

答:III 级单位 24 小时提供影像学检查服务,如基本的介入放射科、孕产妇超声心动检查、计算机断层扫描、磁共振成像、核医学检查,并出具各项诊断报告;提供包括多普勒超声在内的详细的产科超声检查和胎儿评估。III 级单位应对新的治疗方案和诊疗技术进行评估。

问:III 级单位(母胎医学专科级)的能够接受哪些产妇人群?

答:III 级单位能够收治患有下述疾病和并发症的高危孕产妇:极可能造成产程中大出血的,如可疑的凶险性前置胎盘或胎盘植入、可疑的穿透性胎盘植入;成人呼吸窘迫综合征;病情进展迅速、未满孕 34 周、接受期待治疗的早期重度子痫前期。

问:IV 级单位(区域性围产医疗保健中心级)的定义?

答:IV 级单位(区域性围产医疗保健中心级)涵盖了 I 级、II 级、III 级单位的医疗职能,在产前/产中/产后各阶段最复杂的孕产妇疾病和产科危急重症的诊治方面具有相当丰富的经验。

问:IV 级单位(区域性围产医疗保健中心级)与 III 级单位(母胎医学专科级)的职能和患者人群有何异同?

答:尽管和 III 级单位在医疗服务上有交叉,围产医疗中心更侧重于处理妊娠患者和产后患者的复杂疾病和危急重症,产科患者可就地进行 ICU 治疗。此外,医疗中心必须配备母胎医学专家团队,由其承担妊娠患者和产后患者的复杂疾病和危急重症的治疗任务,与各学科积极配合、共同管理需要重症监护和危症监护的产科患者。因此,母胎医学团队必须 24 小时在岗,与 ICU 医师积极合作,共同管理 ICU 收治的产科患者;并全权负责院内会诊和治疗;同时,这个团队必须包括产科危重监护相关的治疗、护理、医技辅助(如实验室检查、理疗康复)等各方面的专家。

问: IV 级单位(区域性围产医疗保健中心级)内的团队领导需要符合什么要求?

答: 母胎医学科主任应由获得母胎医学专科认证的高危产科专家来担任。在管理孕期和围产期的危重患者时,一个主要原则就是医疗机构要重视母胎医学团队和临床其他亚专业团队在制订和执行治疗计划时的紧密合作、无缝衔接;对于母胎医学团队参与 ICU 的日常治疗工作,要在管理制度上给予支持。此外,产科主任和护理主管应具备孕产妇危急重症救治的专业能力;应配备足够数量的、具有丰富的孕产妇复杂疾病和产科并发症护理经验的注册护士,他们经过岗前培训、能够胜任 IV 级医疗标准要求的产科患者(孕产妇和胎儿)护理工作。产科主任由获得母胎医学专科认证的医师或者妇产科专科认证的高危产科专家担任。和 III 级单位一样,麻醉科医师 24 小时现场值班;产科麻醉主任由获得麻醉科专科认证、接受过产科麻醉专业训练或者具备产科麻醉工作经验的麻醉科医师担任。

问: IV 级单位(区域性围产医疗保健中心级)内的会诊辅助科室需要符合什么要求?

答: 围产医疗中心的内科、外科可随时处理孕产妇复杂情况(如先天性心脏病、血管损伤、神经外科急症、器官移植等),并提供重症(或危症)监护病床。内、外专科医师及亚专科医师与母胎医学团队配合,24 小时提供现场会诊服务,包括 III 级医疗涵盖的多科会诊。

问: IV 级单位(区域性围产医疗保健中心级)需要能胜任哪些手术?

答: 围产医疗中心可实施一项或多项先进的手术,如神经外科手术、心脏手术、器官移植手术等。围产中心收治下述需要 IV 级医疗(至少分娩时)的高危产妇:严重的心脏问题;严重肺动脉高压或肝衰竭;需要进行神经外科或心外科手术;病情不稳定、需要器官移植。

问: 区域中心的功能定位?

答： 区域中心——包括医疗职能达到 IV 级标准的 III 级单位和所有的 IV 级单位——负责统筹和调度区域性围产期医疗保健工作；为区域内医疗机构和医务人员提供医学教育；与下级医院合作采集医疗数据，分析和评估区域内围产期并发症及其临床结局。社区教育推广和数据分析评估可能需要增加人力资源和仪器设备。

问： 孕产妇医疗的区域化管理要求？

答： 尽管缺乏支持孕产妇分级医疗的专门证据，人们普遍认为将高危孕产妇的医疗保健工作集中到指定的区域性围产医疗中心，有助于医疗中心维系专业医疗水平以达到最佳临床结局。孕产妇医疗的区域化管理要求 24 小时高度协调的专科服务、专业的继续教育以保持竞争力、提供转院—转回服务、采集长期临床结局数据以评估围产期医疗保健服务的效果和新疗法的安全性、有效性。因为孕产妇和胎儿的健康状况可能不同，转诊应尽可能兼顾母婴的医疗需求。而针对有些需要调动医疗资源的特殊病例（例如器官移植或胎儿手术），最佳的诊疗方案不应受限于地域划分，而更应考虑医疗专家的资源分布。

问： 怎样评估孕产妇分级医疗保健的实施效果？

答： 建立孕产妇医疗保健分级体系的目的是持续改进医疗质量，最大程度改善孕产妇临床结局。如果分级医疗确实行之有效，那么运行良好的孕产妇转院机制必将有效地降低可预防的严重并发症率及其死亡率，同样，下级医疗单位的孕产妇严重并发症率也将随之下降。因此，各级医疗机构和区域医疗中心应该建立追踪孕产妇严重并发症和死亡病例的方法学，以评估孕产妇分级医疗保健的实施效果。

问： 在实施分级医疗时建议导入的两个基本方法是什么？

答： 要评价不同医疗级别之间的数据和临床结局，需要设立几个便于操作的参数。不过，如果等着精确的评价方法出台后再建立分级医疗体系只会造成无谓的拖延。因此，建议在实施分级医疗时导入以下两个基本方法：① 识别极高危孕产妇；② 实行合理的医疗分级后，判定严重并发症临床结局的改善。罹患严重并发症的高危孕产妇，例如卒中、心肺功能衰竭、大出血等，在产前就可识别并被转运到相应级别的医院进行分娩。这些并发症包括：可疑的胎盘植入或穿透性胎盘植入、剖宫产后前置胎盘、严重的心脏病（先天性心脏畸形、肺动脉高压、冠心病或心肌病）、重度子痫前期伴血压控制不良、未足月的 HELLP 综合征。

问： 通过合理的孕产妇分级医疗可以改善的并发症临床结局指标包括哪些？

答： 通过合理的孕产妇分级医疗可以改善的并发症临床结局指标包括：卒中、二次手术、大量输血（massive blood transfusion）、严重并发症、潜在的 ICU 收治率等等。这些临床结局的总体发生率可能降低，或者由下级医疗单位向上级医疗单位迁移。例如，已经诊断的胎盘植入有大出血的风险，需要在高级别的医疗单位内接受手术治疗；重度早期子痫前期、感染性休克和肺动脉高压的患者需要在经验更丰富的上级医疗单位内接受期待治疗。尽管目前还没有一个详细的严重并发症列表和需要评估的临床结局指标，但针对孕产妇分级医疗的区域化管理模型的连续监测、前瞻性测量和评价，对于改进医疗程序和改善临床结局至关重要。

问： 如何实施孕产妇分级医疗？

答： 实施孕产妇分级医疗需要克服许多困难。第一步是搭建分级医疗体系；第二步，在孕产妇医疗保健机构里推广这个理念。是否需要建立各州或全国性的认证机构来划分各医疗机构的级别、如何通过财政支持推动项目实施，目前还未统一认识。应该成立后续的跨学科专家工作组，进一步探讨在所有孕产妇医疗保健机构中推广实施孕产妇分级医疗管理的必要性。

问： 推行分级医疗的战略决策需要考虑哪些问题？

答： 在现有的医疗机构中推行分级医疗的战略决策必须符合当地和各州的医疗卫生法规、国家认证机构和专业委员会的规范以及各地区围产期医疗保健的实际需求。各州和各地区的管理部门应与本地各医疗机构密切合作，共同建立一个合理布局、协调发展的医疗保健服务系统。

问： 母胎医学会分级系统关于临床建议的分级评估、完善和评价是怎么推荐的?

答:产科临床共识文件将使用母胎医学会的分级系统。临床建议的推荐强度:强推荐(1级)、弱推荐(2级);证据质量:高质量(A级)、中质量(B级)、低质量(C级)。因此,临床建议分为6级:1A、1B、1C、2A、2B、2C(表1-1)。

表1-1 临床建议的推荐强度

推荐级别:1A,强推荐,高质量证据

利弊权衡:明显利大于弊或反之亦然
证据质量:来源于高质量的随机对照试验的一致证据,或者其他形式的大量证据;进一步研究不可能改变其对利弊评估的可信度
适用范围:强烈推荐,可在大多数情况下毫无保留地适用于大多数患者,临床医生应该遵从该建议,除非有明确而可信的理由采纳其他建议

推荐级别:1B,强推荐,中等质量证据

利弊权衡:明显利大于弊或反之亦然
证据质量:来源于随机对照试验、有重要局限性(结果不一致、方法学缺陷、间接或不准确)的证据,或者来自其他实验设计的重要证据;进一步研究可能会影响证据的可信度甚至改变结论
适用范围:强烈推荐,可适用于大多数患者;临床医生应遵从该建议,除非有明确而可信的理由采纳其他建议

推荐级别:1C,强推荐,低质量证据

利弊权衡:表现为利大于弊或反之亦然
证据质量:来源于观察性研究、不系统的临床经验或者有严重缺陷的随机对照试验,效果评价不确定
适用范围:强烈推荐,适用于大多数患者,支持该建议的基础证据质量较低

推荐级别:2A,弱推荐,高质量证据

利弊权衡:利弊各半
证据质量:来源于高质量的随机对照试验的一致证据,或者其他形式的大量证据;进一步研究不可能改变其对利弊评估的可信度
适用范围:弱推荐,效果好坏取决于环境、患者或社会因素

续 表

推荐级别：2B,弱推荐,中等质量证据

利弊权衡：利弊各半,部分评估结论不确定
证据质量：来源于随机对照试验、有重要局限性(结果不一致、方法学缺陷、间接或不准确)的证据,或者来自其他实验设计的重要证据;进一步研究可能会影响证据的可信度甚至改变结论
适用范围：弱推荐,有些情况下其他建议对有些患者效果更好

推荐级别：2C,弱推荐,低质量证据

利弊权衡：利弊评估结论不确定,可能利弊各半
证据质量：来源于观察性研究、不系统的临床经验或者有严重缺陷的随机对照试验;任何效果评价均不确定
适用范围：不推荐,其他建议可能更合理
推荐级别：最佳实践
证据质量：大量间接证据明确支持该建议(寻找直接证据有难度,耗时费力);相反的建议有违伦理

（唐　琳　郑勤田　郑　铮　梅珊珊　蒋艳敏　方大俊
冯　艳　胡灵群　蔡贞玉）

参 考 文 献

［1］ March of Dimes. Toward improving the outcome of pregnancy III：enhancing perinatal health through quality, safety and performance initiatives[R]. White Plains, NY：March of Dimes, 2010.

［2］ Paneth N, Kiely JL, Wallenstein S, et al. Newborn intensive care and neonatal mortality in low-birth-weight infants：a population study[J]. N Engl J Med, 1982(307)：149－155.

［3］ Gortmaker S, Sobol A, Clark C, et al. The survival of very low-birth weight infants by level of hospital of birth：a population study of perinatal systems in four states[J]. Am J Obstet Gynecol, 1985(152)：517－524.

［4］ Lasswell SM, Barfield WD, Rochat RW, et al. Perinatal regionalization for very low-birth-weight and very preterm infants：a meta-analysis[R].

JAMA, 2010(304): 992 - 1000.

[5] Menard MK, Liu Q, Holgren EA, et al. Neonatal mortality for very low birth weight deliveries in South Carolina by level of hospital perinatal service[J]. Am J Obstet Gynecol, 1998(179): 374 - 381.

[6] Guidelines for perinatal care[M]. 7th ed. Elk Grove Village (IL): AAP; Washington, DC: American College of Obstetricians and Gynecologists, 2012.

[7] Levels of neonatal care[J]. American Academy of Pediatrics Committee on Fetus and Newborn. Pediatrics, 2012(130): 587 - 597.

[8] American Hospital Association. AHA guide to the healthcare field[M]. 2015 ed. Chicago (IL): AHA, 2014.

[9] Hankins GD, Clark SL, Pacheco LD, et al. Maternal mortality, near misses, and severe morbidity: lowering rates through designated levels of maternity care[J]. Obstet Gynecol, 2012(120): 929 - 934.

[10] Main EK. Maternal mortality: new strategies for measurement and prevention[J]. Curr Opin Obstet Gynecol, 2010(22): 511 - 516.

[11] Kassebaum NJ, Bertozzi-Villa A, Coggeshall MS, et al. Global, regional, and national levels and causes of maternal mortality during 1990 - 2013: a systematic analysis for the Global Burden of Disease Study 2013[J]. Lancet, 2014(384): 980 - 1004.

[12] Berg CJ, Callaghan WM, Syverson C, et al. Pregnancy-related mortality in the United States, 1998 to 2005[J]. Obstet Gynecol, 2010(116): 1302 - 1309.

[13] Callaghan WM, Creanga AA, Kuklina EV. Severe maternal morbidity among delivery and postpartum hospitalizations in the United States[J]. Obstet Gynecol, 2012(120): 1029 - 1036.

[14] Burlingame J, Horiuchi B, Ohana P, et al. The contribution of heart disease to pregnancy-related mortality according to the pregnancy mortality surveillance system[J]. J Perinatol, 2012(32): 163 - 169.

[15] May AL, Freedman D, Sherry B, et al. Obesity-United States, 1999 - 2010. Centers for Disease Control and Prevention (CDC)[J]. MMWR Surveill Summ, 2013(62): 120 - 128.

[16] Kyser KL, Lu X, Santillan DA, et al. The association between hospital

obstetrical volume and maternal postpartum complications[J]. Am J Obstet Gynecol, 2012(207): 42. e1 - 42. 17.

[17] Janakiraman V, Lazar J, Joynt KE, et al. Hospital volume, provider volume, and complications after childbirth in U. S. hospitals[J]. Obstet Gynecol, 2011(118): 521 - 527.

[18] Eller AG, Bennett MA, Sharshiner M, et al. Maternal morbidity in cases of placenta accreta managed by a multidisciplinary care team compared with standard obstetric care[J]. Obstet Gynecol, 2011(117): 331 - 337.

[19] Wright JD, Herzog TJ, Shah M, et al. Regionalization of care for obstetric hemorrhage and its effect on maternal mortality[J]. Obstet Gynecol, 2010(115): 1194 - 1200.

[20] Olive EC, Roberts CL, Algert CS, et al. Placenta praevia: maternal morbidity and place of birth[J]. Aust N Z J Obstet Gynaecol, 2005(45): 499 - 504.

[21] Sullivan SA, Hill EG, Newman RB, et al. Maternal-fetal medicine specialist density is inversely associated with maternal mortality ratios [J]. Am J Obstet Gynecol, 2005(193): 1083 - 1088.

[22] Indiana Perinatal Network. Indiana perinatal hospital standards[S/OL]. Indianapolis (IN): IPN, 2012. Available at: http: //c. ymcdn. com/ sites/www. indianaperinatal. org/resource/resmgr/policy_makers/final_ indiana_perinatal_hosp. pdf. Retrieved October 24, 2014.

[23] Arizona Perinatal Regional System Inc. Recommendations and guidelines for perinatal and freestanding neonatal care centers in Arizona[R]. 3rd ed. Casa Grande (AZ): APRS, 2012.

[24] Maryland Department of Health and Mental Hygiene. The Maryland perinatal system standards: recommendations of the Perinatal Clinical Advisory Committee [S/OL]. Baltimore (MD): DHMH, 2014. Available at: http: //phpa. dhmh. maryland. gov/mch/Documents/ Maryland_Perinatal_System_Standards_2013. pdf. Retrieved October 24, 2014.

[25] Vaginal birth after previous cesarean delivery. ACOG Practice Bulletin No. 115. American College of Obstetricians and Gynecologists [J]. Obstet Gynecol, 2010(116): 45 - 63.

第二章
早　产

🍎 制定机构

美国妇产科医师学会（American College of Obstetricians and Gynecologists，ACOG）

🍎 规范级别

临床指南

🍎 文献导读

早产是新生儿死亡的首要原因，也是孕妇产前住院的最常见原因之一[1-4]。据文献报道，全世界早产发生率为11％，由于早产是新生儿死亡的主要原因，导致全球27％新生儿死亡。在美国，早产儿约占新生儿总数的12％，约50％有早产先兆[5,6]。我国全面放开二孩政策后，随着高龄孕产妇、辅助生殖技术的广泛应用导致双胎妊娠的增加，以及妊娠合并高血压、糖尿病等慢性疾病增加，早产势必有增加的趋势，双胎多胎也是早产高危因素之一。由于早产对新生儿和儿童远期神经发育的损害以及造成医疗资源和经费的高消耗，这也成为围产医学工作者必须重视的临床问题。

虽然早产的原因并不明确，但早产的危害是肯定的：70％的新生儿死亡、36％的婴幼儿死亡以及25％～50％的儿童远期神经系统损害是由早产引起的[7-9]。2006年来自美国医学研究所的调查报告显示，美国早产儿的年医疗费用达262亿美元，平均每位51 000美元[10]。然而，识别孕妇是否会发生早产是个复杂的过程，识别处理早产相关危险因素不属本文讨论范畴。

本章旨在于提供早产临床管理的各种不同方法，并回顾这些方法在临床实践应用中的价值。我们通过下面的病例来解读美国妇产科医师学会（ACOG）第 127 号《早产临床管理指南》[11]以及临床处理路径思维，以期对大家在临床上规范进行早产的管理有所帮助。

🍎 循证问答

病 例 1

　　患者女，28 岁，G1P000，于 2016 年 12 月 16 日 14：00 因"停经 28＋5 周，不规律腹痛 4 小时"入院。此次妊娠自然受孕，末次月经为 2016 年 5 月 29 日，停经 7＋周时超声检查确认为双绒毛膜双羊膜囊双胎，超声孕周与停经天数相符。孕期在河北省某三级医院建档系统产前检查，孕 12＋周超声测两胎儿 NT 分别为 1.3 mm、1.6 mm；未行无创 DNA 检测；妊娠 25 周 OGTT 试验结果：4.3 mmol/L、8.2 mmol/L、6.5 mmol/L。既往健康，月经规律，否认传染病及慢性疾病史，无手术、外伤及药物过敏史。入院查体：一般体格检查无异常，专科检查可触及宫缩，30 s/4～5 min，强度弱，宫颈近消，宫口开大 2 cm，胎膜未破。双胎儿胎心监护 CST 均为阴性。以早产临产诊断入院。

问：首先，问题的最关键点是这位患者早产临产了吗？什么是早产的定义？

答：早产定义为孕 20 0/7 周～36 6/7 周之间的分娩。早产临产的临床诊断标准为规律性子宫收缩伴随宫颈管消失或宫颈扩张，或两者并存，或最初表现为规律性宫缩和宫口至少开大 2 cm。根据该患者上述病史、体检，"停经 28＋5 周，不规律腹痛 4 h，专科检查可触及宫缩，30 s/4～5 min，强度弱，宫颈近消，宫口开大 2 cm，胎膜未破"，符合诊断标准。胎膜是否完整，不影响早产诊断。
　　必须清楚，早产可以由胎膜早破引起，但胎膜是否完整不是引起早产的唯一原因，还可能是其他原因所致[2,6,12]。

问：这个患者有哪些易患因素？我们是否能够预测到这个患者早产？

答：此病例系双胎，多胎本身就是早产的易患因素。其他"识别孕妇是否会发生早产是个复杂的过程，识别处理早产相关危险因素不属本文讨论范畴。"由于胎儿纤连蛋白阳性或宫颈变短与早产有关联[17-19]，所以对分别测试胎儿纤连蛋白与测量宫颈长度，或两者共用是否可以提高对有症状孕妇的早产诊断和预测能力有过研究。尽管观察性研究发现胎儿纤连蛋白水平或宫颈长度可能会帮助医务人员节省不必要的资源浪费[20,21]，但这并没有得到随机对照性研究的证实[22-24]。此外，由于胎儿纤连蛋白或宫颈缩短单个预测的阳性预测值较差，因此不应该单独用于指导有症状孕妇的临床管理[25]。

问：患者有早产症状，是否就需要处理呢？

答：不一定！确定哪些伴有早产症状的孕妇最终会早产分娩相当困难。早产症状会自行缓解的孕妇约占 30%；诊断为早产的孕妇于 7 天内分娩者不足 10%[11]；因早产症状住院的患者可以妊娠到足月分娩者约占 50%[27-29]。

问：我们的临床处理方针是什么？

答：降低早产可能的临床干预应该留给那些延长孕周后对新生儿有益的产妇。该例胎儿孕周为 28 周多，延迟孕周显然将有益于胎儿娩出后的生存。

问：这个孕妇用不用宫缩抑制剂？首选什么？

答：宫缩抑制剂治疗通常能将孕期延长 48 小时，应该留给那些延迟 48 小时可使胎儿受益的孕产妇[30]。该例胎儿孕周 28 周多，已经具有生存能力。诊断早产临产后，首选了硫酸镁静脉点滴抑制宫缩。

问：假如这个胎儿是 22 6/7 周，我们还用不用宫缩抑制剂？

答：宫缩抑制剂一般不应用于无生机儿（nonviable，在美国定义为妊娠 24 周前，中国大多定义为妊娠 28 周前）。这些孕周的新生儿并发症率和死亡率过高，无论如何不应让孕母承受保胎治疗的那些风险；再者，目前还没有数据证实应用皮质类固醇激素对无生机儿的有效性。有所例外的是，在腹部外科手术可能引起早产或流产[31,32]的小孕周母亲中，可以给予保胎治疗，当然，这种应用宫缩抑制剂的有效性还有待证实。

问：假如这位孕产妇的孕周是 34 周，我们还要不要保胎？

答：一般情况下，预防早产治疗的孕周上限为 34 周。由于宫缩抑制剂和类固醇激素的潜在风险,其应用应该限制在有自发性早产分娩高危因素的孕产妇。对延长孕周会增加孕母和胎儿风险或用药风险远远大于早产风险者,都不应该使用这些药物。

以下是保胎的禁忌证:

- 胎死宫内
- 致死性的胎儿异常
- 胎儿窘迫
- 重度子痫前期或子痫
- 孕母出血伴有血流动力学不稳定者
- 绒毛膜羊膜炎
- 早产胎膜早破(如果母亲无感染症状,为了赢得孕妇转院的时间或/和皮质类固醇激素治疗,可以考虑给予保胎治疗)
- 孕母有保胎治疗的禁忌证

问: 出现早产宫缩症状而没有宫颈改变的孕妇需要治疗吗?

答: 早产的规律性宫缩较为常见;然而,出现宫缩并不能可靠地预测宫颈的进行性变化[33]。一项 763 例因早产宫缩孕妇无预约来院就诊研究显示,只有 18% 的孕妇在妊娠 37 周前分娩,3% 的孕妇在出现早产症状 2 周内分娩[17]。没有证据支持预防性使用宫缩抑制剂治疗、在家自我监测宫缩、宫颈环扎术或阿片药物对仅有宫缩而无宫颈改变的孕妇有早产预防作用。因此,对于这类孕妇,尤其是宫口小于 2 cm 者,通常不应该给予保胎治疗。这位患者并不属于这种情况,她是有规律宫缩伴有宫口扩张到了 2 cm,使用硫酸镁静脉滴注抑制宫缩也属合理。

问: 保胎治疗的历史是如何衍变发展的?

答: 传统上,非药物预防早产的方法包括卧床休息、禁止性生活和性高潮以及补充液体(编者注:增加喝水或静点生理盐水)疗法。然而这些措施的有效性缺乏证据的支持,还可能是有害的[13-16]。历史上曾经使用过药物来延长妊娠周数,包括宫缩抑制剂和抗生素预防宫内感染。能明显改善新生儿预后的药物有产前使用皮质类固醇激素促进胎肺和其他器官成熟、使用硫酸镁保护胎儿脑神经。

问: 产前应用皮质类固醇激素会改善早产儿结局吗?

答：产前给早产孕妇皮质类固醇激素治疗是一项能改善新生儿结局最有益的干预措施。对妊娠 24～34 周、在 7 天内有早产风险的孕妇，建议给予单疗程的皮质类固醇激素治疗；胎膜早破或多胎妊娠孕妇 7 天内有早产风险的，也建议在妊娠 24～34 周给单疗程的皮质类固醇激素；单疗程皮质类固醇激素治疗也推荐给妊娠 23 周开始、7 天内有早产风险、无论是否胎膜早破的孕妇[35-37]。最新数据显示：34 0/7～36 6/7 周晚期妊娠、7 天内有分娩风险且在此之前尚未使用皮质类固醇激素的孕妇，给予倍他米松治疗后，新生儿呼吸系统疾病的发病率降低[38]。对于尚不具备生存能力胎儿且 7 天内有分娩可能的孕妇是否使用单疗程皮质激素，取决于家庭对新生儿是否复苏的决定。

　　Cochrane 的一项 34 周前早产使用糖皮质激素的荟萃分析研究，强调了皮质类固醇激素治疗的益处，认为所有早产，无论胎膜是否完整，单疗程糖皮质激素治疗应作为常规[39]。即将早产的孕妇产前使用皮质类固醇激素治疗能明显降低新生儿的并发症率和死亡率[39-41]。和未接受治疗的新生儿相比，产前接受过皮质类固醇激素治疗的新生儿的呼吸窘迫综合征（RR，0.66；95% CI 0.59～0.73）、颅内出血（RR，0.54；95% CI 0.43～0.69）、坏死性小肠结肠炎（RR，0.46；95% CI 0.29～0.74）和死亡（RR，0.69；95% CI 0.58～0.81）的发生率及严重程度均较低[39]。

　　该孕妇首先使用了硫酸镁，除了抑制宫缩外，还有胎儿神经保护作用；此外予倍他米松 12 mg 肌注，24 小时 1 次，共 2 次，使用皮质类固醇激素促进胎肺和其他器官成熟也有依据。

问：对于小于 34 孕周、7 天内有早产分娩可能、之前接受过皮质类固醇激素治疗已超过 14 天的孕妇，是否可考虑在产前重复使用糖皮质激素？使用几个疗程？

答：一项随机对照研究显示，新生儿或许可以从挽救性单疗程的糖皮质激素治疗中额外获益[42]。研究人群限于胎膜完整、至少 2 周前应用过糖皮质激素治疗、目前孕周小于 33 周、估计在未来 7 天内有分娩可能的孕妇。因此，对于小于 34 孕周、7 天内有早产分娩可能、之前接受过皮质类固醇激素治疗已超过 14 天的孕妇，可考虑在产前重复单疗程的皮质类固醇激素治疗。根据临床进展情况，只要前次用药 7 天以上，也可实施挽救性治疗[38,43]。

问：假如这位孕妇的孕周是 35 周，还需要使用糖皮质激素吗？

答：在一项晚期早产使用倍他米松的研究中，将早期使用过皮质激素的孕妇排除在外，因此不能确定这些孕妇接受重复的或挽救性倍他米松治疗是否有益[38]。对于胎膜早破的早产孕妇，是否采用重复或挽救性皮质类固醇激素治疗仍存争议，尚无足够证据支持或否定。

然而，2016 年 4 月，发表在新英格兰医学杂志上的一项历时 5 年（2010 ~ 2015）、由美国国立儿童健康与人类发育研究所（NICHD）主持、17 家母胎医学中心参与合作、2 831 位孕妇纳入研究的多中心随机双盲对照研究显示：晚期早产高风险孕妇的产前糖皮质激素（倍他米松）预防性治疗，即对妊娠 34 ~ 36 6/7 周、有晚期早产高风险的单胎妊娠孕妇给予一个疗程倍他米松（12 mg，肌内注射，24 小时重复 1 次，共 2 次），可显著降低新生儿呼吸系统并发症率。这项研究成果获得了美国妇产科医师学会（ACOG）和美国儿科学会（AAP）的认可与支持，值得临床推广。

问：使用哪种皮质类固醇激素有讲究吗？

答：倍他米松和地塞米松是研究最多的皮质类固醇激素，是产前促进胎儿器官发育成熟的首选药物。研究表明，倍他米松和地塞米松能降低新生儿死亡率[44,45]。无论是首次治疗还是挽救性治疗，均可给予倍他米松肌内注射，每次 12 mg，间隔 24 小时，共 2 次；或地塞米松肌内注射，每次 6 mg，每 12 小时 1 次，共 4 次[45]。即使皮质类固醇激素治疗小于 24 小时，依然能够显著降低新生儿的发病率和死亡率，即使时间紧迫，来不及完成一个疗程，也应给予第一次剂量的皮质类固醇激素治疗[36]。然而，缩短给药间隔，以便加速完成治疗疗程来应对迫在眉睫的分娩，此做法并无额外益处。

问：硫酸镁保护胎儿脑神经作用指的是什么？

答：早期的观察性研究表明，产前给予硫酸镁能降低新生儿神经系统疾病的发病率[46-48]。随之，几项大型临床研究评估了硫酸镁对早产儿的脑神经保护作用[49-53]。2009 年,一项关于硫酸镁对脑神经保护作用的临床试验荟萃分析[54]表明,分娩前为了保护脑神经而给予硫酸镁可减少脑性瘫痪的发生率(RR,0.71;95% CI 0.55~0.91)[55]。继而又有两项类似设计的荟萃分析研究证实了同样的结论[56,57]。

问:使用硫酸镁是否显著延长孕周?

答:使用硫酸镁保护胎儿脑神经,治疗同时是否能显著延长孕周,尚无研究证实。

问:使用硫酸镁是否会有严重并发症?

答:在三个大型试验中发现,应用硫酸镁时母亲虽然常常会发生一些轻微并发症,但严重并发症(比如心脏骤停、呼吸衰竭、死亡)在这些研究和荟萃分析中并不常见[51-54]。

问:硫酸镁对婴儿脑瘫有预防作用吗?

答:虽然三项大型的随机临床试验目的均为评估硫酸镁治疗对胎儿脑神经发育结局和死亡的影响,但由于实验中的纳入标准和排除标准、研究人群、硫酸镁治疗方案、治疗的孕周和评估结果的变量指标评价都不同,很难进行比较。然而现有证据表明,硫酸镁降低了在妊娠 32 周之前分娩的存活婴儿脑瘫的风险和严重程度[51-54]。

问:对使用硫酸镁进行胎儿脑神经保护的医院有什么要求?

答:选择使用硫酸镁进行胎儿脑神经保护治疗的医院,应该在硫酸镁治疗的入选标准、治疗方案、协同保胎以及监护标准方面,依据大样本实验结果制订针对自己科室的统一而又具体的指南标准[6,51-53]。

问:该病例经静点硫酸镁后宫缩有所减弱,但 48 小时后宫缩加剧并逐渐加强,我们能否继续用硫酸镁?是否需要改换或合并使用其他宫缩抑制剂?

答:不能,要停用硫酸镁。如果孕妇仍有早产症状,可以加用吲哚美辛(妊娠 32 周之前)或硝苯地平。联合应用硫酸镁与硝苯地平时应注意,由于两者对钙离子通道阻滞的叠加作用,可能会引起母体严重并发症。美国 FDA 专门规定,硫酸镁用于早产保胎治疗时,使用时间不能超过 48 小时。

问：保胎治疗包括哪些？能改善新生儿结局吗？

答：保胎治疗能短期延长孕周，争取时间于产前使用皮质类固醇激素和硫酸镁，一方面用于胎儿脑神经保护，另一方面，为可能转入上级医院赢得时间。然而，没有证据表明保胎治疗对新生儿良好结局有直接效果，或者因其延长孕周而在统计学意义上使新生儿显著受益。

宫缩是早产最常见的症状，因此抑制宫缩一直是治疗的首要干预措施。许多药物被用于抑制宫缩，包括硫酸镁、钙通道阻滞剂、缩宫素受体阻断药、非甾体抗炎药、β受体激动剂（表2-1）。总之，为短期延长妊娠 48 小时以便完成产前激素疗程，可使用一线宫缩抑制剂，包括β受体激动剂、钙通道阻滞剂、非甾体抗炎药。

表 2-1　各种保胎药物母婴副作用及禁忌证

种　类	母体副反应	胎儿/新生儿不良反应	禁忌证
钙通道阻滞剂	头晕、面部潮红、低血压；与硫酸镁合用时抑制心率、心脏收缩、左室收缩压；肝脏转移酶升高	未发现	低血压、前负荷依赖性心脏疾病如主动脉瓣闭锁不全
非甾体抗炎药	恶心、呕吐、食管反流、胃炎；如果没有潜在出血性疾病，所导致的血小板功能异常没有显著的临床意义	宫内动脉导管收缩*、羊水过少*、早产儿坏死性小肠结肠炎。新生儿动脉导管未闭+	血小板异常或出血性疾病、肝功能异常、胃肠道溃疡性疾病、肾功能不全、哮喘（对阿司匹林过敏者）
β受体激动剂	心动过速、低血压、震颤、心悸、呼吸困难、胸腔不适、肺水肿、低钾、高血糖	胎儿心动过速	母亲患有不能耐受心动过速的心脏疾病、控制不佳的糖尿病

续　表

种　类	母体副反应	胎儿/新生儿 不良反应	禁忌证
硫酸镁	面部潮红、大汗、恶心、深肌腱反射消失、呼吸抑制、心跳骤停；当合用钙通道阻滞剂时抑制心率、心肌收缩性和左室收缩压，也可产生神经肌肉阻滞作用	新生儿抑制[++]	重症肌无力

＊用药时间大于 48 小时，风险增加
＋关于这点研究结论不一致
＋＋使用硫酸镁用于保护胎儿神经的剂量和时限不会导致与脐血中镁离子浓度相关的新生儿抑制

问：硝酸甘油用于短期延长孕周的有效性和安全性如何?

答：一项随机对照试验表明了经皮硝酸甘油可用于短期延长孕周，尤其是孕周小于 28 周者。然而，使用硝酸甘油会对母亲有严重副作用[60]，需要更多的数据来证实其有效性和安全性。

问：如果在硫酸镁用于早产儿脑神经保护治疗的同时，孕妇仍然有早产症状怎么办?

答：当硫酸镁用于急性早产延长孕周时，有和前面类似的限制[34,61]。如果在硫酸镁用于早产儿的脑神经保护治疗的同时，孕妇仍然有早产症状，应考虑用另一种不同的药物进行短期保胎治疗。当 β 受体激动剂、钙通道阻滞剂与硫酸镁合用时，要警惕这可能会导致严重的母亲并发症。在妊娠 32 周之前可以考虑联合使用吲哚美辛与硫酸镁。

问：应用消炎痛短期保胎治疗对新生儿预后有影响吗?

答：关于产前短期应用吲哚美辛对新生儿的预后影响，包括坏死性小肠结肠炎，有几项回顾性病例对照研究和队列研究[62-66]。几项研究中的治疗时间、用药的胎龄孕周以及用药开始至分娩的间隔时间均不一致。与其他所有宫缩抑制剂保胎治疗的用药一样，应用吲哚美辛短期治疗早产时需仔细权衡利弊。

问：特布他林可以用于住院患者的短期保胎或产前急性宫缩过频吗？

答：由于特布他林导致孕母一系列不良反应的报道，2011 年，FDA[美国食品药品监督局]针对特布他林治疗早产发出警告。另一项研究报道了 β 受体激动剂可能对后代行为上有不良影响[68]。这些数据表明，特布他林应限制用于住院患者的短期保胎或者用来缓解产前急性宫缩过频。

问：在抑制宫缩的急性期治疗后，应该持续保胎治疗吗？

答：持续保胎治疗对预防早产、改善新生儿结局无效，不推荐此做法。一项荟萃分析显示，在先兆早产的初始治疗后，硫酸镁维持治疗组、安慰剂组、β 受体激动剂组之间预防早产的效果没有任何差异[69]。同样，也不推荐持续使用 β 受体激动剂来延长孕周或预防早产[70]。FDA 特别发布警告，反对孕期持续口服特布他林[67]。由于特布他林缺少有效性的研究证据和潜在的母体风险，FDA 认为，绝不应该将口服特布他林用于治疗早产。注射用特布他林只能用于住院的孕妇，用药期间需要持续监测，使用时间不超过 48～72 h[67]。与安慰剂组相比，硝苯地平维持保胎治疗并未降低早产风险或改善新生儿结局[71]。关于延长孕周的维持保胎治疗，阿托西班是唯一已被证明比安慰剂具有优势的保胎药物，但美国没有此药。

问：需要在早产治疗中使用抗生素吗？

答：宫内细菌感染是早产的重要原因，尤其当孕龄小于 32 周[73,74]。理论上感染或炎症反应与宫缩关系密切。基于这一观点，进行了大量随机临床试验，评估胎膜完整的早产孕妇使用抗生素是否可延长孕周、降低新生儿发病率。然而，大部分研究未证实抗生素有益；一项纳入了 8 个随机对照实验研究的荟萃分析表明，使用抗生素组与安慰剂组在延长孕周、预防早产分娩、新生儿呼吸窘迫综合征和新生儿败血症之间无差异[58]。实际上，使用抗生素可能带来远期危害[75]。因此，对于胎膜完整的早产孕妇，不应该用抗生素来延长孕周或改善新生儿结局。这点有别于对胎膜早破的早产[76]和 B 族链球菌感染使用抗生素治疗的建议[77,78]。

问：卧床以及补液、镇静剂等非宫缩抑制剂药物能不能用于早产保胎治疗？

答：仅依据临床症状和体格检查来评估早产的风险是不准确的[17,79,80]。以前，当出现可能早产的症状时，医师建议孕妇减少活动、补液，有的合用镇静剂以便减少子宫收缩。大多数专家建议在宫颈管消失或宫口扩张后给予保胎药治疗。然而，在早产风险增加但无症状的孕妇中给予预防性治疗（宫缩抑制剂、卧床休息、补液治疗、镇静剂）未被证明有效[41,81]。虽然推荐有早产症状的孕妇卧床休息和补液治疗，但这些措施并未被证明能够有效地预防早产，不应常规推荐。此外，不可低估其他的潜在危害，包括静脉栓塞、骨质软化、身体素质降低以及孕妇失业等带来的负面影响[13-16,82,83]。

问：多胎孕妇与单胎孕妇的早产管理有何不同？

答：对于多胎妊娠的早产孕妇，保胎治疗增加孕母出现并发症的风险，比如肺水肿[84,85]。此外，预防性使用宫缩抑制剂并不能降低多胎妊娠妇女的早产风险或改善新生儿结局[86-89]。没有充足的数据证明多胎妊娠产前应用皮质类固醇激素有益。然而，由于产前应用皮质类固醇激素对单胎妊娠明确有益，大多数专家也推荐同样应用于多胎早产的孕妇。以此类推，多胎妊娠也应该使用硫酸镁保护胎儿脑神经。

　　该例双胎孕妇，于 2016 年 12 月 18 日 16：00 宫口开大 3 cm，送进产房待产，给予椎管内分娩镇痛。20 分钟后，发现胎儿一胎心不好，为频发重度变异减速，立即给予面罩吸氧、改变体位、液体治疗，胎心不见好转，宫内复苏失败，立即实施即刻剖宫产术，经麻醉科、新生儿科和产科医师密切合作，顺利娩出两男活婴，出生体重分别为 1 200 g、1 180 g（极低体重儿），两患儿出生后活力良好，心跳大于 100 次/min，有自主呼吸。守台新生儿科医生立即给予早产儿保暖、正压呼吸通气及气管插管等紧急处理后转送新生儿科。术中发现胎盘后凝血块 4 cm×4 cm×1 cm，胎盘压迹面积 4 cm×3 cm。

　　两男婴收入新生儿科后给予肺表面活性剂和呼吸机支持等治

疗。男婴 A 两天后撤机,经过 CPAP 和 HFNC,后给予鼻导管 1 L/min 呼吸支持;肠道外静脉营养至出生后第 10 天,现为全母乳胃管肠道营养,患儿体重增加良好;颅脑超声显示脑部结构正常,无颅内出血。男婴 B 情况与 A 相似。

此病例系双胎,妊娠 28+5 周早产临产,经给予糖皮质激素促胎肺成熟、硫酸镁抑制宫缩并胎儿神经系统保护治疗,48 小时后发生早产。妊娠 29 周分娩为早期早产。因在保胎过程中出现胎盘早剥导致胎儿—宫内窘迫,立即将椎管内分娩镇痛转变为椎管内手术麻醉,快速启动即刻剖宫产手术分娩。而产前使用硫酸镁、糖皮质激素治疗为减少早产儿并发症、改善新生儿结局打下了良好的基础。

引证归纳

A 级证据(基于良好和一致的研究所得到的建议或结论):

- 孕周在 24~34 周,且 7 天内有早产风险的孕妇,推荐使用一个疗程的皮质类固醇激素治疗。现在这项规定已经可以扩展到 36 6/7 周前。
- 诸多证据表明,对于妊娠 32 周前有可能分娩的孕妇,应用硫酸镁能降低存活的新生儿脑瘫风险和严重程度。选择使用硫酸镁进行胎儿脑神经保护治疗的医院,应该在硫酸镁治疗的入选标准、治疗方案、协同保胎以及监护标准方面,依据大样本实验结果制定针对自己科室的统一具体的指南。
- 证据支持短时间保胎治疗以延长孕周(至 48 小时)保证完成产前皮质类固醇激素治疗。一线宫缩抑制剂包括 β 受体激动剂、钙通道阻滞剂、非甾体抗炎药。
- 保胎的维持治疗,由于对预防早产和改善新生儿结局无效,不推荐此做法。
- 在胎膜完整的早产孕妇中,不建议使用抗生素来延长孕周或改善新生儿结局。

B 级证据(基于有限的和不一致的研究所得到的建议或结论):

- 对于孕周为 24~34 周、胎膜早破或者多胎妊娠且 7 天内有早产风险的孕妇,建议给予一个疗程的皮质类固醇激素治疗。

- 无论胎膜状况如何,对于孕周大于 23 周、7 天内有早产分娩风险的孕妇,建议给予一个疗程的皮质类固醇激素治疗。
- 孕周小于 34 周,在未来 7 天内有早产分娩风险且距离前次皮质类固醇激素治疗大于 14 天的孕妇,可重复一疗程的皮质类固醇激素治疗。依据临床进展情况,可以在前次治疗 7 天后再次给予一个疗程挽救性皮质类固醇激素治疗。
- 卧床休息和补液治疗预防早产的有效性未被证实,不应常规推荐。
- 仅用胎儿纤连蛋白检测结果阳性或宫颈缩短的单一指标来预测早产的正相关性低,不能单独据此来指导临床急症的诊治。

（张惠欣 俞国贤 蔡贞玉 刘宇燕 荣 琦）

参 考 文 献

[1] Tucker JM, Goldenberg RL, Davis RO, et al. Etiologies of preterm birth in an indigent population: is prevention a logical expectation[J]? Obstet Gynecol 1991(77): 343-347. (Level II-3)

[2] Savitz DA, Blackmore CA, Thorp JM. Epidemiologic characteristics of preterm delivery: etiologic heterogeneity[J]. Am J Obstet Gynecol 1991 (164): 467-471. (Level III)

[3] Kramer MS. Preventing preterm birth: are we making any progress[J]? Yale J Biol Med 1997(70): 227-232. (Level III)

[4] Martin JA, Hamilton BE, Sutton PD, et al. Births: final data for 2008 [S/OL]. Natl Vital Stat Rep 2010(59): 1-72. Available at http://www.cdc.gov/nchs/data/nvsr/nvsr59/nvsr59_01.pdf. Retrieved June 28, 2011. (Level II-3)

[5] Hamilton BE, Martin JA, Ventura SJ. Births: preliminary data for 2009 [S/OL]. Natl Vital Stat Rep 2010; 59(3): 1-19. Available at http://www.cdc.gov/nchs/data/nvsr/nvsr59/nvsr59_03.pdf. Retrieved June 28, 2011. (Level II-3)

[6] Goldenberg RL, Culhane JF, Iams JD, et al. Epidemiology and causes of

preterm birth[M]. Lancet 2008(371): 75 - 84. (Level III) 1/18/2017 Practice Bulletin No. 171: Management of Preterm Labor: Obstetrics & Gynecology[S/OL] http: //journals. lww. com/greenjournal/Fulltext/ 2016/10000/Practice_Bulletin_No__171___Management_of_Preterm. 61. aspx 9/15

[7] Volpe JJ. Overview: perinatal and neonatal brain injury[R]. Ment Retard Dev Disabil Res Rev 1997(3): 1 - 2. (Level III)

[8] Mathews TJ, MacDorman MF. Infant mortality statistics from the 2006 period linked birth/infant death data set[R]. Natl Vital Stat Rep 2010 (58): 1 - 31. (Level II - 3)

[9] MacDorman MF, Callaghan WM, Mathews TJ, et al. Trends in preterm-related infant mortality by race and ethnicity: United States, 1999 - 2004[S/OL]. NCHS Health E-Stat. Hyattsville (MD): National Center for Health Statistics; 2007. Available at: http: //www. cdc. gov/ nchs/data/hestat/infantmort99 - 04/infantmort99 - 04. htm. Retrieved July 25, 2011. (Level II - 3)

[10] Institute of Medicine. Preterm birth: causes, consequences, and prevention[R]. Washington, DC: National Academies Press; 2007. (Level III)

[11] Fuchs IB, Henrich W, Osthues K, et al. Sonographic cervical length in singleton pregnancies with intact membranes presenting with threatened preterm labor[J]. Ultrasound Obstet Gynecol 2004(24): 554 - 557. (Level II - 3)

[12] Berkowitz GS, Blackmore-Prince C, Lapinski RH, Savitz DA. Risk factors for preterm birth subtypes. Epidemiology 1998(9): 279 - 285. (Level II - 3)

[13] Kovacevich GJ, Gaich SA, Lavin JP, et al. The prevalence of thromboembolic events among women with extended bed rest prescribed as part of the treatment for premature labor or preterm premature rupture of membranes[J]. Am J ObstetGynecol 2000(182): 1089 - 1092. (Level III)

[14] Sosa C, Althabe F, Belizan JM, et al. Bed rest in singleton pregnancies for preventing preterm birth[J]. Cochrane Database of Systematic

Reviews 2004. (Level III)

[15] Kaji T, Yasui T, Suto M, et al. Effect of bed rest during pregnancy on bone turnover markers in pregnant and postpartum women[J]. Bone 2007(40): 1088 - 1094. (Level II - 3)

[16] Maloni JA. Antepartum bed rest for pregnancy complications: efficacy and safety for preventing preterm birth[J]. Biol Res Nurs 2010(12): 106 - 124. (Level III)

[17] Peaceman AM, Andrews WW, Thorp JM, et al. Fetal fibronectin as a predictor of preterm birth in patients with symptoms: a multicenter trial [J]. Am J Obstet Gynecol 1997(177): 13 - 18. (Level II - 2)

[18] Swamy GK, Simhan HN, Gammill HS, et al. Clinical utility of fetal fibronectin for predicting preterm birth[J]. J Reprod Med 2005(50): 851 - 856. (Level II - 2)

[19] Skoll A, St Louis P, Amiri N, et al. The evaluation of the fetal fibronectin test for prediction of preterm delivery in symptomatic patients [J]. J ObstetGynaecol Can 2006(28): 206 - 213. (Level II - 3)
1/18/2017 Practice Bulletin No. 171: Management of Preterm Labor: Obstetrics & Gynecology [S/OL] http: //journals. lww. com/ greenjournal/Fulltext/2016/10000/Practice_ Bulletin _ No _ _ 171 _ _ _ Management_of_Preterm. 61. aspx 10/15

[20] Giles W, Bisits A, Knox M, et al. The effect of fetal fibronectin testing on admissions to a tertiary maternal - fetal medicine unit and cost savings [J]. Am J ObstetGynecol 2000 (182): 439 - 442. (Cost - benefit analysis)

[21] Joffe GM, Jacques D, Bemis-Heys R, et al. Impact of the fetal fibronectin assay on admissions for preterm labor [J]. Am J ObstetGynecol 1999(180): 581 - 586. (Level II - 2)

[22] Plaut MM, Smith W, Kennedy K. Fetal fibronectin: the impact of a rapid test on the treatment of women with preterm labor symptoms[J]. Am J ObstetGynecol 2003(188): 1588 - 1593; discussion 1593 - 1595. (Level I)

[23] Grobman WA, Welshman EE, Calhoun EA. Does fetal fibronectin use in the diagnosis of preterm labor affect physician behavior and health care

costs? A randomized trial[J]. Am J ObstetGynecol 2004(191): 235 - 240. (Level I)

[24] Ness A, Visintine J, Ricci E, et al. Does knowledge of cervical length and fetal fibronectin affect management of women with threatened preterm labor? A randomized trial[J]. Am J ObstetGynecol 2007(197): 426. e1 - 7. (Level II)

[25] Berghella V, Hayes E, Visintine J, et al. Fetal fibro-nectin testing for reducing the risk of preterm birth[J]. Cochrane Database of Systematic Reviews 2008. (Systematic review)

[26] Lewit EM, Baker LS, Corman H, Shiono PH. The direct cost of low birth weight[J]. Future Child 1995(5): 35 - 56. (Level III)

[27] Ferguson JE 2nd, Dyson DC, Holbrook RH Jr, et al. Cardiovascular and metabolic effects associated with nifedipine and ritodrinetocolysis[J]. Am J ObstetGynecol 1989(161): 788 - 795. (Level I)

[28] Ferguson JE 2nd, Dyson DC, Schutz T, et al. A comparison of tocolysis with nifedipine or ritodrine: analysis of efficacy and maternal, fetal, and neonatal outcome[J]. Am J ObstetGynecol 1990 (163): 105 - 111. (Level I)

[29] Bracero LA, Leikin E, Kirshenbaum N, et al. Com-parison of nifedipine and ritodrine for the treatment of preterm labor. Am J Perinatol 1991 (8): 365 - 369. (Level I)

[30] Anotayanonth S, Subhedar NV, Neilson JP, et al. Betamimetics for inhibiting preterm labour[J]. Cochrane Database of Systematic Reviews 2004. (Level III)

[31] Allen JR, Helling TS, Langenfeld M. Intraabdominal surgery during pregnancy[J]. Am J Surg 1989(158): 567 - 569. (Level III)

[32] Hunt MG, Martin JN Jr, Martin RW, et al. Perinatal aspects of abdominal surgery for nonobstetric disease[J]. Am J Perinatol 1989(6): 412 - 417. (Level III)

[33] Iams JD, Romero R. Preterm birth[M]. In: Gabbe SG, Niebyl JR, Simpson JL, editors. Obstetrics: normal and problem pregnancies. 5th ed. Philadelphia (PA): Churchill Living-stone Elsevier; 2007. p. 668 - 712. (Level III)

1/18/2017 Practice Bulletin No. 171: Management of Preterm Labor: Obstetrics & Gynecology[S/OL] http: //journals. lww. com/greenjournal/Fulltext/2016/10000/Practice_ Bulletin_No__171___Management_of_Preterm. 61. aspx 11/15

[34] Crowther CA, Hiller JE, Doyle LW. Magnesium sulphate for preventing preterm birth in threatened preterm labour[J]. Cochrane Database of Systematic Reviews 2002. (Level III)

[35] Periviable Birth. Obstetric Care Consensus No. 3. American College of Obstetricians and Gynecologists[M]. ObstetGynecol 2015(126): e82 - 94. (Level III)

[36] Antenatal corticosteroids revisited: repeat courses[M]. NIH Consens Statement 2000(17): 1 - 18. (Level III)

[37] Antenatal Corticosteroid Therapy for Fetal Maturation. Committee Opinion No. 677. American College of Obstetricians and Gynecologists [M]. ObstetGynecol 2016(128): e187 - 194.

[38] Gyamfi-Bannerman C, Thom EA, Blackwell SC, et al. Antenatal betamethasone for women at risk for late preterm delivery[J]. NICHD Maternal - Fetal Medicine Units Network. N Engl J Med 2016(374): 1311 - 1320. (Level I)

[39] Roberts D, Dalziel SR. Antenatal corticosteroids for accelerating fetal lung maturation for women at risk of preterm birth[J]. Cochrane Database of Systematic Reviews 2006, Issue 3. Art. No. : CD004454. DOI: 10. 1002/14651858. CD004454. pub2. (Meta-analysis)

[40] Effect of corticosteroids for fetal maturation on perinatal outcomes[R]. NIH Consens Statement 1994(12): 1 - 24. (Level III)

[41] Berkman ND, Thorp JM Jr, Hartmann KE, et al. Management of preterm labor. Evidence Report/Technology Assessment No. 18 [J] (Prepared by Research Triangle Institute under Contract No. 290 - 97 - 0011). AHRQ Publication No. 01 - E021. Rockville (MD): Agency for Healthcare Research and Quality; 2000. (Level III)

[42] Garite TJ, Kurtzman J, Maurel K, et al. Impact of a 'rescue course' of antenatal corticosteroids: a multi-center randomized placebo-controlled trial [J]. Obstetrix Collaborative Research Network. Am J

ObstetGynecol 2009(200)：248. e1 - 9.（Level I）

［43］ Crowther CA，McKinlay CJ，Middleton P，et al. Repeat doses of prenatal corticosteroids for women at risk of preterm birth for improving neonatal health outcomes［J］. Cochrane Database of Systematic Reviews 2015.（Meta-analysis）

［44］ Ballard PL，Ballard RA. Scientific basis and therapeutic regimens for use of antenatal glucocorticoids［J］. Am J ObstetGynecol 1995(173)：254 - 262.（Level III）

［45］ Antenatal corticosteroid therapy for fetal maturation. Com-mittee Opinion No. 475. American College of Obstetri-cians and Gynecologists ［J］. ObstetGynecol 2011(117)：422 - 424.（Level III）

［46］ Nelson KB，Grether JK. Can magnesium sulfate reduce the risk of cerebral palsy in very low birthweight infants［J］? Pediatrics 1995(95)：263 - 269.（Level II - 3）

［47］ Schendel DE，Berg CJ，Yeargin-Allsopp M，et al. Prenatal magnesium sulfate exposure and the risk for cerebral palsy or mental retardation among very low-birth-weight children aged 3 to 5 years［J］. JAMA 1996 (276)：1805 - 1810.（Level II - 2）1/18/2017 Practice Bulletin No. 171：Management of Preterm Labor：Obstetrics &· Gynecology［S/OL］http：//journals. lww. com/greenjournal/Fulltext/2016/10000/Practice_Bulletin_No__171___Management_of_Preterm. 61. aspx 12/15

［48］ Paneth N，Jetton J，Pinto-Martin J，et al. Magnesium sulfate in labor and risk of neonatal brain lesions and cerebral palsy in low birth weight infants. The Neonatal Brain Hemorrhage Study Analysis Group［J］. Pediatrics 1997(99)：E1.（Level II - 2）

［49］ Mittendorf R，Covert R，Boman J，et al. Is tocolytic magnesium sulphate associated with increased total paediatric mortality［J］? Lancet 1997(350)：1517 - 1518.（Level III）

［50］ Mittendorf R，Dambrosia J，Pryde PG，et al. Association between the use of antenatal magnesium sulfate in preterm labor and adverse health outcomes in infants［J］. Am J ObstetGynecol 2002(186)：1111 - 1118.（Level I）

［51］ Crowther CA，Hiller JE，Doyle LW，et al. Effect of magnesium sulfate given for neuroprotection before preterm birth: a randomized controlled trial. Australasian Collaborative Trial of Magnesium Sulphate (ACTOMg SO4) Collaborative Group[J]. JAMA 2003(290): 2669 - 2676. (Level I)

[52] Marret S, Marpeau L, Zupan-Simunek V, et al. Magnesium sulphate given before very-preterm birth to protect infant brain: the randomised controlled PREMAG trial. PREMAG trial group[J]. BJOG 2007(114): 310 - 318. (Level I)

[53] Rouse DJ, Hirtz DG, Thom E, et al. A randomized, controlled trial of magnesium sulfate for the prevention of cerebral palsy. Eunice Kennedy Shriver NICHD Maternal - Fetal Medicine Units Network[J]. N Engl J Med 2008(359): 895 - 905. (Level I)

[54] Doyle LW, Crowther CA, Middleton P, et al. Magnesium sulphate for women at risk of preterm birth for neuroprotection of the fetus[J]. Cochrane Database of Systematic Reviews 2009. (Meta analysis)

[55] Conde-Agudelo A, Romero R. Antenatal magnesium sulfate for the prevention of cerebral palsy in preterm infants less than 34 weeks' gestation: a systematic review and metaanalysis[J]. Am J Obstet Gynecol 2009(200): 595 - 609. (Meta-analysis)

[56] Costantine MM, Weiner SJ. Effects of antenatal exposure to magnesium sulfate on neuroprotection and mortality in preterm infants: a meta-analysis. Eunice Kennedy Shriver National Institute of Child Health and Human Develop-ment Maternal - Fetal Medicine Units Network[J]. ObstetGynecol 2009(114): 354 - 364. (Meta-analysis)

[57] Magnesium sulfate before anticipated preterm birth for neuroprotection. Committee Opinion No. 455. American College of Obstetricians and Gynecologists and Society for Maternal - Fetal Medicine[J]. Obstet Gynecol 2010(115): 669 - 671. (Level III)

[58] King JF, Flenady V, Papatsonis D, et al. Calcium channel blockers for inhibiting preterm labour[J]. Cochrane Database of Systematic Reviews 2003; 10. 1002/14651858. CD002255. (Meta analysis)

[59] King JF, Flenady V, Cole S, et al. Cyclo-oxygenase (COX) inhibitors for treating preterm labour[J]. Cochrane Database of Systematic Reviews 2005. (Level III) 1/18/2017 Practice Bulletin No. 171: Management of

Preterm Labor; Obstetrics & Gynecology[S/OL] http; //journals. lww. com/greenjournal/Fulltext/2016/10000/Practice_Bulletin_No__171___ Management_of_Preterm. 61. aspx 13/15

[60] Smith GN, Walker MC, Ohlsson A, et al. Randomized double-blind placebo controlled trial of transdermal nitroglycerin for preterm labor. Canadian Preterm Labour Nitroglycerin Trial Group [J]. Am J ObstetGynecol 2007(1960); 37. e1 – 8. (Level I)

[61] Mercer BM, Merlino AA. Magnesium sulfate for preterm labor and preterm birth. Society for Maternal – Fetal Medi-cine[J]. ObstetGynecol 2009(114); 650 – 668. (Meta-analysis)

[62] Sood BG, Lulic-Botica M, Holzhausen KA, et al. The risk of necrotizing enter-ocolitis after indomethacin tocolysis[J]. Pediatrics 2011 (128); e54 – 62. (Level II – 2)

[63] Abbasi S, Gerdes JS, Sehdev HM, et al. Neonatal outcome after exposure to indomethacin in utero; a retrospective case cohort study[J]. Am J ObstetGynecol 2003(189); 782 – 785. (Level II – 2)

[64] Parilla BV, Grobman WA, Holtzman RB, et al. Indomethacin tocolysis and risk of necrotizing enterocolitis[J]. ObstetGynecol 2000(96); 120 – 123. (Level II – 2)

[65] Norton ME, Merrill J, Cooper BA, et al. Neonatal complications after the administration of indomethacin for preterm labor[J]. N Engl J Med 1993(329); 1602 – 1607. (Level II – 2)

[66] Soraisham AS, Dalgleish S, Singhal N. Antenatal indomethacin tocolysis is associated with an increased need for surgical ligation of patent ductus arteriosus in preterm infants[J]. J ObstetGynaecol Can 2010(32); 435 – 442. (Level II – 2)

[67] U. S. Food and Drug Administration. FDA drug safety communication; new warnings against use of terbutaline to treat preterm labor[S/OL]. Silver Spring (MD); FDA; 2011. Available at; http; //www. fda. gov/ drugs/drugsafety/ucm243539. htm. Retrieved March 20, 2012. (Level III)

[68] Witter FR, Zimmerman AW, Reichmann JP, et al. In utero beta 2 adrenergic agonist exposure and adverse neurophysiologic and behavioral

outcomes[J]. Am J ObstetGynecol 2009(201)；553～559（Level III）

[69] Han S，Crowther CA，Moore V. Magnesium mainte-nance therapy for preventing preterm birth after threat-ened preterm labour[J]. Cochrane Database of Systematic Reviews 2010.（Level III）

[70] Dodd JM，Crowther CA，Dare MR，et al. Oral betamimetics for maintenance therapy after threatened preterm labour［J］. Cochrane Database of Systematic Reviews 2006.（Level III）

[71] Lyell DJ，Pullen KM，Mannan J，et al. Maintenance nifedipine tocolysis compared with placebo：a randomized controlled trial[J]. ObstetGynecol 2008(112)：1221～1226.（Level I）

[72] Valenzuela GJ，Sanchez-Ramos L，Romero R，et al. Maintenance treatment of preterm labor with the oxytocin antagonist atosiban. The Atosiban PTL－098 Study Group[J]. Am J ObstetGynecol 2000(182)：1184～1190.（Level I）

[73] Hillier SL，Martius J，Krohn M，et al. A case-control study of chorioamnionic infection and histologic chorioamnionitis in prematurity [J]. N Engl J Med 1988(319)：972～978.（Level II－2）1/18/2017 Practice Bulletin No. 171：Management of Preterm Labor：Obstetrics &. Gynecology[S/OL] http：//journals. lww. com/greenjournal/Fulltext/ 2016/10000/Practice_Bulletin_No__171__Management_of_Preterm. 61. aspx 14/15

[74] Hillier SL，Witkin SS，Krohn MA，et al. The relationship of amniotic fluid cytokines and preterm delivery，amniotic fluid infection，histologic chorioamnionitis，and chorioamnion infection［J］. ObstetGynecol 1993 (81)：941～948.（Level III）

[75] King JF，Flenady V，Murray L. Prophylactic antibiotics for inhibiting preterm labour with intact membranes［J］. Cochrane Database of Systematic Reviews 2002.（Meta -analysis）

[76] Premature rupture of membranes. ACOG Practice Bulle-tin No. 80. American College of Obstetricians and Gyne-cologists ［M］. ObstetGynecol 2007(109)：1007～1019.（Level III）

[77] Prevention of perinatal group B streptococcal disease — revised guidelines from CDC，2010. Division of Bacterial Diseases，National Center for

Immunization and Respiratory Diseases[M]. MMWR Recomm Rep 2010
(59): 1 - 36. (Level III)

[78] Prevention of early-onset group B streptococcal disease in newborns.
Committee Opinion No. 485. American College of Obstetricians and
Gynecologists[J]. ObstetGynecol 2011(117): 1019 - 1027. (Level III)

[79] Main DM, Gabbe SG, Richardson D, et al. Can preterm deliveries be
prevented[J]? Am J Obstet Gynecol 1985(151): 892 - 898. (Level I)

[80] Dyson DC, Crites YM, Ray DA, et al. Prevention of preterm birth in
high-risk patients: the role of education and provider contact versus home
uterine monitoring[J]. Am J ObstetGynecol 1991(164): 756 - 762.
(Level II - 1)

[81] Goldenberg RL. The management of preterm labor[J]. ObstetGynecol
2002(100): 1020 - 1037. (Level III)

[82] Luke B, Mamelle N, Keith L, et al. The association between
occupational factors and preterm birth: a United States nurses' study.
Research Committee of the Association of Women's Health, Obstetric,
and Neonatal Nurses[J]. Am J ObstetGynecol 1995(173): 849 - 862.
(Level II - 3)

[83] Stan CM, Boulvain M, Pfister R, et al. Hydration for treatment of
preterm labour[J]. Cochrane Database of Systematic Reviews 2002.
(Meta-analysis)

[84] Wilkins IA, Lynch L, Mehalek KE, et al. Efficacy and side effects of
magnesium sulfate and ritodrine as tocolytic agents [J]. Am J
ObstetGynecol 1988(159): 685 - 689. (Level I)

[85] Samol JM, Lambers DS. Magnesium sulfate tocolysis and pulmonary
edema: the drug or the vehicle[J]? Am J ObstetGynecol 2005(192):
1430 - 1432. (Level II - 3)

[86] Cetrulo CL, Freeman RK. Ritodrine HCL for the prevention of
premature labor in twin pregnancies[J]. Acta Genet Med Gemellol 1976
(25): 321 - 324. (Level III)

[87] O'Leary JA. Prophylactic tocolysis of twins[J]. Am J ObstetGynecol
1986(154): 904 - 905. (Level II - 2)

[88] Ashworth MF, Spooner SF, Verkuyl DA, et al. Failure to prevent

preterm labour and deliv-ery in twin pregnancy using prophylactic oral salbutamol[J]. Br J ObstetGynaecol 1990(97): 878 - 882. (Level I) 1/18/2017 Practice Bulletin No. 171: Management of Preterm Labor: Obstetrics & Gynecology [S/OL] http: //journals. lww. com/ greenjournal/Fulltext/2016/10000/Practice _ Bulletin _ No _ _ 171 _ _ _ Management_of_Preterm. 61. aspx 15/15.

[89] Yamasmit W, Chaithongwongwatthana S, Tolosa JE, et al. Prophylactic oral betamimetics for reducing preterm birth in women with a twin pregnancy[J]. Cochrane Database of Systematic Reviews 2005. (Meta-analysis)

第三章
胎 膜 早 破

🐾 制定机构

美国妇产科医师学会产科临床委员会（American College of Obstetricians and Gynecologists' Committee on Obstetric Practice）

🐾 规范级别

临床指南

🐾 主要文献

ACOG Practice Bulletin No. 188: Prelabor Rupture of Membranes（2018）

🐾 循证问答

问：这份更新的管理指南和 NO.160 版本有什么本质区别？

答：本文回顾了当前最新证据并为胎膜早破的临床管理提供循证指导。更新的部分包括：根据孕龄的不同，考虑产前使用糖皮质激素促胎肺成熟、晚期早产的处理以及抢救的时机。

问：为什么要关注胎膜早破？

答：在美国，早产占所有分娩的 12%[1,2]，是引起围产儿发病和死亡的一个主要原因[3]。而美国未足月产前破膜（又称为未足月胎膜早破）的发生概率大约占所有妊娠的 3%。针对足月和未足月胎膜早破孕妇的临床评估及治疗的最佳方案，目前仍存在争议。

问：胎膜早破后需要马上引产吗？

答：问题不能一概而论，胎膜早破的处理取决于孕龄和权衡分娩与期待治疗的相对风险利弊（例如：感染、胎盘早剥、脐带事件）。本文通过回顾目前对这种状况的了解,根据现有的基于结局的临床研究证据,提供实践指南。另外也提供了基于共识和专家意见基础上的指导方针。

病例 1

26 岁南美孕妇,P 0121,既往第一胎妊娠 29 周早产,有 2 次早期妊娠流产史。此次妊娠 27 周自然破膜,每 5 分钟一次宫缩,阴道内诊检查宫颈口未扩张,无发热,血常规中白细胞数较正常值高一点,羊水指数(AFI)是 4 cm,胎儿心跳正常。

第一阶段患者开始用硫酸镁静滴保护胎儿神经治疗 24 小时;倍他米松 12 mg 肌注,共 2 次;应用氨苄西林 7 天;第 2 天情况稳定下来之后,发现阴道白带增加,使用克林霉素霜涂抹阴道,减少胎儿感染的机会。第二阶段是胎儿的监测,包括白细胞数、宫缩、胎心和羊水量。常常有短暂的胎心不正常,但是比较早产的不良结局和短期胎心不正常或是羊水不足,只要不正常的情况不会恶化,并且能恢复到正常,继续监测以增加胎儿生长发育的机会。最后孕妇于妊娠 33 周自然临产并顺产。

病例 2

33 岁黑人孕妇,体重 105 kg,P 0020,既往有 2 次早期妊娠人工流产史。此次妊娠 29 周自然破膜,每 3 分钟一次宫缩,宫颈口扩张 1 cm。血压在妊娠 18 周后缓慢增加,住院后血压 130～150/90～100 mmHg,但是尿常规和肝肾功能都是正常范围。

第一阶段给患者硫酸镁和倍他米松治疗,22 小时后发现患者有阴道流血,宫缩强度虽然不像入院时那么强,但是仍然每 2 分钟有宫缩,胎心变异消失,故应用硫酸镁 24 小时后停用,之后宫缩加剧、阴道出血量增多,胎心开始有减速,此时宫颈口开大 2 cm,考虑可能胎盘早剥,立即剖宫产分娩,术中发现胎盘剥离面积达 25％。

问:这两个患者胎膜早破了吗?

答:是。胎膜早破的定义是临产前发生胎膜破裂。在妊娠 37 周前发生的临产前胎膜破裂被称为未足月胎膜早破。

问：处理胎膜早破需要考虑哪些因素？

答：临床处理受孕龄及并发因素（如临床感染、胎盘早剥、产程或不安全的胎儿状态）的影响。对胎膜早破患者进行恰当的评估、咨询和处理取决于准确的评估孕周和对产妇、胎儿和新生儿风险的认知。

问：足月孕妇的胎膜是怎么破裂的？

答：足月孕妇胎膜破裂是由胎膜正常的生理性弱化和子宫收缩力所引起的。

问：病例 1 的胎膜早破和感染的关系是因还是果？

答：未足月胎膜早破可能由一种或多种病理机制导致[4,5]。羊膜腔感染已被证明常与早产胎膜早破有关,尤其是在妊娠早期[6]。从时间顺序看,病例 1 更像是感染所致的胎膜早破。

问：未足月胎膜早破的危险因素有哪些？病例 2 的早产临产和胎膜早破有关吗？

答：未足月胎膜早破病史也是导致随后的妊娠发生早产和未足月胎膜早破的一个主要危险因素[7,8]。未足月胎膜早破的其他危险因素与自发性早产相似,包括宫颈管短、妊娠中期及妊娠晚期出血、低体重指数、低社会经济地位、吸烟和使用非法药物[9-12]。虽然这些危险因素中的每一个均与未足月胎膜早破相关,但未足月胎膜早破的发生常常并没有明显的原因。病例 2 的孕妇早产临产和胎膜早破有关,其有早产史,或许这就是她胎膜早破的原因。

问：足月胎膜早破者应在破膜多少小时后分娩？

答：足月胎膜早破的发生概率约为 8%,自发性临产和分娩往往很快随之而来。一项大规模的 RCT 研究表明,采取期待疗法的足月胎膜早破孕妇,有 50% 在破膜 33 小时内分娩,而约 95% 在 94～107 小时内分娩,（依缩宫素和前列腺素的使用情况）（编者注：查看原著后,此处应该为"有 50% 在破膜 33 小时内分娩,而约 95% 在 9.9～107 小时内分娩"）[13]。

问：孕妇发生胎膜早破后,我们应重点关注的临床问题是什么？

答：足月胎膜早破孕妇的并发症最重要的是宫内感染,其风险随着破膜时间的延长而增加,应重点关注。

问：病例 1 未足月胎膜早破 6 周后才分娩，这正常吗？

答：无论何种产科管理或临床表现，至少有 50% 的未足月胎膜早破患者在 1 周内分娩[5]。胎膜破裂后至分娩的时间长短与胎膜破裂的孕龄呈负相关[14]。还有 50% 的患者，并不在 1 周内分娩，病例 1 就是一个例子。

问：病例 1 胎膜早破后，会发生羊水停止泄漏并恢复正常羊水量吗？

答：在自发性未足月胎膜早破后，可能会发生羊水停止泄漏、羊水量恢复正常的情况，这种情况往往预示良好的结局[15]。

问：病例 1 的感染和病例 2 的胎盘早剥在胎膜早破孕妇中多见吗？

答：在未足月胎膜早破的妇女中，临床上明显的宫内感染发生率为 15%～25%[16]，产后感染发生率为 15%～20%。孕期越早，感染的发生率越高。胎盘早剥发生于 2%～5% 的未足月胎膜早破中[18,19]。

问：胎膜早破最关键的问题是什么？

答：未足月胎膜早破对胎儿最显著的风险是早产儿并发症。据报道呼吸窘迫是早产最常见的并发症[20]。脓毒症、脑室出血和坏死性小肠结肠炎也与早产相关，而在近足月胎膜早破中则较少发生。有宫内感染的未足月胎膜早破会增加胎儿神经发育迟滞的风险[21,22]，未足月胎膜早破的胎龄越早越会增加新生儿脑白质损伤的风险[23]。然而，还没有数据表明胎膜早破后立即分娩可以避免这些风险。感染和脐带事件可造成胎儿死亡（未足月胎膜早破发生后，产前胎儿死亡率为 1%～2%）[24]。

问：这两个胎膜早破病例的婴儿能否存活？

答：胎儿不能存活的未足月胎膜早破发生概率不到 1%。与未足月胎膜早破相关的新生儿死亡和发病率随着破膜后期待治疗的时间延长和更成熟的胎龄而降低[25]。一项对妊娠 14～24 周未足月胎膜早破的调查发现，死胎和新生儿死亡的发生率大致相等。与妊娠 22 周前的胎膜早破相比，妊娠 22 周后胎膜早破期待治疗的胎儿存活率大大改善了（分别为 14.4% 和 57.7%）[26]。

问：这些研究别人得出的结论对这两个孕妇适用吗？

答：大多数针对妊娠中期和无生机胎儿胎膜早破的研究是回顾性的，

只包括期待治疗案例。因此，由于选择偏差，可能高估了生存率。存活数据也可能会因所在的分娩机构而异。

问：无生机胎儿胎膜早破孕妇有哪些问题需要顾及？

答：无生机胎儿胎膜早破孕妇的严重并发症包括宫内感染、子宫内膜炎、胎盘早剥、胎盘滞留[26]。尽管很少发生，但无生机胎儿胎膜早破期待治疗中可能发生威胁孕妇生命的感染。产妇败血症发生率约为1%[26]，曾有因感染而导致产妇死亡的病历报道。

问：中期妊娠的未足月胎膜早破一般几周后分娩？

答：发生在中期妊娠的未足月胎膜早破期待治疗的时间相比发生于晚期妊娠阶段的更长。然而，40%～50%的无生机胎儿胎膜早破的孕妇将在破膜后第1周内分娩，70%～80%将在破膜后2～5周内分娩[26-28]。

问：胎膜早破后胎儿死亡最主要和什么并发症相关？

答：是肺发育不全。其发生率在不同报道中差别很大，但很可能在10%～20%。肺发育不全与高死亡率相关[26]，但在妊娠23～24周后发生的胎膜早破[29]很少导致胎儿死亡。大概是因为这一阶段的肺泡增长已足以支持出生后的发育。当胎膜破裂发生在妊娠早期时，低残余羊水量是肺发育不全的主要决定因素[30,31]。

问：胎膜早破会导致胎儿畸形吗？有哪些畸形？会痊愈吗？

答：长期羊水过少可导致胎儿畸形，包括波特貌（Potter-like facies，例如，低耳、内眦赘皮）和肢体挛缩或其他定位异常。报告的发生率差别很大（1.5%～38%），但很多骨骼变形的问题经过出生后的生长发育和物理治疗可以痊愈[26,32]。

问：这两位胎膜早破孕妇能做阴道检查吗？

答：大多数胎膜早破的病例可根据患者的病史和体检进行诊断。应该尽量采用减少医源性感染的检查方法。宫颈评分检查增加感染的风险，并不比阴道窥镜检查提供更多信息，因此除非患者已经临产或即将分娩，一般应该避免宫颈评分检查[33,34]。无菌窥镜检查可检查宫颈炎、脐带脱垂或胎体脱出到阴道内的情况，还能评估宫颈扩张和消失，以及获取分泌物培养。

问：如何确定这两位孕妇胎膜早破了呢？

答：胎膜破裂的诊断通常由以下方法来确诊：通过阴道窥器看到从宫颈管流出并聚集在阴道中的羊水；阴道流液的 pH 试验呈碱性；阴道分泌物在显微镜下见到羊齿状结晶。阴道分泌物的正常 pH 通常为 4.5～6.0,而羊水的 pH 为 7.1～7.3。阴道内存在血液、精液、碱性防腐剂或细菌性阴道炎均可造成假阳性结果。另外,在破水时间较久和很少的残余羊水量时,则可能出现假阴性的测试结果。

问：如果还不能确诊怎么办?

答：在不明确的情况下,进一步的测试可能有助于诊断。超声检查羊水量可能是一个有用的辅助方法,但不是诊断性的检查。胎儿纤连蛋白是对胎膜破裂敏感但非特异性试验；阴性测试结果提示胎膜的完整性,但阳性测试结果不能确诊胎膜早破[35]。目前市售的几种羊水蛋白的测试剂,据报道具有较高的敏感性[36,37]。然而,有报道指出,在对胎膜完整和有临产症状的患者进行测试时,假阳性测试结果率为 19%～30%[38,39]。这些测试试剂应被视为标准诊断方法的辅助。如果在完全评估之后诊断仍然不清楚,胎膜破裂的明确诊断可以通过超声引导向宫腔滴注靛蓝胭脂红染料,染成蓝色的液体随后流入阴道,使棉塞或棉垫染色。需要注意的是,母亲的尿也会变蓝,不应该与羊水混淆。

问：胎膜早破一旦确诊,应该怎么办?

答：对所有胎膜早破患者,应首先确定胎龄、胎先露和胎儿健康状况。检查是否存在宫内感染、胎盘早剥和胎儿损害。如果没有检验结果,或是治疗指征尚未出现,则应在考虑预期管理时进行 B 族链球菌(GBS)的培养。在未足月胎膜早破患者中,胎心电子监测和宫缩监测可以帮助识别异常胎心率曲线和宫缩评估[40]。在确认胎膜早破的诊断后,临床管理主要取决于孕龄,将在随后的段落中更详细地讨论。不安全的胎儿状态和临床绒毛膜羊膜炎应视为分娩的指征。若出现阴道出血则应警惕胎盘早剥的可能,基于胎儿状况、出血量与孕龄情况,需及时考虑分娩。

问：对于足月胎膜早破患者,初期治疗的最佳方法是什么?

答：是确认胎龄和胎儿位置,并应使用胎儿心率监测来评估胎儿状态。

根据之前培养结果开始 B 族链球菌的预防治疗(如果之前没有进行分泌物的培养,则可依据分娩时的危险因素)[41]。

问:足月胎膜早破后是保守治疗还是引产?

答:23 项随机对照试验(8 615 名孕妇)的荟萃分析发现,引产缩短了从破膜到分娩的时间,降低了绒毛膜羊膜炎或子宫内膜炎或同时两者的发生率以及新生儿重症监护病房的入住率。引产未增加剖宫产率或阴道助产率[42]。其中最大的一项实验发现,孕妇更愿意接受引产措施而不是期待治疗[13]。

问:足月胎膜早破用什么方法引产? 用不用促宫颈成熟?

答:研究显示采用前列腺素诱导宫缩与缩宫素相比,引产效果相同,但绒毛膜羊膜炎的发生率较高[13]。促子宫颈成熟的机械方法(例如 Foley 球囊)可能导致感染,没有足够的数据支持是否应该建议在胎膜早破的干预中使用促宫颈成熟的机械方法。这些荟萃分析数据表明,与期待疗法相比,患者受益于引产术,由此建议对于 37 0/7 周以上的胎膜早破孕妇,如果没有自发临产又没有分娩禁忌者应该引产,一般用缩宫素静滴的方法。

问:足月胎膜早破孕妇有必要常规预防性使用抗生素吗?

答:两项试验的荟萃分析表明,使用预防性抗生素可以降低感染发病率,但是这两项研究中都未把及时引产作为标准治疗。因此,没有足够的证据支持在没有 GBS 预防适应证的情况下常规给予足月胎膜早破的孕妇预防性抗生素治疗[43-45]。

问:孕妇拒绝引产怎么办?

答:对于拒绝引产的孕妇,只要临床和胎儿条件令人放心,并且对于长时间胎膜早破的风险有充分医患沟通,一定时间的期待治疗也是可行的。在用缩宫素引产时,应当经过充分的引产后(有规律宫缩至少 12~18 小时)才能诊断引产失败,才能考虑剖宫产分娩[46-48]。

问:病例 1 的孕妇建议何时分娩?

答:不安全的胎儿状态、临床绒毛膜羊膜炎、胎盘早剥是分娩的明确指征。除此以外,在考虑分娩还是期待治疗时,胎龄是一个主要因素见表 3-1。

表 3-1 胎膜早破按孕周临床管理

近足月和足月者(≥37 0/7 孕周)
- 分娩
- 按规定 GBS 预防

晚期早产者(≥34 0/7～36 6/7 孕周)
- 与近足月和足月者相同

早产(24 0/7～33 6/7 妊娠周)＊†
- 保胎
- 没有禁忌证者使用抗生素以延迟第一产程潜伏期的启动
- 单疗程糖皮质类固醇激素
- 按规定 GBS 预防

早于 24 孕周‡§
- 患者专家咨询
- 保胎或流产
- 在 20 0/7 孕周后就可考虑使用抗生素
- 无生机胎儿不推荐使用 GBS 预防£
- 无生机胎儿不推荐使用皮质类固醇激素£
- 无生机胎儿不推荐使用抑制宫缩药物£
- 无生机胎儿不推荐使用神经保护的硫酸镁†£

说明：
GBS：B 组链球菌
＊ 除非有胎儿肺成熟度记录
† 硫酸镁用于神经保护依据于一个大的研究
‡ 结合体重、孕龄和性别对个案生存机会进行最佳估算
§ 可存活生育标准依据《美国妇产科医师学会产科管理共识》第 3 号
(Obstet Gynecol 2015；126：e82－94)
£ 23 0/7 孕周后就可以考虑

问：病例 1 的最佳引产时机是何时？

答：未足月胎膜早破孕妇分娩的最佳胎龄尚不清楚，且存在争议。对 7 项随机对照试验(包括 690 名妇女)的荟萃分析得出结论，没有足够的证据来指导临床实践中关于未足月胎膜早破的期待治疗与积极终止妊娠的风险和益处[49]。试验没有足够的说服力，有方法学上的弱点，并且研究对象的胎龄差别较大。

问：妊娠 34 周引产还是妊娠 37 周引产？

答：最近，两项随机对照试验评估了 34 周和 37 周妊娠之间的分娩与期待治疗，共包括 736 名孕产妇[50,51]。综合来自 2 个研究的数据，引产没有明显降低新生儿败血症发生率（妊娠 34 周时为 2.7%，妊娠 37 周时为 4.1%，相对危险度[RR],0.66;95% 可信区间[CI],0.3~1.5）。然而，引产明显降低了绒毛膜羊膜炎的风险（在妊娠 34 周时为 1.6%，而在妊娠 37 周时为 5.3%,RR,0.31;95% CI,0.1~0.8），但两组间在其他方面无显著差异。这些研究没有足够的检验力显示引产可显著降低新生儿败血症发生率，因为败血症的总体发生率低于预期。这些结果与其他较小型的[52,53]类似设计的试验结果一致[13,42]。

在妊娠 34 0/7 周或以后胎膜早破的孕妇，建议积极终止妊娠。如果期待治疗时间超过 34 0/7 周妊娠，应仔细权衡益处和风险并与患者沟通，期待治疗不应超过妊娠 37 0/7 周。如果无孕母或胎儿禁忌证，对妊娠 34 0/7 周之前胎膜早破的患者应该进行期待治疗[53]。

问：病例 1 未足月胎膜早破到底是保守治疗好还是引产好？

答：根据现有的数据，未足月胎膜早破者分娩的最佳胎龄仍有争议。最近的研究关注于与晚期早产相关的短期[54]和长期风险[55]。然而，这与临床处理未足月胎膜早破的相关性尚不清楚，因为未足月胎膜早破出生的新生儿与对照组相比具有更高的不良妊娠结局发生率[56]。此外，绒毛膜羊膜炎、破膜时间较长和羊水过少是未足月胎膜早破新生儿不良结局的危险因素[56,57]。

问：病例 1 和病例 2 常规需要采用哪些措施？

答：未足月胎膜早破的期待治疗一般需住院治疗，以定期评估有无感染、胎盘早剥、脐带受压、胎儿健康状况、是否临产。评估的最佳频率没有共识，可行方案应包括定期超声监测胎儿的生长发育情况和定期胎儿心率监测。体温升高可能表明宫内感染。要及时诊断在早产时的绒毛膜羊膜炎，需要高度的临床警觉，因为早期的症状和体征可能不明显。在没有发热的情况下，其他临床标准对于诊断感染各有不同的灵敏度和特异性。连续监测白细胞计数和其他炎症标志物尚未被证明是有用的,且当没有感染的临床证据时结果是非特异性的,特别是如果已经使用了产前皮质类固醇激素[58]。

问:这两个病例是否应该使用宫缩抑制剂?

答:在未足月胎膜早破的管理中使用宫缩抑制剂是有争议的,不同专家之间的实践差异很大[59]。没有足够的数据支持或反对在未足月胎膜早破的患者中预防性使用宫缩抑制剂。对包括408名孕妇在内的8项试验的荟萃分析的评估价值有限,因为其中仅有2项试验使用了抗生素和皮质类固醇激素[60,61],而这两种治疗现都已成为标准治疗的一部分[62]。使用宫缩抑制剂治疗可延长期待治疗时间,降低48小时内分娩的风险,但也可能增加妊娠34 0/7周前妊娠的绒毛膜羊膜炎风险。总之,预防性使用宫缩抑制剂可能延长孕周和增加绒毛膜羊膜炎风险,且对孕妇或新生儿没有很大的益处(虽然其尚未与产前使用抗生素和皮质类固醇激素一起进行充分评估)。胎膜早破一旦产程发动,治疗性使用宫缩抑制剂并未显示能延长期待治疗或改善新生儿结局。因此,不推荐治疗性使用宫缩抑制剂[63]。

问:这两位孕妇是否应给予产前皮质类固醇激素治疗?

答:已有许多临床试验对未足月胎膜早破后使用产前皮质类固醇激素进行了评估,且已经显示可以降低新生儿死亡率、呼吸窘迫综合征、心室内出血和坏死性小肠结肠炎的发生[64-66]。目前的数据表明,无论是何孕周,产前皮质类固醇激素不会增加孕妇或新生儿的感染风险。建议在妊娠24 0/7周和34 0/7周的孕妇使用单一疗程的皮质类固醇激素,并且可以考虑对妊娠早于23 0/7周、在7天内有早产风险的孕妇给予皮质类固醇激素[67,68]。Cochrane荟萃分析强调不管胎膜状态如何,这种治疗都是有益的,并且得出结论:单一疗程的产前皮质类固醇激素应被视为所有早产的常规疗法[64]。

问:满34周妊娠后的孕妇还有给糖皮质激素治疗的必要吗?

答:最近的数据表明,在妊娠34 0/7周和36 6/7周的晚期早产患者,给予倍他米松可降低新生儿的呼吸道发病率[69]。虽然没有进行亚组分析,约20%的研究患者同时有未足月胎膜早破,由此假定未足月胎膜早破患者在晚期早产时也会受益于倍他米松,但是研究设计没有包括在妊娠早期接受过皮质类固醇激素的患者,因此尚不清楚对这类患者在晚期早产时使用第二疗程的倍他米松是否有益。

问: 对无生机胎儿(中国妊娠 28 周前,美国妊娠 24 周前)的胎膜早破孕妇还用激素吗? 为什么?

答: 没有数据支持在无生机胎儿情况下使用皮质类固醇激素,因而目前不推荐在这种情况下使用皮质类固醇激素。每周使用皮质类固醇激素与出生体重和头围的下降有关,因此不推荐使用[70-72]。是否对所有孕龄的未足月胎膜早破患者追加使用皮质类固醇激素,目前是有争议的,尚无足够的证据推荐或反对。

问: 两例患者应该给予硫酸镁保护胎儿神经吗?

答: 随机对照试验已经证明,对于预期妊娠早于 32 0/7 周的早产孕产妇,给予硫酸镁用于胎儿神经保护,可降低存活婴儿脑瘫的风险(RR,0.71;95% CI,0.55~0.91)[73]。其中最大的一项试验,85%的孕产妇在 24 周和 32 周妊娠之间有未足月胎膜早破[74]。对胎儿神经保护的最佳治疗方案目前仍不清楚,不同的试验中应用了不同的方案。选择使用硫酸镁进行胎儿神经保护治疗的医院应为其部门制订统一和具体的指南,包括纳入标准、治疗方案、并行的宫缩抑制和监测,可依据其中一项较大的试验进行[74-76]。不论使用哪种治疗方案,妊娠 32 0/7 周前未足月胎膜早破的患者若有即将早产的风险,都应考虑给予硫酸镁保护胎儿神经系统。

问: 病例 1 给抗生素治疗可以理解,但病例 2 需要预防性抗生素吗?

答: 使用广谱抗生素可以延长孕周、减少孕产妇和新生儿感染,并减少与孕龄相关的早产儿发病率[16,77,78]。最佳抗生素方案尚不清楚,因为多种方案都已经证明有益。

问: 预防性抗生素的使用指征?

答: 根据现有的信息,为了减少孕产妇和新生儿感染以及和孕龄相关的早产儿发病率,对早于 34 0/7 周妊娠的未足月胎膜早破的孕妇,在期待治疗时,应预防性使用抗生素[16,77]。

问: 预防性抗生素用什么? 疗程多长?

答：建议 7 天的疗程,静脉注射氨苄西林和红霉素,随后口服阿莫西林和红霉素。在 Eunice Kennedy Shriver 国家儿童健康和人类发展研究所使用的治疗方案是先静脉注射氨苄西林(2 g/6 h)和红霉素(250 mg/6 h)48 h,随后口服阿莫西林(250 mg/8 h)和红霉素碱(333 mg/8 h)[78]。阿莫西林-克拉维酸的使用与坏死性小肠结肠炎发生率增加有关,故不推荐使用[16,77]。虽然对 β-内酰胺类抗生素过敏的女性没有研究得很好的替代方案,单独使用红霉素可能是合理的方案。需产时 GBS 预防的孕产妇,在未足月胎膜早破且有可存活的胎儿时,应该接受产时 GBS 预防以防止垂直传播(无论之前是否接受过治疗)[41,79,80]。

问：这两位孕妇可以通过家庭护理监管避免住院吗?

答：门诊监护有生机胎儿的未足月胎膜早破患者,其安全性还缺乏充分的研究,因此不建议采用。两项小型随机对照试验比较了未足月胎膜早破患者住院治疗和家庭护理的妊娠结局,其结果差异不足统计学意义,因为只有 11%～18% 的孕妇有资格获得产前家庭护理[81,82]。由于期待治疗时间往往很短暂,感染可能突然出现,且胎儿脐带受压的风险增加,在胎儿达到可存活期后,建议住院治疗以监测孕妇和胎儿。

问：如何对待宫颈环扎术后发生未足月胎膜早破的患者?

答：没有前瞻性研究来指导对有宫颈环扎术的未足月胎膜早破患者的管理。回顾性研究的结果并不一致,但一般认为未足月胎膜早破后保留环扎线超过 24 h 可延长孕周[83]。然而,由于报告的非随机性,诸如产程或感染等因素是否影响了拆除宫颈环扎线的决定尚不清楚,这可能会使结果发生偏倚。虽然不是所有,但在一些研究中显示,未足月胎膜早破时保留宫颈环扎线可能增加脓毒症、新生儿败血症、新生儿呼吸窘迫综合征、孕产妇绒毛膜羊膜炎和新生儿死亡率[83,84]。

问：是否应在未足月胎膜早破发生后立即拆除环扎线?

答：目前尚无定论。拆除或保留都有其合理性。但无论如何,即使未足月胎膜早破患者环扎线未拆除,也不建议超过 7 d 的抗生素预防。

问：新生儿单纯疱疹病毒最常见感染途径是什么？母亲原发性和复发性单纯疱疹对胎儿的感染率不同吗？

答：新生儿单纯疱疹病毒（HSV）感染通常由分娩期间母胎传播引起。据报道，在原发性单纯疱疹病毒中，垂直传播的风险在 30％～50％，而在复发性单纯疱疹病毒的情况下仅为 3％[85]。

问：未足月胎膜早破伴有单纯疱疹病毒感染或人类免疫缺陷病毒感染的患者如何处置？

答：对于未足月胎膜早破伴单纯疱疹病毒感染患者保守治疗的文献仅限于小样本研究和病例报告[86,87]。如果在分娩时有病灶出现，所有患者均给予了阿昔洛韦治疗且行剖宫产。这种处理没有发现垂直传播的病例报告。

问：母亲复发性活动性单纯疱疹病毒感染伴胎膜早破怎么办？

答：应该权衡早产儿风险与新生儿单纯疱疹病毒感染的潜在风险。妊娠 34 0/7 周之前推荐期待治疗。根据临床指征给予抗单纯疱疹病毒治疗，并应用皮质类固醇激素、抗生素和硫酸镁保护胎儿神经。如果疾病处于活动期或在分娩期出现前驱症状，建议剖宫产。

问：原发性单纯疱疹病毒感染期的未足月胎膜早破孕妇的最佳分娩途径是什么？

答：由于垂直传播的风险增加，在原发性单纯疱疹病毒感染的未足月胎膜早破的最佳管理尚不清楚。建议对单纯疱疹病毒进行治疗，如果在分娩期存在病变，建议剖宫产。

问：患有人类免疫缺陷病毒（HIV）的未足月胎膜早破孕妇怎么办？

答：患有人类免疫缺陷病毒（HIV）的未足月胎膜早破的孕妇管理方案目前也不确定，因为没有足够的长期胎膜破裂患者的数据。早期观察显示，分娩时胎膜破裂的持续时间与新生儿感染的风险相关[88]，但目前的数据表明，接受高活性抗反转录病毒治疗，病毒载量低，且接受产前或产时的齐多呋定的患者，胎膜破裂的持续时间与垂直传播风险不相关[89]。10 例期待治疗的未足月胎膜早破患者，同时接受了抗反转录病毒治疗，尽管病毒载量高达 23 000 拷贝/ml，没有出现 1 例新生儿感染 HIV 病毒的病例；期待治疗的时间为 4 h 至 4 d 不等，所有患者均剖宫产分娩[90]。对未足月伴有

HIV 感染患者的管理应该考虑胎龄、抗反转录病毒治疗方案和病毒载量等的因素而采用个体化治疗。在胎龄非常早、患者正在接受抗反转录病毒药物治疗、病毒载量低的情况下,期待治疗一段时期可能是适当的。应与具有妊娠期艾滋病毒治疗经验的医生共同管理患者。此外,应遵循标准的产前和产后治疗指南,并与患者充分讨论治疗方案[91]。

问: 无生机胎儿的未足月胎膜早破患者,该如何向孕妇及家属交代病情?

答: 对于无生机胎儿的未足月胎膜早破患者,应提供期待治疗与立即分娩的风险和益处的咨询,内容应包括对无生机胎儿的结局的客观评价、提供立即分娩的选择。应尽量向父母提供最新和最准确的信息[92]。

问: 这类患者应在家保守治疗还是住院治疗?

答: 如果患者选择保守治疗,并且临床情况稳定,没有感染的迹象,可以考虑门诊监测。应详细交代患者预防措施,如果出现感染、临产或胎盘早剥的症状,应立即来医院。指导患者监测体温可能有效。通常情况下,一旦胎儿达到生存能力,那些已经门诊观察的患者会收住院。

问: 无生机胎儿未足月胎膜早破治疗中住院后用不用糖皮质激素?

答: 无生机胎儿未足月胎膜早破住院治疗后,当胎儿达到生存能力时,因为早产仍很可能发生,应给予产前糖皮质激素和抗生素。已经研究了多种超声方法(例如胸部测量和比率、肺血管中的流速和肺容积的三维估计)用于评估胎儿的肺发育,所有方法的准确度都有限,用于临床管理还不够可靠[30]。

问: 这些无生机胎儿未足月胎膜早破的治疗中用不用抗生素?

答: 因为大多数关于抗生素预防未足月胎膜早破的研究仅包括了妊娠24 0/7 周后的患者,没有足够的数据来评估这种治疗对更早孕周患者的风险和益处。然而,对选择期待治疗的这部分患者,给予一个疗程抗生素延长孕周是合理的[67]。

问: 这些无生机胎儿未足月胎膜早破的治疗中可以使用宫缩抑制剂吗?

答：没有证据支持在无生机胎儿未足月胎膜早破的治疗中使用宫缩抑制剂，在这种情况下，不推荐使用宫缩抑制剂。

问：妊娠中期羊膜穿刺术后胎膜早破的预期结果会怎样？

答：在妊娠中期接受羊膜腔穿刺术以进行遗传性疾病产前诊断的妇女中，发生胎膜早破的风险约为 1%[93,94]。与妊娠中期自发性胎膜早破的患者相反，这种情况预期会恢复正常羊水量，且有良好的妊娠结局。在 11 例遗传性产前诊断羊膜腔穿刺术后的胎膜早破患者中，有 1 例胎儿未存活，72% 的患者在 1 个月内重新积累至正常羊水量，围产期存活率为 91%[93]。在适当的咨询后，羊膜腔穿刺术后的胎膜早破患者通常在门诊观察。应给予孕妇有关绒毛膜羊膜炎和流产症状的预防措施。建议定期随访超声检查以评估羊水量。

问：有胎膜早破病史患者再次妊娠时，胎膜早破风险增加吗？

答：有未足月胎膜早破病史的患者，再次妊娠时发生胎膜早破和早产的风险会增加，因此应该采集详细的病史。然而，很少有研究探讨预防复发性胎膜早破的干预措施。

问：具有未足月胎膜早破病史的患者妊娠期间需要黄体酮治疗吗？

答：具有未足月胎膜早破病史的患者被包括在使用黄体酮减少早产复发的相关研究中，但是大多数研究没有报道研究组中胎膜早破史患者的具体比例或者单独分析那些患者的结果[95,96]。然而，考虑到黄体酮治疗的潜在好处，具有单胎妊娠和既往自发早产的女性应当在 16～24 周妊娠时给予黄体酮，以降低复发性自发性早产的风险。

问：需要施行宫颈环扎术吗？

答：虽然子宫颈的阴道超声测量是评估早产与宫颈长度有关风险的一种安全可靠的手段，但对有胎膜早破史的孕妇暂时没有设计良好的行宫颈检测的试验。与孕激素研究类似，有未足月胎膜早破病史的患者被包括在关于宫颈评估、阴道黄体酮和环扎术的研究中，但其具体数据没有报道[97,98]。因此，与自发早产的孕产妇一样，可以考虑经阴道宫颈长度筛查。宫颈环扎可显著降低早产的发生，改善围产期结局，对具有以下病史和超声结果的孕妇可考虑施行：单胎妊娠、小于 34 周妊娠的自发早产史、妊娠 24 周之前宫颈长度小于 25 mm[99]。目前还没有关于开始监测的最佳胎龄或监测频率的数据。

🍒 引证归纳

A 级证据(基于良好和一致的研究所得到的建议或结论)

- 如果没有孕妇或胎儿禁忌证,应该对早于 34 0/7 周妊娠的胎膜早破患者进行期待治疗。
- 为了减少孕产妇和新生儿感染及与孕龄相关的并发症,推荐对早于 34 0/7 周妊娠的未足月胎膜早破患者在期待治疗期间,给予一个 7 d 疗程的抗生素治疗,联合使用静脉内氨苄西林和红霉素,随后口服阿莫西林和红霉素。
- 无论以前的治疗如何,需产时 GBS 预防的未足月胎膜早破的孕产妇和可存活的胎儿应该接受产时 GBS 预防,以防止垂直传播。
- 建议对妊娠 24 0/7 周和 34 0/7 周之间的孕妇给予单一疗程的皮质类固醇激素,并且妊娠 23 0/7 周前,在 7 天内有早产风险的孕妇也可以考虑给予皮质类固醇激素。
- 早于 32 0/7 周妊娠前未足月胎膜早破的患者,在有即将分娩的风险时,应考虑给予硫酸镁保护胎儿神经系统。

B 级证据(基于有限的和不一致的研究所得到的建议或结论):

- 对于 37 0/7 周妊娠或以上胎膜早破的孕妇,如果没有自发性临产,在没有分娩禁忌时,应该采取引产措施。
- 在 34 0/7 周妊娠或以后的胎膜早破患者,建议积极分娩。
- 胎膜早破一旦产程发动,治疗性使用宫缩抑制剂并未显示能延长期待治疗或改善新生儿结局。因此,不推荐治疗性使用宫缩抑制剂。

C 级证据(基于共识和专家意见)

- 未足月胎膜早破者,当新生儿可存活的情况下,因无充分的安全性研究,不推荐门诊管理。
- 建议的绩效评估。
- 预期管理的未足月胎膜早破患者(妊娠 34 0/7 周前)应接受抗生素和皮质类固醇激素治疗的百分比。

(龙 伟 王 芸 胡灵群 俞国贤 蔡贞玉)

参 考 文 献

［1］ Martin JA，Hamilton BE，Ventura SJ，et al. Births：final data for 2010 ［J］. Natl Vital Stat Rep 2012(61)：1－71. （Level II－3）

［2］ Mathews TJ，MacDorman MF. Infant mortality statistics from the 2006 period linked birth/infant death data set［J］. Natl Vital Stat Rep 2010 (58)：1－31. （Level II－3）

［3］ Waters TP，Mercer B. Preterm PROM：prediction，prevention，principles［J］. Clin Obstet Gynecol 2011(54)：307－312. （Level III）

［4］ Moore RM，Mansour JM，Redline RW，Mercer BM，et al. The physiology of fetal membrane rupture：insight gained from the determination of physical properties［J］. Placenta 2006(27)：1037－1051. （Level III）

［5］ Mercer BM. Preterm premature rupture of the membranes［J］. Obstet Gynecol 2003(101)：178－193. （Level III）

［6］ Garite TJ，Freeman RK. Chorioamnionitis in the preterm gestation［J］. Obstet Gynecol 1982(59)：539－545. （Level II－3）

［7］ Mercer BM，Goldenberg RL，Moawad AH，et al. The preterm prediction study：effect of gestational age and cause of preterm birth on subsequent obstetric outcome. National Institute of Child Health and Human Development Maternal-Fetal Medicine Units Network［J］. Am J Obstet Gynecol 1999(181)：1216－1221. （Level II－2）

［8］ Asrat T，Lewis DF，Garite TJ，et al. Rate of recurrence of preterm premature rupture of membranes in consecutive pregnancies［J］. Am J Obstet Gynecol 1991(165)：1111－1115. （Level II－2）

［9］ Mercer BM，Goldenberg RL，Meis PJ，et al. The Preterm Prediction Study：prediction of preterm premature rupture of membranes through clinical findings and ancillary testing. The National Institute of Child Health and Human Development Maternal－Fetal Medicine Units Network［J］. Am J Obstet Gynecol 2000(183)：738－745. （Level II－2）

［10］ Harger JH，Hsing AW，Tuomala RE，et al. Risk factors for preterm premature rupture of fetal membranes：a multicenter case-control study

[J]. Am J Obstet Gynecol 1990(163): 130‑137. (Level Ⅱ‑2)

[11] Berkowitz GS, Blackmore-Prince C, Lapinski RH, et al. Risk factors for preterm birth subtypes[J]. Epidemiology 1998(9): 279‑285. (Level Ⅱ‑3)

[12] Treadwell MC, Bronsteen RA, Bottoms SF. Prognostic factors and complication rates for cervical cerclage: a review of 482 cases[J]. Am J Obstet Gynecol 1991(165): 555‑558. (Level Ⅱ‑3)

[13] Hannah ME, Ohlsson A, Farine D, et al. Induction of labor compared with expectant management for prelabor rupture of the membranes at term. TERMPROM Study Group[J]. N Engl J Med 1996(334): 1005‑1010. (Level Ⅰ)

[14] Melamed N, Hadar E, Ben-Haroush A, et al. Factors affecting the duration of the latency period in preterm premature rupture of membranes [J]. J Matern Fetal Neonatal Med 2009(22): 1051‑1056. (Level Ⅱ‑3)

[15] Johnson JW, Egerman RS, Moorhead J. Cases with ruptured membranes that "reseal."[J] Am J Obstet Gynecol 1990 (163): 1024‑1030; discussion 1030‑1032. (Level Ⅱ‑2)

[16] Kenyon S, Boulvain M, Neilson JP. Antibiotics for preterm rupture of membranes[J]. Cochrane Database of Systematic Reviews 2010(8) Art. No.: CD001058. DOI: 10. 1002/14651858. CD001058. pub2. (Meta-analysis)

[17] Beydoun SN, Yasin SY. Premature rupture of the membranes before 28 weeks: conservative management[J]. Am J Obstet Gynecol 1986(155): 471‑479. (Level Ⅲ)

[18] Major CA, de Veciana M, Lewis DF, et al. Preterm premature rupture of membranes and abruptio placentae: is there an association between these pregnancy complications[J]? Am J Obstet Gynecol 1995 (172): 672‑676. (Level Ⅱ‑3)

[19] Ananth CV, Oyelese Y, Srinivas N, et al. Preterm premature rupture of membranes, intrauterine infection, and oligohydramnios: risk factors for placental abruption[J]. Obstet Gynecol 2004 (104): 71‑77. (Level Ⅱ‑3)

[20] Lemons JA, Bauer CR, Oh W, et al. Very low birth weight outcomes of

the National Institute of Child health and human development neonatal research network, January 1995 through December 1996. NICHD Neonatal Research Network[J]. Pediatrics 2001(107): E1. (Level II-3)

[21] Spinillo A, Capuzzo E, Stronati M, et al. Effect of preterm premature rupture of membranes on neurodevelopmental outcome: follow up at two years of age[J]. Br J Obstet Gynaecol 1995(102): 882 - 887. (Level II-2)

[22] Yoon BH, Romero R, Park JS, et al. Fetal exposure to an intra-amniotic inflammation and the development of cerebral palsy at the age of three years[J]. Am J Obstet Gynecol 2000(182): 675 - 681. (Level II-2)

[23] Locatelli A, Ghidini A, Paterlini G, et al. Gestational age at preterm premature rupture of membranes: a risk factor for neonatal white matter damage[J]. J Obstet Gynecol 2005(193): 947 - 951. (Level II-3)

[24] Mercer BM, Arheart KL. Antimicrobial therapy in expectant management of preterm premature rupture of the membranes [J]. [published erratum appears in Lancet 1996; 347: 410] Lancet 1995 (346): 1271 - 1279. (Meta-analysis)

[25] Manuck TA, Eller AG, Esplin MS, et al. Outcomes of expectantly managed preterm premature rupture of membranes occurring before 24 weeks of gestation[J]. Obstet Gynecol 2009 (114): 29 - 37. (Level II-3)

[26] Waters TP, Mercer BM. The management of preterm premature rupture of the membranes near the limit of fetal viability[J]. Am J Obstet Gynecol 2009(201): 230 - 240. (Level III)

[27] Schucker JL, Mercer BM. Midtrimester premature rupture of the membranes[J]. Semin Perinatol 1996(20): 389 - 400. (Level III)

[28] Muris C, Girard B, Creveuil C, et al. Management of premature rupture of membranes before 25 weeks[J]. Eur J Obstet Gynecol Reprod Biol 2007(131): 163 - 168. (Level III)

[29] Farooqi A, Holmgren PA, Engberg S, et al. Survival and 2 - year outcome with expectant management of second-trimester rupture of membranes[J]. Obstet Gynecol 1998(92): 895 - 901. (Level II-3)

[30] van Teeffelen AS, van der Ham DP, Oei SG, et al. The accuracy of

clinical parameters in the prediction of perinatal pulmonary hypoplasia secondary to midtrimester prelabour rupture of fetal membranes: a meta-analysis[J]. Eur J Obstet Gynecol Reprod Biol 2010(148): 3 - 12. (Meta-analysis)

[31] van Teeffelen AS, Van Der Heijden J, Oei SG, et al. Accuracy of imaging parameters in the prediction of lethal pulmonary hypoplasia secondary to mid-trimester prelabor rupture of fetal membranes: a systematic review and meta-analysis[J]. Ultrasound Obstet Gynecol 2012 (39): 495 - 499. (Metaanalysis)

[32] Blott M, Greenough A. Neonatal outcome after prolonged rupture of the membranes starting in the second trimester[J]. Arch Dis Child 1988 (63): 1146 - 1150. (Level III)

[33] Alexander JM, Mercer BM, Miodovnik M, et al. The impact of digital cervical examination on expectantly managed preterm rupture of membranes[J]. Am J Obstet Gynecol 2000(183): 1003 - 1007. (Level II - 2)

[34] Munson LA, Graham A, Koos BJ, et al. Is there a need for digital examination in patients with spontaneous rupture of the membranes[J]? Am J Obstet Gynecol 1985(153): 562 - 563. (Level III)

[35] Eriksen NL, Parisi VM, Daoust S, et al. Fetal fibronectin: a method for detecting the presence of amniotic fluid[J]. Obstet Gynecol 1992(80): 451 - 454. (Level II - 2)

[36] Lee SE, Park JS, Norwitz ER, et al. Measurement of placental alpha-microglobulin - 1 in cervicovaginal discharge to diagnose rupture of membranes[J]. Obstet Gynecol 2007(109): 634 - 640. (Level II - 3)

[37] Cousins LM, Smok DP, Lovett SM, et al. AmniSure placental alpha microglobulin - 1 rapid immunoassay versus standard diagnostic methods for detection of rupture of membranes[J]. Am J Perinatol 2005 (22): 317 - 320. (Level II - 3)

[38] Lee SM, Lee J, Seong HS, et al. The clinical significance of a positive Amnisure test in women with term labor with intact membranes[J]. J Matern Fetal Neonatal Med 2009(22): 305 - 310. (Level II - 3)

[39] Lee SM, Romero R, Park JW, et al. The clinical significance of a

positive Amnisure test in women with preterm labor and intact membranes[J]. J Matern Fetal Neonatal Med 2012(25): 1690 – 1698. (Level II – 2)

[40] Smith CV, Greenspoon J, Phelan JP, et al. Clinical utility of the nonstress test in the conservative management of women with preterm spontaneous premature rupture of the membranes[J]. J Reprod Med 1987(32): 1 – 4. (Level II – 3)

[41] Verani JR, McGee L, Schrag SJ. Prevention of perinatal group B streptococcal disease — revised guidelines from CDC, 2010. Division of Bacterial Diseases, National Center for Immunization and Respiratory Diseases, Centers for Disease Control and Prevention (CDC)[R]. MMWR Recomm Rep 2010(59(RR – 10)): 1 – 36. (Level I)

[42] Dare MR, Middleton P, Crowther CA, et al. Planned early birth versus expectant management (waiting) for prelabour rupture of membranes at term (37 weeks or more)[J]. Cochrane Database of Systematic Reviews 2006(1) Art. No.: CD005302. DOI: 10. 1002/14651858. CD005302. pub2. (Meta-analysis)

[43] Flenady V, King JF. Antibiotics for prelabour rupture of membranes at or near term[J]. Cochrane Database of Systematic Reviews 2002(3) Art. No.: CD001807. DOI: 10. 1002/14651858. CD001807. (Meta-analysis)

[44] Ovalle A, Martinez MA, Kakarieka E, et al. Antibiotic administration in patients with preterm premature rupture of membranes reduces the rate of histological chorioamnionitis: a prospective, randomized, controlled study[J]. J Matern Fetal Neonatal Med 2002(12): 35 – 41. (Level I)

[45] Cararach V, Botet F, Sentis J, et al. Administration of antibiotics to patients with rupture of membranes at term: a prospective, randomized, multicentric study. Collaborative Group on PROM[J]. Acta Obstet Gynecol Scand 1998(77): 298 – 302. (Level I)

[46] Rouse DJ, Weiner SJ, Bloom SL, et al. Failed labor induction: toward an objective diagnosis. Eunice Kennedy Shriver National Institute of Child Health and Human Development (NICHD) Maternal-Fetal Medicine Units Network (MFMU)[J]. Obstet Gynecol 2011(117): 267 – 272. (Level III)

[47] Rouse DJ, Owen J, Hauth JC. Criteria for failed labor induction: prospective evaluation of a standardized protocol[J]. Obstet Gynecol 2000(96): 671 - 677. (Level II - 3)

[48] Simon CE, Grobman WA. When Has an Induction Failed[J]? Obstet Gynecol 2005(105): 705 - 709. (Level II - 2)

[49] Buchanan SL, Crowther CA, Levett KM, et al. Planned early birth versus expectant management for women with preterm prelabour rupture of membranes prior to 37 weeks' gestation for improving pregnancy outcome[J]. Cochrane Database of Systematic Reviews 2010(3): Art. No. : CD004735. DOI: 10. 1002/14651858. CD004735. pub3. (Meta-analysis)

[50] van der Ham DP, van der Heyden JL, Opmeer BC, et al. Management of late-preterm premature rupture of membranes: the PPROMEXIL - 2 trial[J]. Am J Obstet Gynecol 2012(207): e1 - 276 (Level I)

[51] van der Ham DP, Vijgen SM, Nijhuis JG, et al. Induction of labor versus expectant management in women with preterm prelabor rupture of membranes between 34 and 37 weeks: a randomized controlled trial. PPROMEXIL trial group. [J]. PLoS Med 2012(9): e1001208. (Level I)

[52] Naef RW 3rd, Allbert JR, Ross EL, et al. Premature rupture of membranes at 34 to 37 weeks' gestation: aggressive versus conservative management[J]. Am J Obstet Gynecol 1998(178): 126 - 130. (Level I)

[53] Mercer BM, Crocker LG, Boe NM, et al. Induction versus expectant management in premature rupture of the membranes with mature amniotic fluid at 32 to 36 weeks: a randomized trial[J]. Am J Obstet Gynecol 1993(169): 775 - 782. (Level I)

[54] Teune MJ, Bakhuizen S, Gyamfi Bannerman C, et al. A systematic review of severe morbidity in infants born late preterm[J]. Am J Obstet Gynecol 2011(205): 374. e1 - 9. (Meta analysis)

[55] McGowan JE, Alderdice FA, Holmes VA, et al. Early childhood development of late-preterm infants: a systematic review[J]. Pediatrics 2011(127): 1111 - 1124. (Level III)

[56] Melamed N, Ben-Haroush A, Pardo J, et al. Expectant management of preterm premature rupture of membranes: is it all about gestational age?

[J] Am J Obstet Gynecol 2011(204): 48. e1 – 8. (Level II – 3)

[57] Ramsey PS, Lieman JM, Brumfield CG, et al. Chorioamnionitis increases neonatal morbidity in pregnancies complicated by preterm premature rupture of membranes[J]. Am J Obstet Gynecol 2005(192): 1162 – 1166. (Level II – 3)

[58] Tita AT, Andrews WW. Diagnosis and management of clinical chorioamnionitis[J]. Clin Perinatol 2010(37): 339 – 354. (Level III)

[59] Fox NS, Gelber SE, Kalish RB, et al. Contemporary practice patterns and beliefs regarding tocolysis among U. S. maternal-fetal medicine specialists[J]. Obstet Gynecol 2008(112): 42 – 47. (Level III)

[60] Dunlop PD, Crowley PA, Lamont RF, et al. Preterm ruptured membranes, no contractions[J]. J Obstet Gynaecol 1986(7): 92 – 96. (Level II – 1)

[61] Ehsanipoor RM, Shrivastava VK, Lee RM, et al. A randomized, double masked trial of prophylactic indomethacin tocolysis versus placebo in women with premature rupture of membranes[J]. Am J Perinatol 2011 (28): 473 – 478. (Level I)

[62] Mackeen AD, Seibel-Seamon J, Grimes-Dennis J, et al. Tocolytics for preterm premature rupture of membranes [J]. Cochrane Database of Systematic Reviews 2011(10): Art. No. : CD007062. DOI: 10. 1002/ 14651858. CD007062. pub2. (Meta-analysis)

[63] Garite TJ, Keegan KA, Freeman RK, et al. A randomized trial of ritodrine tocolysis versus expectant management in patients with premature rupture of membranes at 25 to 30 weeks of gestation[J]. Am J Obstet Gynecol 1987(157): 388 – 393. (Level I)

[64] Roberts D, Dalziel SR. Antenatal corticosteroids for accelerating fetal lung maturation for women at risk of preterm birth [J]. Cochrane Database of Systematic Reviews 2006(3): Art. No. : CD004454. DOI: 10. 1002/14651858. CD004454. pub2. (Meta-analysis)

[65] Vidaeff AC, Ramin SM. Antenatal corticosteroids after preterm premature rupture of membranes[J]. Clin Obstet Gynecol 2011(54): 337 – 343. (Level III)

[66] Harding JE, Pang J, Knight DB, et al. Do antenatal corticosteroids help

in the setting of preterm rupture of membranes? [J] Am J Obstet Gynecol 2001(184): 131 - 139. (Level II - 2)

[67] Periviable Birth. Obstetric Care Consensus No. 3. American College of Obstetricians and Gynecologists[J]. Obstet Gynecol 2015(126): e82 - 94. (Level III)

[68] Antenatal corticosteroids revisited: repeat courses[R]. NIH Consens Statement 2000(17): 1 - 18. (Level III)

[69] Gyamfi-Bannerman C, Thom EA, Blackwell SC, et al. Antenatal betamethasone for women at risk for late preterm delivery. NICHD Maternal - Fetal Medicine Units Network[J]. N Engl J Med 2016(374): 1311 - 1320. (Level I)

[70] Wapner RJ, Sorokin Y, Thom EA, et al. Single versus weekly courses of antenatal corticosteroids: evaluation of safety and efficacy. National Institute of Child Health and Human Development Maternal Fetal Medicine Units Network[J]. Am J Obstet Gynecol 2006(195): 633 - 642. (Level I)

[71] Bloom SL, Sheffield JS, McIntire DD, et al. Antenatal dexamethasone and decreased birth weight[J]. Obstet Gynecol 2001(97): 485 - 490. (Level II - 3)

[72] Thorp JA, Jones PG, Knox E, et al. Does antenatal corticosteroid therapy affect birth weight and head circumference? [J] Obstet Gynecol 2002(99): 101 - 108. (Level II - 3)

[73] Doyle LW, Crowther CA, Middleton P, et al. Magnesium sulphate for women at risk of preterm birth for neuroprotection of the fetus[J]. Cochrane Database of Systematic Reviews 2009 (1): Art. No.: CD004661. DOI: 10. 1002/14651858. CD004661. pub3. (Meta-analysis)

[74] Rouse DJ, Hirtz DG, Thom E, et al. A randomized, controlled trial of magnesium sulfate for the prevention of cerebral palsy. Eunice Kennedy Shriver NICHD Maternal - Fetal Medicine Units Network[J]. N Engl J Med 2008(359): 895 - 905. (Level I)

[75] Marret S, Marpeau L, Zupan-Simunek V, et al. Magnesium sulphate given before very-preterm birth to protect infant brain: the randomised controlled PREMAG trial. PREMAG trial group[J]. BJOG 2007(114):

310 - 318. (Level I)

[76] Crowther CA, Hiller JE, Doyle LW et al. Effect of magnesium sulfate given for neuroprotection before preterm birth: a randomized controlled trial. Australasian Collaborative Trial of Magnesium Sulphate (ACTOMg SO4) Collaborative Group[J]. JAMA 2003(290): 2669 - 2676. (Level I)

[77] Kenyon SL, Taylor DJ, Tarnow-Mordi W. Broadspectrum antibiotics for preterm, prelabour rupture of fetal membranes: the ORACLE I randomised trial. ORACLE Collaborative Group [published erratum appears in Lancet 2001; 358: 156][J]. Lancet 2001(357): 979 - 988. (Level I)

[78] Mercer BM, Miodovnik M, Thurnau GR, et al. Antibiotic therapy for reduction of infant morbidity after preterm premature rupture of the membranes. A randomized controlled trial. National Institute of Child Health and Human Development Maternal - Fetal Medicine Units Network[J]. JAMA 1997(278): 989 - 995. (Level I)

[79] Prevention of early-onset group B streptococcal disease in newborns. Committee Opinion No. 485. American College of Obstetricians and Gynecologists[J]. Obstet Gynecol 2011(117): 1019 - 1027. (Level III)

[80] Use of prophylactic antibiotics in labor and delivery. Practice Bulletin No. 120. American College of Obstetricians and Gynecologists [J]. Obstet Gynecol 2011(117): 1472 - 1483. (Level III)

[81] Abou El Senoun G, Dowswell T, Mousa HA. Planned home versus hospital care for preterm prelabour rupture of the membranes (PPROM) prior to 37 weeks' gestation [J]. Cochrane Database of Systematic Reviews 2010 (4): Art. No.: CD008053. DOI: 10. 1002/14651858. CD008053. pub2. (Meta-analysis)

[82] Carlan SJ, O'Brien WF, Parsons MT, et al. Preterm premature rupture of membranes: a randomized study of home versus hospital management [J]. Obstet Gynecol 1993(81): 61 - 64. (Level I)

[83] Giraldo-Isaza MA, Berghella V. Cervical cerclage and preterm PROM [J]. Clin Obstet Gynecol 2011(54): 313 - 320. (Level III)

[84] Laskin MD, Yinon Y, Whittle WL. Preterm premature rupture of membranes in the presence of cerclage: is the risk for intrauterine

infection and adverse neonatal outcome increased? [J] J Matern Fetal Neonatal Med 2012(25): 424 - 428. (Level II - 2)

[85] Brown ZA, Gardella C, Wald A, et al. Genital herpes complicating pregnancy[published errata appear in Obstet Gynecol 2006; 107: 428; Obstet Gynecol 2007; 109: 207][J]. Obstet Gynecol 2005(106): 845 - 856. (Level III)

[86] Ehsanipoor RM, Major CA. Herpes simplex and HIV infections and preterm PROM[J]. Clin Obstet Gynecol 2011(54): 330 - 336. (Level III)

[87] Major CA, Towers CV, Lewis DF, et al. Expectant management of preterm premature rupture of membranes complicated by active recurrent genital herpes[J]. Am J Obstet Gynecol 2003 (188): 1551 - 1554; discussion 1554 - 1555. (Level II - 3)

[88] Landesman SH, Kalish LA, Burns DN, et. al. Obstetrical factors and the transmission of human immunodeficiency virus type 1 from mother to child. The Women and Infants Transmission Study[J]. N Engl J Med 1996(334): 1617 - 1623. (Level II - 2)

[89] Cotter AM, Brookfield KF, Duthely LM, et al. Duration of membrane rupture and risk of perinatal transmission of HIV - 1 in the era of combination antiretroviral therapy[J]. Am J Obstet Gynecol 2012(207): 482. e1 - 5. (Level II - 2)

[90] Alvarez JR, Bardeguez A, Iffy L, et al. Preterm premature rupture of membranes in pregnancies complicated by human immunodeficiency virus infection: a single center's five-year experience [J]. J Matern Fetal Neonatal Med 2007(20): 853 - 857. (Level II - 3)

[91] Panel on Treatment of HIV-Infected Pregnant Women and Prevention of Perinatal Transmission. Recommendations for use of antiretroviral drugs in pregnant HIV - 1 - infected women for maternal health and interventions to reduce perinatal HIV transmission in the United States. Rockville (MD): Department of Health and Human Services[S/OL]. Available at http: //aidsinfo. nih. gov/contentfiles/lvguidelines/ perinatalGL. pdf. Retrieved July 30, 2013. (Level III)

[92] American College of Obstetricians and Gynecologists. Perinatal care at

the threshold of viability. ACOG Practice Bulletin No. 38[J]. ; Obstet Gynecol 2002(100): 617 - 624. (Level Ⅲ)

[93] Borgida AF, Mills AA, Feldman DM, et al. Outcome of pregnancies complicated by ruptured membranes after genetic amniocentesis[J]. Am J Obstet Gynecol 2000(183): 937 - 939. (Level Ⅱ - 3)

[94] Gold RB, Goyert GL, Schwartz DB, et al. Conservative management of second-trimester postamniocentesis fluid leakage [J]. Obstet Gynecol 1989(74): 745 - 747. (Level Ⅲ)

[95] Meis PJ, Klebanoff M, Thom E, et al. Prevention of recurrent preterm delivery by 17 alpha-hydroxyprogesterone caproate. National Institute of Child Health and Human Development Maternal - Fetal Medicine Units Network[J]. N Engl J Med 2003(348): 2379 - 2385. (Level Ⅰ)

[96] Tita AT, Rouse DJ. Progesterone for preterm birth prevention: an evolving intervention[J]. Am J Obstet Gynecol 2009 (200) 219 - 224. (Level Ⅲ)

[97] Hassan SS, Romero R, Vidyadhari D, et al. Vaginal progesterone reduces the rate of preterm birth in women with a sonographic short cervix: a multicenter, randomized, double-blind, placebo-controlled trial. PREGNANT Trial[J]. Ultrasound Obstet Gynecol 2011(38): 18 - 31. (Level Ⅰ)

[98] Owen J, Hankins G, Iams JD, et al. Multicenter randomized trial of cerclage for preterm birth prevention in high-risk women with shortened midtrimester cervical length[J]. Am J Obstet Gynecol 2009 (201) 375. el - 8. (Level Ⅰ)

[99] Berghella V, Rafael TJ, Szychowski JM, et al. Cerclage for short cervix on ultrasonography in women with singleton gestations and previous preterm birth: a meta-analysis[J]. Obstet Gynecol 2011 (117): 663 - 671. (Meta-analysis)

第四章
瘢痕子宫阴道分娩

制定机构

美国妇产科医师学会产科实践公报委员会（American College of Obstetricians and Gynecologists' Committee on Practice Bulletins—Obstetrics）

认同机构

美国国家儿童健康与人类发展研究院（National Institute of Child Health and Human Development，NIH）

规范级别

临床指南

主要文献

Vaginal birth after cesarean delivery. Practice Bulletin No. 184 (2017)

循证问答

问：剖宫产术后再次妊娠阴道试产的意义？

答：剖宫产术后再次妊娠阴道试产（trial of labor after cesarean delivery，TOLAC）为希望阴道分娩的女性提供了剖宫产后阴道分娩（VBAC，vaginal birth after cesarean‐成功 TOLAC）可能性。除了满足患者对阴道分娩的愿望，在个体水平，VBAC 与降低母体发病率和再次妊娠并发症风险相关；在群体水平，VBAC 与整体剖宫产率的降低相关[1,2]。

问: TOLAC 和 VBAC 相比会增加孕产妇和围产儿并发症率吗?

答: 尽管 TOLAC 适用于许多有剖宫产史的孕妇,但有若干因素会增加试产失败的可能性。不成功的 TOLAC 和 VBAC(成功的 TOLAC)相比会增加孕产妇和围产儿发病率[3-5]。

问: 确定孕产妇是否适合进行 TOLAC 很重要的两个因素是什么?

答: 评估个人风险和 TOLAC 成功率/VBAC 率是孕产妇是否适合进行 TOLAC 很重要的两个因素。

问: 本文的目的是什么?

答: 评介 TOLAC 在各种临床状况下的风险利弊,并为剖宫产后再妊娠孕妇的管理和咨询提供实用指南。

问: 1970 年到 2007 年间,是什么变化导致美国的剖宫产率从 5% 急剧上升到 31% 以上?

答: 在 1970 年到 2007 年间,美国的剖宫产率从 5% 急剧上升到 31% 以上[6,7]。这种增长源于临床实践的几个变化,包括引入胎儿电子监护以及阴道臀位助产和产钳助产技术应用的减少[8-10]。传统观念"一次剖宫产,次次剖宫产"对剖宫产率的增加也有一定的影响[11]。

问: 何时开始改变"一次剖宫产,次次剖宫产"这种观念的?

答: 在 20 世纪 70 年代,人们开始重新思考这个观念,此后积累的临床数据也支持 TOLAC 作为一种合理的分娩方式[4,5,12-14]。

问: 美国历史上,TOLAC 对剖宫产率的影响是怎样的?

答: 对 TOLAC 的支持反映在不断增加的 VBAC 率(VBAC 人数/每100 名有剖宫产史的女性)中,从 1985 年的 5% 增加到 1996 年的28.3%。到 1996 年整体剖宫产率降低至约 20%[15]。然而,随着尝试 TOLAC 女性人数的增加,TOLAC 期间发生子宫破裂和其他并发症的报道数量也有所增加[16-18]。在一定程度上,这些报道及医护人员承受的职业风险压力导致了 VBAC 率和剖宫产率的逆转。截至 2006 年,VBAC 率降至 8.5%,总体剖宫产率已增至 31.1%[15,19,20]。一些医院已不再提供 TOLAC 的医疗服务。

问: 总体剖宫产率增至 31.1% 后,美国国家卫生研究院(NIH)做了哪些工作?

答: 2010 年,美国国家卫生研究院(NIH)召开专家组会议研究了 TOLAC 和 VBAC 的安全性和结局,以及与 VBAC 率下降相关的 因素。NIH 专家组认为,TOLAC 是许多剖宫产后再妊娠孕妇的 合理选择[21],并呼吁各组织促进 TOLAC 的发展。此外,专家组 也认识到,"对医疗责任的担心对医生和医疗机构是否愿意提供 TOLAC 服务有重要影响"[21]。

问: 2010 年 NIH 专家共识会议采用了哪些背景资料和证据?

答: 对 VBAC 的临床数据以及计划性重复剖宫产术的母儿结局的细化 分析,可指导医务人员和有剖宫产分娩史的孕妇选择合适的分娩 方式。目前没有随机试验对接受 TOLAC 的孕妇和接受重复剖宫 产的孕妇的母婴结局进行比较。相反,对于分娩方式的建议是基 于对 TOLAC 后 VBAC 率数据的观察,以及对接受 TOLAC 和重 复剖宫产术后母亲和新生儿发病率的比较[3-5,12-14,22-29]。这些临床 数据和技术评估的资料为 2010 年 NIH 共识会议提供了背景资料 和证据[30]。

问: 剖宫产后再妊娠分娩方式(瘢痕子宫阴道试产和择期重复剖宫产) 所产生的结果可以比较吗?

答: 在考虑任何临床研究结果之前,应当注意到,适当的统计分析是通 过意向分娩方式(TOLAC 或择期重复剖宫产 elective repeat cesarean delivery,ERCD)分组进行比较。没有一个患者可以保证 VBAC,因此比较 VBAC 或 TOLAC 失败转 ERCD 的结局与 ERCD 的结局是不合适的,在失败的 TOLAC 中,风险和收益可能 不成比例。

临床考量

问: ERCD 以及 TOLAC 对母婴的风险是什么?

答: ERCD 以及 TOLAC 对于母亲和新生儿来说都可能存在风险(见 表 4-1 和表 4-2)。这两种方法的风险包括产妇出血、感染、手术 损伤、血栓栓塞、子宫切除和死亡[4,5,13,22,31]。

表 4 - 1 足月剖宫产术后 ERCD 和 TOLAC 母亲风险

母 亲 风 险	ERCD（%）[1 次剖宫产]	TOLAC（%）
感染发病率	3.2	4.6
手术损伤	0.30～0.60	0.37～1.3
输血	0.46	0.66
子宫切除	0.16	0.14
子宫破裂	0.02	0.71
孕产妇死亡	0.009 6	0.001 9

　　缩写：CD,剖宫产；ERCD,择期重复剖宫产分娩；TOLAC,剖宫产后的阴道试产。

　　手术损伤：定义不同,并在试验中有不同报告。TOLAC 可能增加手术损伤率,但缺乏明确的研究。

　　感染发病率：定义为发热、感染、子宫内膜炎和绒毛膜羊膜炎。

　　Data from Guise JM, Eden K, Emeis C, Denman MA, Marshall N, Fu R, et al. Vaginal birth after cesarean: new insights. [Archived] Evidence Report/Technology Assessment No. 191. AHRQ Publication No. 10 - E003. Rockville (MD): Agency for Healthcare Research and Quality; 2010.

表 4 - 2 足月剖宫产术后 ERCD 和 TOLAC 中新生儿风险

新生儿风险	ERCD(%)	TOLAC(%)
产前死胎	0.21	0.10
产时死胎	0～0.004	0.01～0.04
新生儿缺氧缺血性脑病	0～0.32	0～0.89
围产期死亡率	0.05	0.13
新生儿死亡率	0.06	0.11
NICU 入住率	1.5～17.6	0.8～26.2
呼吸系统疾病	2.5	5.4
短暂呼吸急促	4.2	3.6

　　缩写：ERCD,择期重复剖宫产分娩；HIE,缺氧缺血性脑病；NICU,新生儿重症监护室；TOLAC,剖宫产后的阴道试产。缺氧缺血性脑病：由于缺乏一致性测量和研究数量少,ERCD 与 TOLAC 婴儿 HIE 的证据强度较低。由于整体证据的强度低,真正的关联不可知。

围产儿死亡率：包括妊娠 20 周以后的胎儿死亡和小于 28 日龄的婴儿死亡。

新生儿死亡率：在出生后的 28 天内死亡。

新生儿重症监护病房入住：由于措施不一致，缺乏确定的入院标准，关于新生儿重症监护病房入住途径影响的证据总体较低。

呼吸道疾病发病率：定义为袋式面罩通气率

Data from Guise JM, Eden K, Emeis C, Denman MA, Marshall N, Fu R, et al. Vaginal birth after cesarean：new insights. ［Archived］ Evidence Report/ Technology Assessment No. 191. AHRQ Publication No. 10 - E003. Rockville （MD）：Agency for Healthcare Research and Quality；2010.

问：与 ERCD 相比，失败的 TOLAC 和 VBAC 的产妇哪个并发症率高？

答：在 TOLAC 期间的母亲并发症大多出现在 TOLAC 失败必须转为（重复）剖宫产时[3-5,23]。因此，VBAC 的并发症较少，而失败的 TOLAC 与 ERCD 相比，相关的并发症增多[3-5,22]。因此，产妇并发症风险率与 VBAC 率相关[32]。

问：TOLAC 最严重的并发症是什么？

答：子宫破裂或瘢痕裂开是与 TOLAC 直接相关的结果，导致母亲和新生儿并发症明显增加。

问：目前报道中，子宫破裂发生率存在差异的原因是什么？

答：部分原因是有些研究未将灾难性的子宫破裂与无症状性瘢痕裂开分组。此外，早期病例研究也没有按照先前剖宫产切口的类型（子宫下段横切口与古典式切口）对子宫破裂率进行分组研究[29]。

问：先前剖宫产子宫切口的位置对子宫破裂有影响吗？

答：先前剖宫产子宫切口的位置是一个明显影响子宫破裂发生概率的因素。若干大型研究报道，子宫下段横切口的孕妇 TOLAC 后，临床确定的子宫破裂率为 0.5%～0.9%[4,5,12-14,22]。如下所述，前次剖宫产采取其他类型子宫切口的孕妇，TOLAC 子宫破裂的风险较高。

问：VBAC 对女性健康的益处有哪些？

答：除了为希望阴道分娩的孕妇提供一个选择，VBAC 对女性也有几个潜在的健康益处。与 ERCD 相比，实现 VBAC 的女性避免了腹部大手术，从而降低了出血率和感染风险，产后恢复期也较短[2,6,33]。此外，对于有多次生育计划的孕妇，VBAC 可能避免多次剖宫产潜在的多种不良结局,例如子宫切除术、肠管或膀胱损伤、输血、感染[34,35]以及胎盘异常如前置胎盘和胎盘植入[35,36]。

问：TOLAC 最终阴道分娩成功率是多少?

答：大多数研究显示,TOLAC 的女性中 VBAC 率为 $60\%\sim80\%$[4,5,12-14,22,23]。

问：影响 VBAC 的因素有哪些?

答：个体 VBAC 率随人口统计学和产科学的特征会有所差异。例如,第 1 次剖宫产原因为难产的孕妇 VBAC 的可能性较小,而不存在前次剖宫产指征(例如臀位)的孕妇,VBAC 率较高[37-43]。类似地,证据一致表明,相同孕龄的孕妇自然临产者 VBAC 率较高,而需要催引产的孕妇 VBAC 率则降低[44-47]。其他对 VBAC 可能产生负面影响的因素包括高龄产妇、高体重指数、高出生体重和分娩孕周延迟[44,48-54]。而较短的再次妊娠间隔时间和子痫前期也与 VBAC 率的降低相关联[55,56]。相反,有阴道分娩史的女性比没有阴道分娩史的女性更有可能实现 VBAC[44,57]。

问：有可以预测 VBAC 的模型吗?

答：TOLAC 的女性实现 VBAC 的概率取决于个体的综合因素。若干学者试图创建评分系统来协助预测 VBAC,但大多数的预测价值有限[46,58-60]。然而,一个专门适用于有子宫下段横切口剖宫产分娩史、单胎妊娠和头先露孕妇的阴道试产风险的预测模型被建立起来[61]。这个模型可能对为患者提供咨询建议有所帮助。

问：哪类孕妇适合进行 TOLAC?

答：计划 TOLAC 的合适人选,是对患者和医护人员而言平衡风险(尽可能低)和成功机会(尽可能高)在可接受范围内的孕妇。对某一个患者合适的风险利弊平衡对另一个患者则可能是不可接受的,需要进行个体化评估。因为剖宫产后首次的分娩方式可能会影响未来的妊娠计划,关于 TOLAC 的决定也应该考虑未来再次妊娠的可能性。

问：证据表明 VBAC 预测成功率为多少时产妇并发症率会低些?

答：尽管没有普遍认同的观点,但证据表明,拥有至少 $60\%\sim70\%$ VBAC 预测成功率的妇女在接受 TOLAC 时与进行 ERCD 的孕妇相比,母亲并发症率相同或更低[62,63]。相反,VBAC 预测成功率低于 60％的女性,其并发症发生率大于择期再剖宫产的女性。

问：TOLAC 中,新生儿并发症率与 VBAC 率有关吗?

答：与母亲类似,由于新生儿并发症率在失败的 TOLAC 中比在 VBAC 中高,因此,高 VBAC 率的产妇新生儿并发症率低。一项研究表明,对于 VBAC 预测成功率高的产妇,其新生儿并发症率和 ERCD 的相似[63]。

问：不适合 TOLAC 的孕妇有哪些?

答：大量的证据表明,大多数有一次子宫下段横切口剖宫产史的孕妇适合进行 TOLAC。反之,有并发症高风险(前次为古典式或 T 切口,有过子宫破裂或穿透子宫全层手术)以及有阴道分娩禁忌的人通常不适合 TOLAC。但具体情况需具体考虑,例如,正常情况下不建议行 TOLAC 的产妇,如果在入院时已是产程后期,进行 TOLAC 可能是产科医师和产妇的最好选择。

问：1 次以上剖宫产史孕妇进行 TOLAC,子宫破裂的风险会增加吗?

答：相关研究报道,在 TOLAC 中,有过 1 次以上剖宫产史的孕妇子宫破裂的风险是 0.9％～3.7％,但该风险该如何与仅有 1 次剖宫产史的女性进行比较,目前还没有一致的结论[64-68]。两个有足够规模、并控制了混杂因素的大型研究,报道了 2 次剖宫产史的孕妇 TOLAC 的风险[66,67]。其中一项研究发现,有 1 次或多次剖宫产分娩史的女性,再次妊娠子宫破裂的风险没有明显增加(0.9％与 0.7％),而另一项研究发现有 2 次剖宫产分娩史的孕妇,子宫破裂的风险相较于 1 次剖宫产的孕妇从 0.9％增加到 1.8％[67]。虽然这些风险差异的绝对值相对较小(例如,在一项研究中,主要发病率为 2.1％与 3.2％)[67],这两项研究都报道了有 1 次以上剖宫产分娩史的孕妇存在并发症率增加的风险。

问：有 2 次以上剖宫产手术史,再妊娠后可以进行 TOLAC 吗?

答：VBAC 率对有 1 次或多次剖宫产手术史的孕妇似乎是类似的。基于现有的数据,有 2 次子宫下段横切口剖宫产分娩史的孕妇可进行 TOLAC,可在考虑影响 VBAC 率的各因素的基础上,向产妇提供专业咨询。但关于有 2 次以上剖宫产分娩史的孕妇在 TOLAC 中风险的数据有限[69]。

问：巨大儿对 VBAC 率有影响吗？

答：妊娠合并巨大儿(定义为新生儿出生体重大于 4 000～4 500 g)产妇行 TOLAC 时，其 VBAC 率比非巨大儿低[50,70-72]。如果前次因为"难产"指征行剖宫产术，而此次妊娠胎儿体重大于前次，那么 VBAC 率较低[73]。

问：巨大儿会增加 TOLAC 产妇子宫破裂率吗？

答：一些有限的证据表明，若没有阴道分娩史且新生儿出生体重超过 4 000 g，则产妇在 TOLAC 中子宫破裂率增加(相对风险 2.3，$P = 0.001$)[72]。

问：仅仅估计巨大儿，就不能进行 TOLAC 了吗？

答：关于体重的这些研究，使用的是实际出生体重而不是估计的胎儿体重，因而限制了在决定分娩方式时的适用性[74]。尽管有这个局限，产科医师和患者在做出关于 TOLAC 的决定时仍应考虑前次妊娠新生儿出生体重和此次妊娠估计的胎儿体重，但仅仅估计巨大儿不应该作为 TOLAC 的禁忌证。

问：妊娠超过 40 周对 VBAC 率和子宫破裂率有何影响？

答：评估孕周与 VBAC 结局关系的研究显示，在妊娠超过 40 周后进行 TOLAC 的孕妇 VBAC 率降低[49,75-77]。尽管有一项研究显示，超过妊娠 40 周产妇的子宫破裂风险增加[76]，而其他研究，包括一项评估该因素的最大样本研究，均未发现这个关联[77]。虽然 VBAC 率可能与孕周负相关，但仅仅是孕周超过 40 周不应作为 TOLAC 的禁忌证。

问：有过 1 次未知子宫切口类型的瘢痕子宫，再次妊娠可以进行 TOLAC 吗？

答：一些患者前次剖宫产手术子宫切口的类型无法确定。虽然有些人质疑在这种情况下提供 VBAC 的安全性，但是 2 例在大型三级医疗机构的病例报道，VBAC 率和子宫破裂率与子宫下段横切口妇女的同期研究结果相类似[82,83]。

此外，一项评估子宫破裂危险因素的研究并未发现子宫破裂与未知子宫瘢痕类型的存在有明显关联[84]。这可能是因为大多数剖宫产是低位横切口，并且子宫瘢痕类型通常可以基于先前剖宫产分娩的指征进行推断。因此,除非临床高度怀疑是古典式子宫切口,否则,1次未知子宫瘢痕类型不作为 TOLAC 的禁忌证。

问: 双胎妊娠可以进行 TOLAC 吗?

答: 对双胎妊娠孕妇的研究一致表明,其 VBAC 的结局与单胎妊娠孕妇的 VBAC 结局相似[85-90]。两个具有大样本量的研究显示,双胎妊娠与单胎妊娠女性相比,VBAC 率相似,子宫破裂及母亲和围产儿并发症的风险也未增加[89,90]。曾有 1 次子宫下段横切口且适合阴道试产的双胎妊娠孕妇,可考虑进行 TOLAC。

分娩管理

问: TOLAC 的孕妇可以催引产吗?

答: 对接受 TOLAC 的孕妇而言,当母亲或胎儿出现相关指征时,临床上仍然面临可能需要采取催引产措施。然而,催引产可能增加子宫破裂的风险以及降低 VBAC 率的可能性,都应得到充分讨论。已有研究注意到,在 TOLAC 中采取催引产措施,会增加子宫破裂的风险[4,5,81,91-93]。

问: 子宫破裂的发生率在自然临产引产(应用前列腺素制剂与否)一样吗?

答: 一项纳入 20 095 例 TOLAC 孕产妇的研究[81]显示,子宫破裂的发生率在自然临产组、未应用前列腺素制剂引产组、应用前列腺素制剂引产组分别为 0.52%、0.77% 和 2.24%。但需注意,该研究受限于《国际疾病分类第 9 次修订版》中对于子宫破裂的诊断,而且并不能确定是使用前列腺素或是其使用的背景(如宫颈不成熟,需要多种引产药物)与子宫破裂相关。

　　在一项纳入 33 699 例 TOLAC 产妇的多中心研究显示,与自然临产相比,催引产与子宫破裂风险的增高有关,子宫破裂在自然临产组、催产组、单独应用缩宫素引产组和应用前列腺素制剂引产组(无论是否应用缩宫素)分别为 0.4%、0.9%、1.1% 和 1.4%[4]。对该研究中有过 1 次子宫下段横切口剖宫产术的 11 778 名女性进行的二次分析显示,只有在没有阴道分娩史的女性接受引产时,子宫破裂的风险才会增加(1.5% vs 0.8%,$P = 0.02$)。

问: 宫颈条件不成熟会增加 TOLAC 催引产子宫破裂的风险吗?

答：该多中心研究显示，宫颈条件不成熟产妇采取催引产措施时，子宫破裂发生率并没有高于宫颈条件良好的产妇[91]。

问：在 TOLAC 中必须限定缩宫素的上限剂量吗？

答：该多中心研究中，一项二次分析研究了缩宫素剂量和子宫破裂之间的关联[94]，发现随着最高缩宫素剂量升高，子宫破裂的风险也增加。因为研究中没有明确导致子宫破裂的缩宫素阈值，所以尚未建立在 TOLAC 中给予缩宫素的上限。

问：前列腺素的应用对于 TOLAC 产妇子宫破裂的影响大吗？

答：前列腺素的应用对于 TOLAC 产妇子宫破裂的影响，研究结果并不一致。在三项大型研究中，一项研究发现子宫破裂的风险增加[81]，另一项研究报告没有增加破裂的风险[4]，第三个则发现当单独使用前列腺素时（没有随后的缩宫素），破裂的风险没有增加[5]。对于特殊剂型前列腺素的研究受限于研究规模，但结果表明子宫破裂的风险可能因试剂不同而异。小型研究表明，在有剖宫产分娩史的孕妇中使用米索前列醇（前列腺素 E1），与增加子宫破裂的风险相关[95-98]。因此，TOLAC 孕妇妊娠晚期促宫颈成熟，不建议应用米索前列醇[95-98]。

问：TOLAC 孕妇妊娠晚期促宫颈成熟，可以使用前列腺素 E2 制剂吗？

答：由于数据有限，很难就使用前列腺素 E2 做出明确的建议。一项大型研究发现，仅在使用前列腺素促宫颈成熟后使用缩宫素，子宫破裂风险才会增加[5]。因此，在 TOLAC 中，选择最可能阴道分娩的孕妇，同时规避前列腺素和缩宫素的连续使用，子宫破裂风险似乎降低。

问：人工引产与自然临产的 VBAC 率哪个高？

答：人工引产与自然临产相比，VBAC 率较低[44,47,92,99]。有证据表明，尽管不成熟的子宫颈明显降低 VBAC 的机会，但无论子宫颈条件是否良好，人工引产 VBAC 率均低于自然临产[91,100,101]。这些因素是患者和产科医生权衡 TOLAC 人工引产的风险利弊需要考虑的问题。

问：TOLAC 的患者可以使用缩宫素催产吗？

答：已有若干研究探讨了在 TOLAC 期间使用缩宫素增强子宫收缩的做法（即催产，但不是人工引产）。有的研究发现使用缩宫素与子宫破裂有关[4,93]，而其他研究则未发现该关联[5,102,103]。现有研究的不同结果以及有限的风险都显示，接受 TOLAC 的患者是可以使用缩宫素的。

问：在 TOLAC 中，经宫颈导管机械促宫颈成熟安全吗？

答：对使用经宫颈导管机械促宫颈成熟和引产术后 TOLAC 结果的研究是回顾性且具有相对较小的样本量。两项研究表明子宫破裂的风险并没有增加[92,104]，而另一项研究显示与阴道分娩的孕妇相比风险则有所增加[105]。与其他促宫颈成熟和引产的方法类似，目前尚不清楚风险增加是由于宫颈的不成熟还是促成熟的方法。由于缺乏令人信服的数据来表明机械扩张和经宫颈导管会增加子宫破裂的风险，所以这种干预可以作为宫颈条件不良的 TOLAC 孕妇的一个选择。

外倒转术

问：瘢痕子宫合并臀位也可以施行外倒转术并 TOLAC 吗？

答：目前关于 TOLAC 产妇合并臀位的有限小样本研究表明，对于低预估风险的孕妇（包括行外倒转术后发生母亲和新生儿不良结局的风险较低，和低 TOLAC 风险），行外倒转术是可行的[106-108]。据报道，行外倒转术的成功率在有无剖宫产分娩史的妇女中是相似的。

问：TOLAC 可以应用分娩镇痛吗？

答：分娩的硬膜外镇痛可用于 TOLAC，对疼痛的有效缓解可以鼓励更多的女性选择 TOLAC[109,110]。目前没有高质量的证据表明硬膜外镇痛是导致 TOLAC 失败的风险因素[44,110,111]。此外，有效的镇痛并不掩盖子宫破裂的迹象和症状，子宫破裂最常见的症状是胎儿心率异常[24,112]。

问：TOLAC 产时需要使用子宫内压力导管或胎儿头皮电极吗？

答：产程一旦开始，产科医生应对 TOLAC 患者进行评估。大多数权威机构建议持续胎儿电子监测。目前没有数据表明子宫内压力导管或胎儿头皮电极优于外部监测形式，并且有证据表明使用子宫内压力导管并不能帮助诊断子宫破裂[113,114]。

应有熟悉 TOLAC 潜在并发症的医护人员参与监护与子宫破裂相关的胎儿心率变化。

问：可以对子宫破裂进行预测吗？

答：子宫破裂通常是突发并且可能是灾难性的,尚无法在产前对子宫破裂进行精确预测[115,116]。

问：子宫破裂的急性体征和症状有哪些？

答：子宫破裂的急性体征和症状是不定的,可能包括胎儿心动过缓、子宫收缩加强、阴道出血、胎心消失以及新发作的剧烈子宫疼痛[25,84,112]。

问：TOLAC 中为何需要持续胎儿电子监测？

答：与子宫破裂相关的最常见的征兆是胎儿心率异常,与高达 70% 的子宫破裂病例相关联。因此,建议在分娩中进行持续胎儿电子监测[25,29,84]。

待产分娩

问：VBAC 期间胎儿或胎盘的分娩需要特殊处理吗？

答：在 VBAC 期间,胎儿或胎盘的分娩并没有什么独特之处。

问：VBAC 后需要常规进行子宫探查吗？

答：VBAC 后的子宫探查术及随后的无症状瘢痕裂开修复术并不会改善结局。但过多的阴道出血或低血容量的迹象是子宫破裂的潜在迹象,应立即对产道进行彻底的评估。

问：有子宫破裂史的瘢痕子宫孕妇可以进行 TOLAC 吗？

答：如果破裂的瘢痕部位局限在子宫下段,则分娩时再次破裂或裂开的概率为 6%[117]。如果子宫上段也有瘢痕,则再次破裂率可高达 32%[117,118]。考虑到这两个概率,建议曾有子宫破裂史的女性再次妊娠时,应在产程开始前,进行择期重复剖宫产。因为自然临产是不可预测的,并可能在建议的妊娠 39 周行择期重复剖宫产之前发生,所以妊娠 39 周前的分娩应考虑进行羊膜腔穿刺以了解胎儿肺成熟度。

问：在有剖宫产史的孕妇中,如何在胎死宫内的情况下行中期妊娠引产？

答：一些有剖宫产分娩史的孕妇再次妊娠时，在某些情况下需要在妊娠中期终止妊娠。尽管现有数据相对较少，但仍显示有剖宫产史的女性与非瘢痕子宫的女性相比，采用前列腺素（包括米索前列醇）引产的结果（如用药至分娩的时长、引产失败率和并发症率）类似[119-124]。大部分数据显示，引产导致子宫破裂的频率小于1%[125-127]。对于有剖宫产史的孕妇中期引产而言，扩张宫颈以及前列腺素引产是合理的选择[124,125,127-129]。

问：妊娠 28 周后胎死宫内且有剖宫产瘢痕的患者，该如何选择分娩方式？

答：在妊娠 28 周后胎死宫内，且有剖宫产瘢痕的患者中，使用 Foley 导尿管促宫颈成熟，与阴道分娩相比，子宫破裂率相当[105]。因为在这些情况下，不存在 TOLAC 对胎儿的影响，应当鼓励 TOLAC，并且在产科医师和患者权衡风险利弊之后，TOLAC 甚至可适用于在剖宫产瘢痕并发症方面有高风险的女性（例如，先前子宫切口为古典式）。

产前咨询

问：拟行 TOLAC 的孕妇应如何进行咨询？

答：由于孕妇对 TOLAC 的兴趣存在很大差异，这种差异至少部分与个体之间权衡潜在风险和利弊方式的差异有关[1,130-132]。因此，产科医生应该就 TOLAC 和 ERCD 的潜在风险利弊和患者进行充分探讨并记录。进行咨询时应该考虑到影响 VBAC 和 TOLAC 并发症的个体特征，使得患者可以基于最个性化的意见来选择分娩方式。

问：何时开始咨询？咨询哪些方面？

答：如果可能，产科医生在产前保健期间应尽早进行 TOLAC 的咨询，从而使孕妇有更多的时间考虑选择 TOLAC 或 ERCD。许多与 VBAC 或子宫破裂的相关因素在妊娠早期就已知[60,61,116]。如果对前次子宫切口的类型有疑问，应当给出合理的意见，并尽量获得患者以往的医疗记录。随着妊娠进展，如果出现可能改变 TOLAC 风险利弊的情况（例如，需要引产），应及时讨论这些问题。咨询还可包括对预期家庭生育计划的考虑和多次剖宫产分娩的风险。

问：咨询内容也包括医疗资源吗？TOLAC 应在什么条件的分娩机构进行？

答：是的，咨询应考虑到预期分娩机构的医疗资源是否支持孕产妇选择 TOLAC，以及是否适于这些产妇的监护。现有数据支持，TOLAC 可以在大学附属医院和社区医院（无论有没有住院医师规范化培训）进行[5,23,26,27,133]。

问：统一要求 TOLAC 是否合适？

答：在咨询后，患者应与产科医生协商，做出 TOLAC 或 ERCD 的最终决定。不考虑个人风险因素而统一要求 TOLAC 是不合适的。

问：咨询文件和计划分娩方式是否应包括在医疗档案中？

答：咨询文件和计划分娩方式应包括在医疗档案中。

问：医院和相关场所在提供 TOLAC 时，应具备哪些资源和条件？

答：TOLAC 应在能够承担即刻剖宫产的医疗机构进行。美国妇产科医师学会和指南建议，用于即刻剖宫产的资源应是能够"立即获得"的。一些人认为，实施这一规定限制了某些资源有限的医疗机构实施 TOLAC，特别是在分娩量较小的小型医疗中心。在偏远地区尤其如此，因为这些地区的产妇很难前往较大医疗中心分娩。

　　限制 TOLAC 不是美国妇产科医师学会的初衷。许多关于 TOLAC 安全性的数据来源于能够立即进行即刻剖宫产的中心。虽然有理由认为，更迅速的剖宫产可能小幅度增加 TOLAC 的安全性，但目前尚缺乏不同的医疗系统和反应时间对 TOLAC 的安全性影响的对比数据[134]。

问：当不具备即刻剖宫产分娩的资源时，美国妇产科医师学会是否建议接纳拟行 TOLAC 的孕妇？

答：由于与 TOLAC 相关的风险，如子宫破裂和其他并发症的发生是不可预测的，美国妇产科医师学会建议 TOLAC 在医护人员能够立即提供急诊抢救的场所进行。学会建议，当不具备即刻剖宫产分娩的资源时，医护人员应和有 TOLAC 意愿的孕妇讨论医院的资源以及产科、儿科、麻醉和手术室工作人员在抢救时能否及时到位。这些建议与其他专业协会的建议是一致的[135,136]。在即刻剖宫产条件受限的情况下，孕妇及产科医生应慎重考虑 TOLAC 的决定。

问：当不具备即刻剖宫产的资源时，美国妇产科医师学会是如何建议的？

答：在这种情况下，美国妇产科医师学会建议最好的选择是将患者转诊到具有医疗资源的场所。另一种方法是创建区域中心，这样对TOLAC感兴趣的患者可易于被转诊，并且所需资源可以更有效、更经济地被组织利用。医疗保健机构和保险公司应当尽其所能促成转诊或联合管理以支持TOLAC，这些计划应在产前护理的早期启动。然而，在分娩量较少及各分娩地点之间距离较远的地区，组织转诊或前往转诊中心可能是难以实现的。

问：必须绝对尊重患者的选择吗？

答：对患者自主权的尊重意味着接受患者选择较高风险的方式，但是应该清楚地告知患者潜在风险及备选方案。

问：咨询的核心内容是什么？应如何做？

答：评估孕产妇个体VBAC率和子宫破裂的风险是咨询的核心。此类对话和最终决策应记录在案，包括具体医疗机构的资源和预期风险。在咨询之后，如果产科医生和孕产妇双方意见不一致，则可以考虑转诊。然而，重要的是，医疗机构、产科医生或保险公司不应该使用一概而论的原则，逃避为有TOLAC意愿的孕产妇提供尽可能安全的医疗服务。

问：当即刻剖宫产的医务人员不能立即到位时，应当怎么做？

答：应该明确紧急情况突发时召集相关人员的流程，并且所有医疗中心都应有子宫破裂的应对计划。定期演练或模拟培训可有助于应对这些少见的突发紧急情况。

问：当患者的愿望和医疗保健机构或设施政策发生冲突时，怎么办？

答：尊重患者自主权也意味着，即使一个中心不提供TOLAC，也不能强迫产妇接受剖宫产或拒绝为不愿意进行重复剖宫产分娩的孕妇提供医疗服务。当患者的愿望和医疗保健机构或设施政策发生冲突时，应当对患者进行详细解释。如果可能，将其转移到支持TOLAC的场所，总之不能强制。

问：为何产科医生要在产前保健阶段尽早和孕妇开始关于TOLAC的

咨询？

答： 因为瘢痕子宫孕妇会有子宫破裂的风险，通常不适于在产程开始之后进行转移。如前所述，TOLAC 的转诊最好在产前保健过程中实现。因此，产科医生有责任在产前保健阶段尽早和孕妇开始关于 TOLAC 的咨询。

引证归纳

A 级证据建议（基于良好而一致的科学证据）：

- 大多数有 1 次子宫下段横切口剖宫产史的孕妇适合进行 TOLAC，应为其提供 VBAC 和 TOLAC 的咨询。
- 分娩的硬膜外镇痛可适用于 TOLAC。
- 有剖宫产分娩史及有创面较大的子宫手术史的产妇，妊娠晚期不应使用米索前列醇促宫颈成熟或人工引产。

B 级证据建议（基于有限或不一致的科学证据）：

- 有 2 次子宫下段横切口剖宫产手术史的孕妇可进行 TOLAC。
- 曾有 1 次子宫下段横切口且适合阴道试产的双胎妊娠孕妇，可考虑进行 TOLAC。
- 对于低预估风险的孕妇（包括行外倒转术后发生母亲和新生儿不良结局风险较低和低 TOLAC 风险孕妇在内），行外倒转术是可行的。
- 并发症发生率高（例如，先前剖宫产是古典式切口或 T 切口，有过子宫破裂或穿透子宫全层手术）及有阴道分娩禁忌的（例如，前置胎盘）孕妇通常不适于 TOLAC。
- 对接受 TOLAC 的孕妇而言，引产术仍然是母亲或胎儿出现相关指征时可选择的方法。
- 除非临床上高度怀疑前次为古典式剖宫产，否则，前次剖宫产子宫瘢痕为未知类型者不是 TOLAC 的禁忌证。

C 级证据建议（基于共识和专家意见）：

- TOLAC 应在能够即刻剖宫产的场所进行。由于与 TOLAC 相关的风险，如子宫破裂和其他并发症可能是不可预测的，美国妇产科医师学会建议 TOLAC 应在工作人员能立即就位提供急诊抢救的场所进行。学会建议,当无法获得即刻剖宫产分娩的资源时,进行 TOLAC 的医疗机构医务人员和患者应讨论医院的资源以及产科、儿科、麻醉和手术室工作人员的可用性。对患者自主权的尊重意味着接受患者选择较高风险的方式,但是应该清楚地告知患者潜在风险及备选方案。

- 在咨询后,患者应与其产科医生协商,做出 TOLAC 或 ERCD 的最终决定。TOLAC 和 ERCD 的潜在风险和益处都应该探讨。咨询文件和计划分娩方式应详细记录在医疗档案中。

既往剖宫产术后引产相关临床因素分析

- 增加成功概率(强预测因子)

有阴道分娩史

自然临产

- 降低成功概率(其他预测因子)

既往难产指征再次出现

高龄产妇

非白种人

孕周超过 40 周

肥胖产妇

子痫前期

再次妊娠间隔时间短

新生儿出生体重增加

(龙 伟 王 芸 蔡贞玉)

参 考 文 献

［1］ Little MO, Lyerly AD, Mitchell LM, et al. Mode of delivery: toward responsible inclusion of patient preferences［J］. ObstetGynecol 2008 (112): 913‑918. (Level III)

［2］ Menacker F, Curtin SC. Trends in cesarean birth and vaginal birth after previous cesarean, 1991‑99［J］. Natl VitalStat Rep 2001(49): 1‑16. (Level III)

［3］ Curtin SC，Gregory KD，Korst LM，et al. Maternal morbidity for vaginal and cesarean deliveries，according to previous cesarean history： new data from the birth certificate，2013［J］. Natl Vital Stat Rep. 2015 （64）：1－13.（Level Ⅲ）

［4］ Hibbard JU，Ismail MA，Wang Y，et al. Failed vaginal birth after a cesarean section：how risky is it? I. Maternal morbidity［J］. Am J Obstet Gynecol 2001(184)：1365－1371；discussion 1371－1373.（Level Ⅱ－2）

［5］ Landon MB，Hauth JC，Leveno KJ，et al. Maternal and perinatal outcomes associated with a trial of labor after prior cesarean delivery. National Institute of Child Health and Human Development Maternal－ Fetal Medicine Units Network［J］. N Engl J Med 2004(351)：2581－ 2589. Level Ⅱ－2)

［6］ Macones GA，Peipert J，Nelson DB，et al. Maternal complications with vaginal birth after cesarean delivery：a multicenter study［J］. Am J Obstet Gynecol 2005(19)3：1656－1662.（Level Ⅱ－3）

［7］ Rates of cesarean delivery — United States，1991. Centers for Disease Control and Prevention (CDC)［J］. MMWRMorb Mortal Wkly Rep 1993 (42)：285－289.（Level Ⅱ－3）

［8］ Hamilton BE，Martin JA，Osterman MJ，et al. Births：provisional data for 2016［M］. Vital Statistics Rapid Release No 2. Hyattsville (MD)： NationalCenter for Health Statistics；2017.（Level Ⅱ－3）

［9］ Clark SL，Hankins GD. Temporal and demographic trends in cerebral palsy — fact and fiction［J］. Am J ObstetGynecol 2003(188)：628－633. （Level Ⅲ）

［10］ Lee HC，El-Sayed YY，Gould JB. Population trends in cesarean delivery for breech presentation in the United States，1997－2003［J］. Am J Obstet Gynecol 2008(199)：59. e1－8.（Level Ⅱ－3）

［11］ Goetzinger KR，Macones GA. Operative vaginal delivery：current trends in obstetrics［J］. Womens Health(Lond) 2008(4)：281－290.（Level Ⅲ）

［12］ Cragin EB. Conservatism in obstetrics［J］. NY Med J 1916(104)：1－3. （Level Ⅲ）

［13］ Lavin JP，Stephens RJ，Miodovnik M，et al. Vaginal delivery in patients with a prior cesarean section［J］. Obstet Gynecol 1982(59)：135－148.

(Level III)

[14] Flamm BL, Newman LA, Thomas SJ, et al. Vaginal birth after cesarean delivery: results of a 5 - year multicenter collaborative study [J]. ObstetGynecol 1990(76): 750 - 754. (Level II - 3)

[15] Miller DA, Diaz FG, Paul RH. Vaginal birth after cesarean: a 10 - year experience[J]. Obstet Gynecol 1994(84): 255 - 2558. (Level III)

[16] Menacker F, Declercq E, Macdorman MF. Cesarean delivery: background, trends, and epidemiology[J]. SeminPerinatol 2006 (30): 235 - 241. (Level III)

[17] Sachs BP, Kobelin C, Castro MA, et al. The risks of lowering the cesarean-delivery rate[J]. N Engl J Med1999(340): 54 - 57. (Level III)

[18] Phelan JP. VBAC: time to reconsider[J]? OBG Manage 1996(8): 62, 64 - 68. (Level III)

[19] Flamm BL. Once a cesarean, always a controversy[J]. Obstet Gynecol 1997(90): 312 - 315. (Level III)

[20] Yang YT, Mello MM, Subramanian SV, et al. Relationship between malpractice litigation pressure and rates of cesarean section and vaginal birth after cesarean section[J]. Med Care 2009(47): 234 - 242. (Level III)

[21] Martin JA, Hamilton BE, Sutton PD, et al. Births: final data for 2006 [J]. Natl Vital Stat Rep 2009(57): 1 - 104. (Level II - 3)

[22] Barger MK, Dunn JT, Bearman S, et al. A survey of access to trial of labor in California hospitals in 2012[J]. BMC Pregnancy Childbirth 2013 (13): 83. (Level II - 3)

[23] National Institutes of Health Consensus Development conference statement: vaginal birth after cesarean: new insights March 8 - 10, 2010 [J]. Obstet Gynecol 2010(115): 1279 - 1295. (Level III)

[24] McMahon MJ, Luther ER, Bowes WA Jr, et al. Comparison of a trial of labor with an elective second cesarean section[J]. N Engl J Med 1996 (335): 689 - 695. (Level II - 2)

[25] Gregory KD, Korst LM, Cane P, et al. Vaginal birth after cesarean and uterine rupture rates in California[J]. Obstet Gynecol 1999(94): 985 - 989. (Level II - 3)

[26] Kieser KE, Baskett TF. A 10 - year population-based study of uterine rupture[J]. Obstet Gynecol 2002(100): 749 - 753. (Level II - 3)

[27] Yap OW, Kim ES, Laros RK Jr. Maternal and neonatal outcomes after uterine rupture in labor[J]. Am J ObstetGynecol 2001(184): 1576 - 1581. (Level II - 3)

[28] Raynor BD. The experience with vaginal birth after cesarean delivery in a small rural community practice[J]. Am J Obstet Gynecol 1993(168): 60 - 62. (Level III)

[29] Blanchette H, Blanchette M, McCabe J, et al. Is vaginal birth after cesarean safe? Experience at a community hospital[J]. Am J Obstet Gynecol 2001(184): 1478 - 1484; discussion 1484 - 1487. (Level II - 2)

[30] Poma PA. Rupture of a cesarean-scarred uterus: a community hospital experience[J]. J Natl Med Assoc 2000(92): 295 - 300. (Level II - 2)

[31] Leung AS, Leung EK, Paul RH. Uterine rupture after previous cesarean delivery: maternal and fetal consequences[J]. Am J Obstet Gynecol 1993 (169): 945 - 950. (Level II - 2)

[32] Guise JM, Eden K, Emeis C, et al. Vaginal birth after cesarean: new insights[J]. Evidence Report/Technology Assessment No. 191. AHRQ Publication No. 10 - E003. Rockville (MD): Agency for Healthcare Research and Quality; 2010. (Systematic Review)

[33] Scheller JM, Nelson KB. Does cesarean delivery prevent cerebral palsy or other neurologic problems of childhood[J]? Obstet Gynecol 1994(83): 624 - 630. (Level III)

[34] Silver RM, Landon MB, Rouse DJ, et al. Maternal morbidity associated with multiple repeat cesarean deliveries. National Institute of Child Health and Human Development Maternal - Fetal Medicine Units Network[J]. Obstet Gynecol 2006(107): 1226 - 1232. (Level II - 2)

[35] Ananth CV, Smulian JC, Vintzileos AM. The association of placenta previa with history of cesarean delivery and abortion: a meta-analysis[J]. Am J Obstet Gynecol 1997(177): 1071 - 1078. (Meta-analysis)

[36] Nisenblat V, Barak S, Griness OB, et al. Maternal complications associated with multiple cesarean deliveries[J]. Obstet Gynecol 2006 (108): 21 - 26. (Level II - 2)

[37] Chauhan SP, Martin JN Jr, Henrichs CE, et al. Maternal and perinatal complications with uterine rupture in 142,075 patients who attempted vaginal birth after cesarean delivery: A review of the literature[J]. Am J Obstet Gynecol 2003(189): 408 - 417. (Level III)

[38] Gregory KD, Korst LM, Fridman M, et al. Vaginal birth after cesarean: clinical risk factors associated with adverse outcome[J]. Am J Obstet Gynecol 2008(198): 452. e1 - 10; discussion 452. e10 - 12. (Level II - 2)

[39] Bedoya C, Bartha JL, Rodriguez I, et al. A trial of labor after cesarean section in patients with or without a prior vaginal delivery[J]. Int J Gynaecol Obstet 1992(39): 285 - 289. (Level II - 2)

[40] Shipp TD, Zelop CM, Repke JT, et al. Labor after previous cesarean: influence of prior indication and parity[J]. Obstet Gynecol 2000(95): 913 - 916. (Level II - 2)

[41] Hoskins IA, Gomez JL. Correlation between maxi-mum cervical dilatation at cesarean delivery and subsequent vaginal birth after cesarean delivery[J]. ObstetGynecol 1997(89): 591 - 593. (Level II - 2)

[42] Impey L, O'Herlihy C. First delivery after cesarean delivery for strictly defined cephalopelvic disproportion[J]. Obstet Gynecol 1998(92): 799 - 803. (Level II - 2)

[43] Jongen VH, Halfwerk MG, Brouwer WK. Vaginal delivery after previous caesarean section for failure of second stage of labour[J]. Br J Obstet Gynaecol 1998(105): 1079 - 1081. (Level II - 2)

[44] Bujold E, Gauthier RJ. Should we allow a trial of labor after a previous cesarean for dystocia in the second stage of labor[J]? Obstet Gynecol 2001(98): 652 - 655. (Level II - 3)

[45] Landon MB, Leindecker S, Spong CY, et al. The MFMU Cesarean Registry: factors affecting the success of trial of labor after previous cesarean delivery. National Institute of Child Health and Human Development Maternal - Fetal Medicine Units Network[J]. Am J Obstet Gynecol 2005(193): 1016 - 1023. (Level II - 2)

[46] Rageth JC, Juzi C, Grossenbacher H. Delivery after previous cesarean: a risk evaluation. Swiss Working Group of Obstetric and Gynecologic Institutions[J]. ObstetGynecol 1999(93): 332 - 337. (Level III)

［47］ Macones GA，Hausman N，Edelstein R，et al. Predicting outcomes of trials of labor in women attempting vaginal birth after cesarean delivery: a comparison of multivariate methods with neural networks［J］. Am J Obstet Gynecol 2001(184): 409 - 413. (Level II - 2)

［48］ Sims EJ，Newman RB，Hulsey TC. Vaginal birth after cesarean: to induce or not to induce［J］. Am J Obstet Gynecol 2001(184): 1122 - 1124. (Level II - 2)

［49］ Zelop CM，Shipp TD，Cohen A，et al. Trial of labor after 40 weeks' gestation in women with prior cesarean［J］. Obstet Gynecol 2001(97): 391 - 393. (Level II - 2)

［50］ Zelop CM，Shipp TD，Repke JT，et al. Outcomes of trial of labor following previous cesarean delivery among women with fetuses weighing ＞4000 g［J］. Am J Obstet Gynecol 2001(185): 903 - 905. (Level II - 2)

［51］ Chauhan SP，Magann EF，Carroll CS，et al. Mode of delivery for the morbidly obese with prior cesarean delivery: vaginal versus repeat cesarean section［J］. Am J Obstet Gynecol 2001(185): 349 - 354. (Level II - 2)

［52］ Carroll CS Sr，Magann EF，Chauhan SP，et al. Vaginal birth after cesarean section versus elective repeat cesarean delivery: Weight-based outcomes［J］. Am J Obstet Gynecol 2003(188): 1516 - 1520; discussion 1520 - 1522. (Level II - 2)

［53］ Srinivas SK，Stamilio DM，Sammel MD，et al. Vaginal birth after caesarean delivery: does maternal age affect safety and success［J］? Paediatr Perinat Epidemiol 2007(21): 114 - 120. (Level II - 2)

［54］ Goodall PT，Ahn JT，Chapa JB，et al. Obesity as a risk factor for failed trial of labor in patients with previous cesarean delivery［J］. Am J Obstet Gynecol 2005(192): 1423 - 1426. (Level II - 3)

［55］ Juhasz G，Gyamfi C，Gyamfi P，et al. Effect of body mass index and excessive weight gain on success of vaginal birth after cesarean delivery ［J］. Obstet Gynecol 2005(106): 741 - 746. (Level II - 3)

［56］ Huang WH，Nakashima DK，Rumney PJ，et al. Interdelivery interval and the success of vaginal birth after cesarean delivery ［J］. Obstet

Gynecol 2002(99)：41－44．(Level Ⅱ－2)

[57] Srinivas SK，Stamilio DM，Stevens EJ，et al．Safety and success of vaginal birth after cesarean delivery in patients with preeclampsia[J]．Am J Perinatol 2006(23)：145－152．(Level Ⅱ－2)

[58] Caughey AB，Shipp TD，Repke JT，et al．Trial of labor after cesarean delivery：the effect of previous vaginal delivery[J]．Am J Obstet Gynecol 1998(179)：938－941．(Level Ⅱ－2)

[59] Troyer LR，Parisi VM．Obstetric parameters affecting success in a trial of labor：designation of a scoring system[J]．Am J Obstet Gynecol 1992 (167)：1099－1104．(Level Ⅱ－3)

[60] Hashima JN，Guise JM．Vaginal birth after cesarean：a prenatal scoring tool[J]．Am J Obstet Gynecol 2007(196)：e22－23．(Level Ⅲ)

[61] Srinivas SK，Stamilio DM，Stevens EJ，et al．Predicting failure of a vaginal birth attempt after cesarean delivery[J]．Obstet Gynecol 2007 (109)：800－805．(Level Ⅱ－2)

[62] Grobman WA，Lai Y，Landon MB，et al．Development of a nomogram for prediction of vaginal birth after cesarean delivery．National Institute of Child Health and Human Development (NICHD) Maternal － Fetal Medicine Units Network (MFMU)[J]．Obstet Gynecol 2007(109)：806－812．(Level Ⅲ)

[63] Chaillet N，Bujold E，Dube E，et al．Validation of a prediction model for vaginal birth after caesarean[J]．J Obstet Gynaecol Can 2013(35)：119－124．(Level Ⅱ－3)

[64] Costantine MM，Fox KA，Pacheco LD，et al．Does information available at delivery improve the accuracy of predicting vaginal birth after cesarean? Validation of the published models in an independent patient cohort[J]．Am J Perinatol 2011(28)：293－298．(Level Ⅱ－3)

[65] Schoorel EN，Melman S，van Kuijk SM，et al．Predicting successful intended vaginal delivery after previous caesarean section：external validation of two predictive models in a Dutch nationwide registration-based cohort with a high intended vaginal delivery rate[J]．BJOG 2014 (121)：840－847；discussion 847．(Level Ⅱ－3)

[66] Yokoi A，Ishikawa K，Miyazaki K，et al．Validation of the prediction

model for success of vaginal birth after cesarean delivery in Japanese women[J]. Int J Med Sci 2012(9): 488 - 491. (Level II - 3)

[67] Mone F, Harrity C, Mackie A, et al. Vaginal birth after caesarean section prediction models: a UK comparative observational study[J]. Eur J Obstet Gynecol Reprod Biol 2015(193): 136 - 139. (Level II - 3)

[68] Cahill AG, Stamilio DM, Odibo AO, et al. Is vaginal birth after cesarean (VBAC) or elective repeat cesarean safer in women with a prior vaginal delivery[J]? Am J Obstet Gynecol 2006 (195): 1143 - 1147. (Level II - 2)

[69] Grobman WA, Lai Y, Landon MB, et al. Can a prediction model for vaginal birth after cesarean also predict the probability of morbidity related to a trial of labor? Eunice Kennedy Shriver National Institute of Child Health and Human Development Maternal - Fetal Medicine Units Network[J]. Am J Obstet Gynecol 2009(200): 56. e1 - 6. (Level II - 3)

[70] Asakura H, Myers SA. More than one previous cesarean delivery: a 5 - year experience with 435 patients[J]. Obstet Gynecol 1995(85): 924 - 929. (Level III)

[71] Caughey AB, Shipp TD, Repke JT, et al. Rate of uterine rupture during a trial of labor in women with one or two prior cesarean deliveries[J]. Am J Obstet Gynecol 1999(181): 872 - 876. (Level II - 2)

[72] Landon MB, Spong CY, Thom E, et al. Risk of uterine rupture with a trial of labor in women with multiple and single prior cesarean delivery. National Institute of Child Health and Human Development Maternal - Fetal Medicine Units Network[J]. Obstet Gynecol 2006(108): 12 - 20. (Level II - 2)

[73] Tahseen S, Griffiths M. Vaginal birth after two caesarean sections (VBAC - 2) — a systematic review with meta-analysis of success rate and adverse outcomes of VBAC - 2 versus VBAC - 1 and repeat (third) caesarean sections[J]. BJOG 2010(117): 5 - 19. (Systematic Review and Meta-analysis)

[74] Macones GA, Cahill A, Pare E, et al. Obstetric outcomes in women with two prior cesarean deliveries: is vaginal birth after cesarean delivery a viable option[J]? Am JObstet Gynecol 2005 (192): 1223 - 1228;

discussion 1228 - 1229. (Level II - 2)

[75] Metz TD, Allshouse AA, Faucett AM, et al. Validation of a vaginal birth after cesarean delivery prediction model in women with two prior cesarean deliveries[J]. Obstet Gynecol 2015(125): 948 - 952. (Level II - 3)

[76] Cahill AG, Tuuli M, Odibo AO, et al. Vaginal birth after caesarean for women with three or more prior caesareans: assessing safety and success [J]. BJOG 2010(117): 422 - 427. (Level II - 2)

[77] Flamm BL, Goings JR. Vaginal birth after cesarean section: is suspected fetal macrosomia a contraindication[J]? Obstet Gynecol 1989(74): 694 - 697. (Level II - 2)

[78] Phelan JP, Eglinton GS, Horenstein JM, et al. Previous cesarean birth. Trial of labor in women with macrosomic infants[J]. J Reprod Med 1984 (29): 36 - 40. (Level II - 2)

[79] Elkousy MA, Sammel M, Stevens E, et al. The effect of birth weight on vaginal birth after cesarean delivery success rates[J]. Am J Obstet Gynecol 2003(188): 824 - 830. (Level II - 2)

[80] Peaceman AM, Gersnoviez R, Landon MB, et al. The MFMU Cesarean Registry: impact of fetal size on trial of labor success for patients with previous cesarean for dystocia. National Institute of Child Health and Human Development Maternal - Fetal Medicine Units Network[J]. Am J ObstetGynecol 2006(195): 1127 - 1131. (Level II - 2)

[81] Leung AS, Farmer RM, Leung EK, et al. Risk factors associated with uterine rupture during trial of labor after cesarean delivery: a case - control study[J]. Am J Obstet Gynecol 1993(168): 1358 - 1363. (Level II - 2)

[82] Chauhan SP, Grobman WA, Gherman RA, et al. Suspicion and treatment of the macrosomic fetus: a review[J]. Am J Obstet Gynecol 2005(193): 332 - 346. (Level III)

[83] Yeh S, Huang X, Phelan JP. Postterm pregnancy after previous cesarean section[J]. J Reprod Med 1984(29): 41 - 44. (Level II - 2)

[84] Kiran TS, Chui YK, Bethel J, et al. Is gestational age an independent variable affecting uterine scar rupture rates[J]? Eur J Obstet Gynecol

Reprod Biol 2006(126): 68 - 71. (Level II - 2)

[85] Coassolo KM, Stamilio DM, Pare E, et al. Safety and efficacy of vaginal birth after cesarean attempts at or beyond 40 weeks of gestation[J]. Obstet Gynecol 2005(106): 700 - 706. (Level II - 2)

[86] Martin JN Jr, Perry KG Jr, Roberts WE, et al. The case for trial of labor in the patient with a prior low-segment vertical cesarean incision [J]. Am J Obstet Gynecol 1997(177): 144 - 148. (Level III)

[87] Naef RW 3rd, Ray MA, Chauhan SP, et al. Trial of labor after cesarean delivery with a lower-segment, vertical uterine incision: is it safe[J]? Am J Obstet Gynecol 1995 (172): 1666 - 1673; discussion 1673 - 1674. (Level II - 2)

[88] Shipp TD, Zelop CM, Repke JT, et al. Intrapartum uterine rupture and dehiscence in patients with prior lower uterine segment vertical and transverse incisions[J]. Obstet Gynecol 1999(94): 735 - 740. (Level II - 2)

[89] Lydon-Rochelle M, Holt VL, Easterling TR, et al. Risk of uterine rupture during labor among women with a prior cesarean delivery[J]. N Engl J Med 2001(345): 3 - 8. (Level II - 2)

[90] Pruett KM, Kirshon B, Cotton DB, et al. Is vaginal birth after two or more cesarean sections safe[J]? Obstet Gynecol 1988(72): 163 - 165. (Level III)

[91] Beall M, Eglinton GS, Clark SL, et al. Vaginal delivery after cesarean section in women with unknown types of uterine scar[J]. J Reprod Med 1984(29): 31 - 35. (Level II - 2)

[92] Miller DA, Mullin P, Hou D, et al. Vaginal birth after cesarean section in twin gestation[J]. Am J ObstetGynecol 1996(175): 194 - 198. (Level II - 2)

[93] Strong TH Jr, Phelan JP, Ahn MO, et al. Vaginal birth after cesarean delivery in the twin gestation[J]. Am J Obstet Gynecol 1989(161): 29 - 32. (Level III)

[94] Myles T. Vaginal birth of twins after a previous Cesarean section[J]. J Matern Fetal Med 2001(10): 171 - 174. (Level II - 2)

[95] Sansregret A, Bujold E, Gauthier RJ. Twin delivery after a previous caesarean: a twelve-year experience[J]. JObstet Gynaecol can 2003(25): 294 - 298. (Level II - 2)

［96］ Cahill A, Stamilio DM, Pare E, et al. Vaginal birth after cesarean (VBAC) attempt in twin pregnancies: is it safe［J］? Am JObstet Gynecol 2005(193): 1050－1055. (Level Ⅱ－2)

［97］ Varner MW, Thom E, Spong CY, et al. Trial of labor after one previous cesarean delivery for multifetal gestation. National Institute of Child Health and Human Development (NICHD) Maternal－Fetal Medicine Units Network (MFMU)［J］. Obstet Gynecol 2007(110): 814－819. (Level Ⅱ－3)

［98］ Hibbard JU, Gilbert S, Landon MB, et al. Trial of labor or repeat cesarean delivery in women with morbid obesity and previous cesarean delivery. National Institute of Child Health and Human Development Maternal－Fetal Medicine Units Network［J］. Obstet Gynecol 2006 (108): 125－133. (Level Ⅱ－2)

［99］ Bujold E, Hammoud A, Schild C, et al. The role of maternal body mass index in outcomes of vaginal births after cesarean［J］. Am J Obstet Gynecol 2005(193): 1517－1521. (Level Ⅱ－3)

［100］ Grobman WA, Gilbert S, Landon MB, et al. Outcomes of induction of labor after one prior cesarean［J］. Obstet Gynecol 2007(109): 262－269. (Level Ⅱ－2)

［101］ Ravasia DJ, Wood SL, Pollard JK. Uterine rupture during induced trial of labor among women with previous cesarean delivery［J］. Am J Obstet Gynecol 2000(183): 1176－1179. (Level Ⅱ－3)

［102］ Zelop CM, Shipp TD, Repke JT, et al. Uterine rupture during induced or augmented labor in gravid women with one prior cesarean delivery ［J］. Am J Obstet Gynecol 1999(181): 882－886. (Level Ⅱ－2)

［103］ Cahill AG, Waterman BM, Stamilio DM, et al. Higher maximum doses of oxytocin are associated with an unacceptably high risk for uterine rupture in patients attempting vaginal birth after cesarean delivery［J］. Am J Obstet Gynecol 2008(199): 32. e1－5. (Level Ⅱ－2)

［104］ Palatnik A, Grobman WA. Induction of labor versus expectant management for women with a prior cesarean delivery［J］. Am J Obstet Gynecol 201(212): 358. e1－6. (Level Ⅱ－2)

［105］ Lappen JR, Hackney DN, Bailit JL. Outcomes of term induction in trial of labor after cesarean delivery: analysis of a modern obstetric cohort [J]. Obstet Gynecol 2015(126): 115‐123. (Level II‐2)

[106] Delaney T, Young DC. Spontaneous versus induced labor after a previous cesarean delivery[J]. Obstet Gynecol 2003(102): 39 ‐ 44. (Level II‐2)

[107] Bujold E, Blackwell SC, Hendler I, et al. Modified Bishop's score and induction of labor in patients with a previous cesarean delivery[J]. Am J Obstet Gynecol 2004(191): 1644‐1648. (Level II‐3)

[108] Grinstead J, Grobman WA. Induction of labor after one prior cesarean: predictors of vaginal delivery[J]. ObstetGynecol 2004(103): 534‐538. (Level II‐2)

[109] Stock SJ, Ferguson E, Duffy A, et al. Outcomes of induction of labour in women with previous caesarean delivery: a retrospective cohort study using a population database[J]. PLOS One 2013(8): e60404. (Level II‐3)

[110] Horenstein JM, Phelan JP. Previous cesarean section: the risks and benefits of oxytocin usage in a trial of labor[J]. Am J Obstet Gynecol 1985(151): 564‐569. (Level II‐2)

[111] Flamm BL, Goings JR, Fuelberth NJ, et al. Oxytocin during labor after previous cesarean section: results of a multicenter study[J]. Obstet Gynecol 1987(70): 709‐712. (Level II‐3)

[112] West HM, Jozwiak M, Dodd JM. Methods of term labour induction for women with a previous caesarean section[J]. Cochrane Database of Systematic Reviews 2017, Issue 6. Art. No.: CD009792. (Systematic Review)

[113] Bujold E, Blackwell SC, Gauthier RJ. Cervical ripening with transcervical Foley catheter and the risk of uterine rupture[J]. Obstet Gynecol 2004(103): 18‐23. (Level II‐3)

[114] Hoffman MK, Sciscione A, Srinivasana M, et al. Uterine rupture in patients with a prior cesarean delivery: the impact of cervical ripening [J]. Am JPerinatol 2004(21): 217‐222. (Level II‐2)

[115] Bennett BB. Uterine rupture during induction of labor at term with intravaginal misoprostol[J]. Obstet Gynecol 1997(89): 832 ‐ 833.

（Level Ⅲ）

［116］ Wing DA，Lovett K，Paul RH．Disruption of prior uterine incision following misoprostol for labor induction in women with previous cesarean delivery［J］．Obstet Gynecol1998(91)：828－830．（Level Ⅲ）

［117］ Plaut MM，Schwartz ML，Lubarsky SL．Uterine rupture associated with the use of misoprostol in the gravid patient with a previous cesarean section［J］．Am J ObstetGynecol 1999(180)：1535－1542．（Level Ⅲ）

［118］ Aslan H，Unlu E，Agar M，et al．Uterine rupture associated with misoprostol labor induction in women with previous cesarean delivery ［J］．Eur J Obstet GynecolReprod Biol 2004(113)：45－48．（Level Ⅲ）

［119］ Flamm BL，Fried MW，Lonky NM，et al．External cephalic version after previous cesarean section［J］．Am J Obstet Gynecol 1991(165)：370－372．（Level Ⅱ－2）

［120］ Clock C，Kurtzman J，White J，et al．Cesarean risk after successful external cephalic version：a matched，retrospective analysis［J］．J Perinatol 2009(29)：96－100．（Level Ⅱ－2）

［121］ Sela HY，Fiegenberg T，Ben-Meir A，et al．Safety and efficacy of external cephalic version for women with a previous cesarean delivery ［J］．Eur JObstet Gynecol Reprod Biol 2009(142)：111－114．（Level Ⅲ）

［122］ Stovall TG，Shaver DC，Solomon SK，et al．Trial of labor in previous cesarean section patients，excluding classical cesarean sections［J］．Obstet Gynecol 1987(70)：713－717．（Level Ⅱ－3）

［123］ Sakala EP，Kaye S，Murray RD，et al．Epidural analgesia．Effect on the likelihood of a successful trial of labor after cesarean section［J］．J Reprod Med 1990(35)：886－890．（Level Ⅱ－2）

［124］ Ridgeway JJ，Weyrich DL，Benedetti TJ．Fetal heart rate changes associated with uterine rupture［J］．ObstetGynecol 2004(103)：506－512．（Level Ⅱ－2）

［125］ Chazotte C，Madden R，Cohen WR．Labor patterns in women with previous cesareans［J］．Obstet Gynecol 1990(75)：350－355．（Level Ⅱ－3）

［126］ Grantz KL，Gonzalez-Quintero V，Troendle J，et al．Labor patterns in women attempting vaginal birth after cesarean with normal neonatal outcomes[J]. Am J Obstet Gynecol 2015(213): 226. e1 - 6. (Level II - 3)

[127] Devoe LD, Croom CS, Youssef AA, et al. The prediction of "controlled" uterine rupture by the use of intrauterine pressure catheters [J]. Obstet Gynecol1992(80): 626 - 629. (Level II - 3)

[128] Rodriguez MH, Masaki DI, Phelan JP, et al. Uterine rupture: are intrauterine pressure catheters useful in the diagnosis[J]? Am J Obstet Gynecol 1989(161): 666 - 669. (Level III)

[129] Macones GA, Cahill AG, Stamilio DM, et al. Can uterine rupture in patients attempting vaginal birth after cesarean delivery be predicted[J]? Am J Obstet Gynecol 2006(195): 1148 - 1152. (Level II - 3)

[130] Grobman WA, Lai Y, Landon MB, et al. Prediction of uterine rupture associated with attempted vaginal birth after cesarean delivery. National Institute of Child Health and Human Development Maternal - Fetal Medicine Units Network[J]. Am J Obstet Gynecol 2008(199): 30. e1 - 5. (Level II - 3)

[131] Ritchie EH. Pregnancy after rupture of the pregnant uterus. A report of 36 pregnancies and a study of cases reported since 1932[J]. J Obstet Gynaecol Br Commonw1971(78): 642 - 648. (Level III)

[132] Reyes-Ceja L, Cabrera R, Insfran E, et al. Pregnancy following previous uterine rupture. Study of 19 patients[J]. Obstet Gynecol 1969 (34): 387 - 389. (Level III)

[133] Eshkoli T, Weintraub AY, Baron J, et al. The significance of a uterine rupture in subsequent births[J]. Arch Gynecol Obstet 2015(292): 799 - 803. (Level II - 3)

[134] Emmett CL, Murphy DJ, Patel RR, et al. Decision-making about mode of delivery after previous caesarean section: development and piloting of two computer-based decision aids. DiAMOND Study Group[J]. Health Expect 2007(10): 161 - 172. (Decision analysis)

[135] Shorten A, Shorten B, Keogh J, et al. Making choices for childbirth: a randomized controlled trial of a decision-aid for informed birth after cesarean[J]. Birth 2005(32): 252 - 261. (Level I)

[136] Moffat MA, Bell JS, Porter MA, et al. Decision making about mode of delivery among pregnant women who have previously had a caesarean section: A qualitative study[J]. BJOG2007(114): 86 - 93. (Level III)

[137] DeFranco EA, Rampersad R, Atkins KL, et al. Do vaginal birth after cesarean outcomes differ based on hospital setting[J]? AmJ Obstet Gynecol 2007(197): 400. e1 - 6. (Level II - 2)

[138] Bhattacharjee N, Ganguly RP, Saha SP. Misoprostol for termination of mid-trimester post-Caesarean pregnancy[J]. Aust N Z J Obstet Gynaecol 2007(47): 23 - 25. (Level II - 2)

[139] Marinoni E, Santoro M, Vitagliano MP, et al. Intravaginal gemeprost and second trimester pregnancy termination in the scarred uterus[J]. IntJ Gynaecol Obstet 2007(97): 35 - 39. (Level II - 2)

[140] Daponte A, Nzewenga G, Dimopoulos KD, et al. The use of vaginal misoprostol for second-trimester pregnancy termination in women with previous single cesarean section[J]. Contraception 2006(74): 324 - 327. (Level III)

[141] Daskalakis GJ, Mesogitis SA, Papantoniou NE, et al. Misoprostol for second trimester pregnancy termination in women with prior caesarean section[J]. BJOG 2005(112): 97 - 99. (Level II - 3)

[142] Dickinson JE. Misoprostol for second-trimester pregnancy termination in women with a prior cesarean delivery[J]. Obstet Gynecol 2005(105): 352 - 356. (Level II - 3)

[143] Debby A, Golan A, Sagiv R, et al. Midtrimester abortion in patients with a previous uterine scar[J]. Eur J Obstet Gynecol Reprod Biol 2003 (109): 177 - 180. (Level II - 2)

[144] Hammond C. Recent advances in second-trimester abortion: an evidence-based review[J]. Am J Obstet Gynecol 2009(200): 347 - 356. (Level III)

[145] Goyal V. Uterine rupture in second-trimester misoprostol-induced abortion after cesarean delivery: a systematic review[J]. Obstet Gynecol 2009(113): 1117 - 1123. (Systematic Review)

[146] Berghahn L, Christensen D, Droste S. Uterine rupture during second-trimester abortion associated with misoprostol[J]. Obstet Gynecol 2001

(98)：976-977.（Level III）

[147] Schneider D, Bukovsky I, Caspi E. Safety of midtrimester pregnancy termination by laminaria and evacuation in patients with previous cesarean section[J]. Am J ObstetGynecol 1994(171)：554-557.（Level II-3）

[148] Berghella V, Airoldi J, O'Neill AM, et al. Misoprostol for second trimester pregnancy termination in women with prior caesarean：a systematic review[J]. BJOG 2009(116)：1151-1157.（Level III）

[149] Ramirez MM, Gilbert S, Landon MB, et al. Mode of delivery in women with antepartum fetal death and prior cesarean delivery [J]. Am JPerinatol 2010(27)：825-830.（Level II-3）

[150] Boyle A, Preslar JP, Hogue CJ, et al. Route of delivery in women with stillbirth：results from the Stillbirth Collaborative Research Network [J]. Obstet Gynecol 2017(129)：693-698.（Level II-2）

[151] Levels of maternal care. Obstetric Care Consensus No. 2. American College of Obstetricians and Gynecologists[J]. Obstet Gynecol 2015 (125)：502-515.（Level III）

第五章
产程实时胎心监护评估及处理

🍂 制定机构

美国妇产科医师学会产科实践公报委员会（American College of Obstetricians and Gynecologists' Committee on Practice Bulletins—Obstetrics，ACOG）

妇女健康、产科新生儿科护士协会（Association of Women's Health，Obstetric and Neonatal Nurses）

美国助产师学会（American College of Nurse‐Midwives）

🍂 认同机构

美国国家儿童健康与人类发展研究院（Eunice Kennedy Shriver National Institute of Child Health and Human Development）

（美国）母胎医学学会（Society for Maternal‐Fetal Medicine）

🍂 规范级别

临床指南

🍂 主要文献

Management of Intrapartum Fetal Heart Rate Tracings Practice Bulletin No. 116.（2010，Reaffirmed 2017）

🍂 循证问答

产程实时胎心监护管理

问：2008 年美国妇产科医师学会、美国国家儿童健康与人类发展研究院和母胎医学学会联合举办了专题研讨会（简称：研讨会）上电子胎心监护的最新定义是什么？

答：大会针对电子胎心监护的系统定义、图形判读，设置了研究重点[1]。重申了胎心率基线、胎心变异、加速以及减速的定义（表 5-1）。推荐使用新的术语对宫缩进行描述及量化。"正常宫缩"指在 30 min 的观察期内，平均每 10 min 的宫缩≤5 次；"宫缩过频"指在 30 min 的观察期内，平均每 10 min 的宫缩＞5 次，同时"宫缩过频"应根据有无胎心减速进行分类。"宫缩过频"可用于自然临产或是引产。不再建议使用"子宫过度刺激"及"宫缩过强"这两个术语。

表 5-1　电子胎心监护图形的术语和定义

	定　义
基线	10 min 内平均胎心率（按 5 次递增），应不包括以下时间段： —周期性或偶发的变化 —显著变异的时期 —超过 25 次/min 的基线变化 在任意 10 min 内，基线须最少持续 2 min 以上，否则该观察时间内基线为不确定，这种情况下，可参考前 10 min 的图像以确定基线 正常基线：110～160 次/min 胎儿心动过速：基线率大于 160 次/min 胎儿心动过缓：基线率小于 110 次/min
基线变异	基线的波动在振幅与频率方面是不规则的 变异通过对每分钟胎心率从波峰到波谷的振幅直观定量 —变异缺失：振幅波动缺失 —微小变异：振幅波动≤5 次/min —中等（正常）变异：振幅波动 6～25 次/min —显著变异：振幅波动＞25 次/min
加速	胎心率突然显著增加（从开始到波峰＜30 s） 妊娠 32 周后，加速的峰值超过基线水平≥15 次/min，从开始到恢复基线水平时间≥15 s，但＜2 min 妊娠 32 周前，加速的峰值超过基线水平≥10 次/min，从开始到恢复基线水平时间≥10 s，但＜2 min 延长加速，胎心率加速持续≥2 min 但＜10 min 若加速≥10 min，为基线变化

定　义	
早期减速	宫缩相关的胎心率减慢,常为对称图形,逐渐下降后再恢复到基线 逐渐下降定义为从开始到最低点≥30 s 从开始减速到最低点计算为减速幅度 减速的最低点与宫缩的峰值同时出现 一般来说,减速开始、最低点、恢复与宫缩的起始、高峰和结束同步
晚期减速	宫缩相关的胎心率减慢,常为缓慢下降后对称地恢复到基线 缓慢下降定义为从开始到最低点≥30 s 从开始减速到最低点计算为减速幅度 减速相对于宫缩峰值出现时间延迟,减速的最低点在宫缩高峰之后 一般来说,减速开始、最低点、恢复分别落后于宫缩的开始、高峰和结束
变异减速	胎心率出现突然明显的下降 突然下降定义为从减速开始到最低点<30 s 减速幅度为从胎心率下降开始到最低点 胎心率下降≥15 次/min,持续≥15 s 但<2 min 当伴随宫缩出现时,变异减速的开始、幅度、持续时间通常因每次宫缩而不同
延长减速	出现明显低于基线的胎心率下降 从基线开始计算减速幅度≥15 次/min,持续≥2 min 但<10 min 若减速≥10 min,为基线改变
正弦波形	基线变为可见的、平滑的、类正弦波的波状图形,变异周期为3～5 个周期/min,持续≥20 min

问:研讨会推荐了产时电子胎心监护解读的三级评价系统,具体内容有哪些?

答:详见(图 5-1),其相关术语和解读将另行阐述[1]。这是第二版介绍基于三级评价系统的产时电子胎心监护的管理的实践公告(图 5-2)。

电子胎心监护三级评价系统

Ⅰ类胎心监护图形

Ⅱ类胎心监护图形

Ⅲ类胎心监护图形

Ⅰ类胎心监护图形包括以下各项：

基线率：110~160次/min

基线变异：正常变异

晚期减速或变异减速：无

早期减速：有或无

加速：有或无

基线率
胎儿心动过缓但不伴基线变异缺失
胎儿心动过速

基线变异
微小变异
变异缺失但不伴反复减速
显著变异

加速
刺激胎儿后无加速

除Ⅰ类或Ⅲ类以外的所有图形
Ⅱ类图形占临床所见的大部分
包括以下：

周期性或偶发减速
反复变异减速伴微小变异或正常变异
延长减速：>2 min，但<10 min
反复晚期减速伴正常变异
变异减速伴其他特征：如缓慢恢复至基线"恢复时超过基线"或"肩峰"征

Ⅲ类胎心监护图形包括以下任一项：

基线变异缺失伴以下任一项
反复晚期减速
反复变异减速
胎儿心动过缓

正弦波形

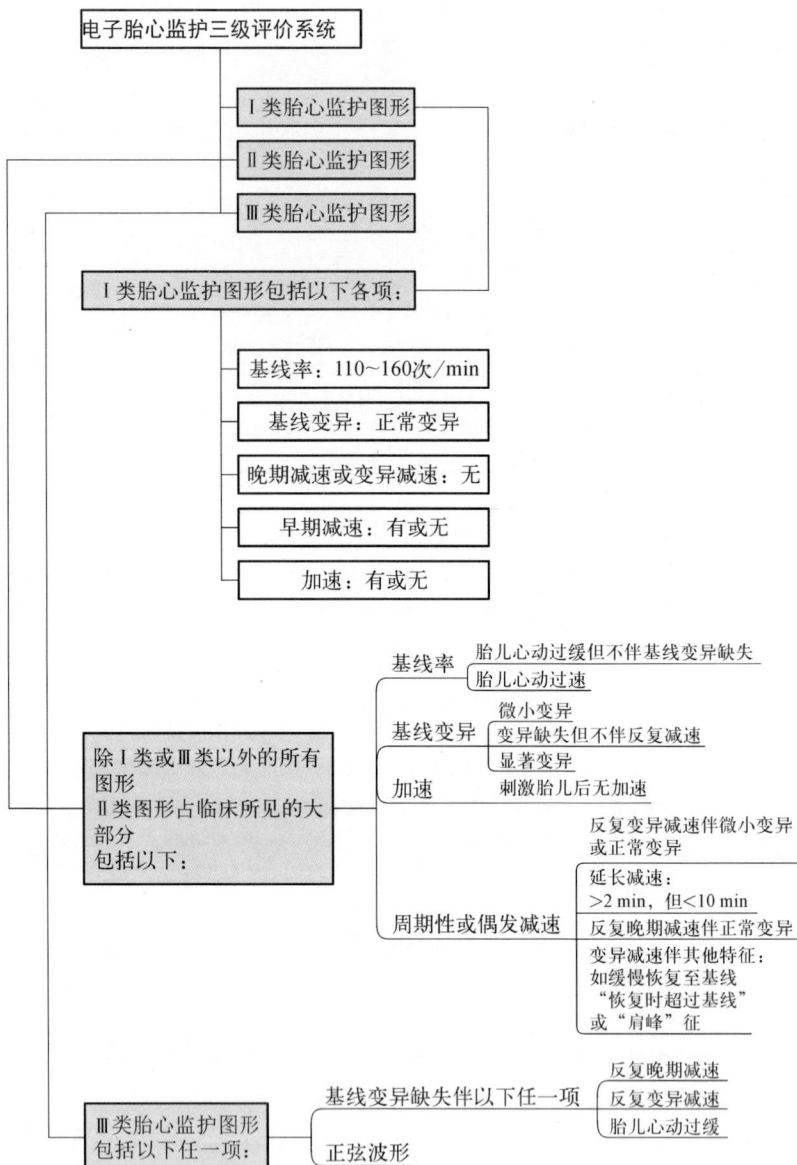

图 5-1　电子胎心监护三级评价系统

```
            ┌─────────────────────┐
            │   产时胎心图形的评估   │
            └──────────┬──────────┘
      ┌────────────────┼────────────────┐
┌───────────┐  ┌───────────┐  ┌───────────┐
│ Ⅰ类胎心监护图形 │  │ Ⅱ类胎心监护图形 │  │ Ⅲ类胎心监护图形 │
└─────┬─────┘  └─────┬─────┘  └─────┬─────┘
┌───────────┐  ┌───────────┐  ┌───────────────┐
│   常规处理   │  │ Ⅱ类胎心监护图形 │  │ 准备分娩+宫内复苏† │
└───────────┘  └─────┬─────┘  └───────────────┘
               ┌───────────┐  ┌───────────────┐
               │  评估与观察  │  │ 无改善，考虑立即分娩 │
               └─────┬─────┘  └───────────────┘
         ┌───────────┴───────────┐
   ┌───────────┐        ┌───────────────┐
   │   加速或    │        │   无加速且微小   │
   │  正常变异   │        │  变异/变异缺失   │
   └─────┬─────┘        └───────┬───────┘
   ┌───────────┐        ┌───────────────┐
   │  继续观察+   │        │    宫内复苏†    │
   │ 宫内复苏措施† │        └───────┬───────┘
   └─────┬─────┘                │
         └───────────┬───────────┘
         ┌───────────────────────────┐
         │ 无改善或转为Ⅲ类图形，考虑分娩 │
         └───────────────────────────┘
```

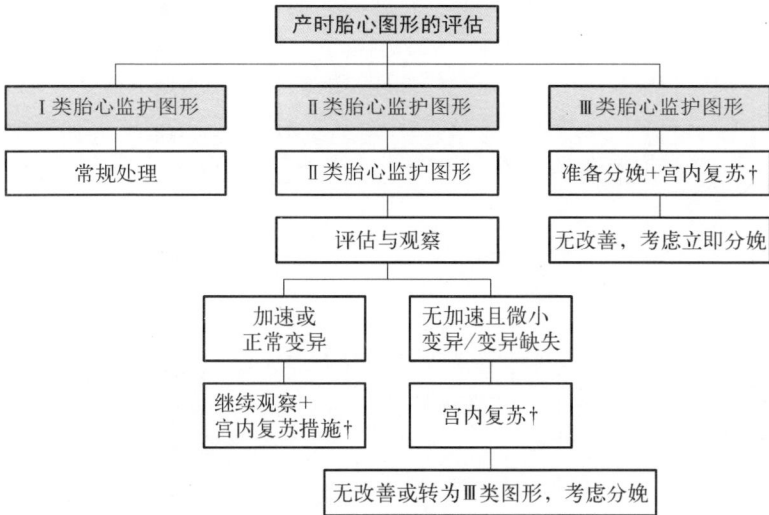

图 5-2 根据产时 EFM 的三级评价系统对不同胎心监护图形的处理流程

＊因Ⅱ类图形有很多,这流程图并未囊括所有评估和处理措施,仅为临床常见情况提供行动模式。

†各种宫内复苏措施见表 5-2。

分娩时机及方式基于母胎状况及可行性。

问：Ⅰ类电子胎心监护如何处理？

答：Ⅰ类是正常的胎心监护图形,这种图形和胎儿酸血症无关联[2-6]。对Ⅰ类胎心可按常规进行连续或间歇监护。在分娩过程中,医护人员(医师、护士或是助产士)需根据具体的临床状况以及潜在的危险因素,对胎心监护图形进行定期评估和记录。因此,在第一产程需每 30 min 评估一次,在第二产程需每 15 min 进行一次评估[7]。记录这些评估时,需描述 FHR 类别以及整体图形规律。只有当出现Ⅱ类或者Ⅲ类胎心监护图形时,才可能需要改变管理方式。

问：如何评估和处理Ⅱ类胎心监护图形？

答：Ⅰ类和Ⅲ类胎心监护图形以外的均属于Ⅱ类胎心监护图形。Ⅱ类胎心监护图形需要持续监护和评估,必要时采用适当措施进行干预,并再次评估。一旦明确为Ⅱ类图形,需要对其进行更频繁的评估、记录以及持续监测,除非转回为Ⅰ类图形。尽管在Ⅱ类图形里包括了各式各样的异常胎心图形,存在胎心加速(无论自发加速、头皮刺激或声振刺激引起的加速)和(或)中等变异,对于胎儿正常酸碱平衡的预测价值很高,这一点可帮助引导临床管理[8-12]。接下来将讨论对于Ⅱ类图形中一些具体的异常胎心监护图形的临床管理。

问:如何评估间歇性和反复性变异减速?

答:间歇性变异减速,即<50%的宫缩伴发变异减速,这是在分娩过程中最常见的胎心异常[13],通常不需要任何干预,不影响正常围产结局[3]。对于反复性变异减速的评估包括变异减速的频次、胎心下降幅度、持续时间、宫缩情况以及胎心率的其他特征如胎心率变异[14,15]。反复性变异减速定义为≥50%的宫缩均伴发变异减速,若其进一步发展到更大幅度的胎心率下降,持续更长的时间,则预示即将出现胎儿酸血症[2, 8, 14, 15]。在反复性变异减速的图形中,若存在胎心率正常变异、自发或诱发的加速,则提示当前胎儿尚无酸中毒。

问:如何处理间歇性和反复性变异减速?

答:对于反复性变异减速的处理旨在减轻脐带受压。第一步的治疗措施可先改变母体体位[16]。虽然目前对羊膜腔灌注术改善近期或远期新生儿预后的证据有限,但此方法可以减少变异减速的频次,降低因"可疑胎儿窘迫"而行的剖宫产率[17]。其他提高胎儿氧供的辅助措施也可能有帮助,这取决于反复变异减速的严重程度和持续时间(表5-2)。

问:如何评估反复晚期减速?

答:一般认为反复性晚期减速反映了短暂或慢性的子宫胎盘功能不全[18]。常见原因包括母亲低血压(如硬膜外麻醉后)、宫缩过频和母体缺氧。

问:如何处理反复晚期减速?

答:应采取各种措施促进子宫胎盘灌注,包括侧卧位、静脉补液、吸氧和评价有无宫缩过频[16]。对于伴有反复性晚期减速的Ⅱ类监护图形,处理措施包括宫内复苏和重新评估胎儿状态是否有所改善。

表 5-2　对出现Ⅱ类胎心监护图形或(和)Ⅲ类胎心监护图形的宫内复苏措施

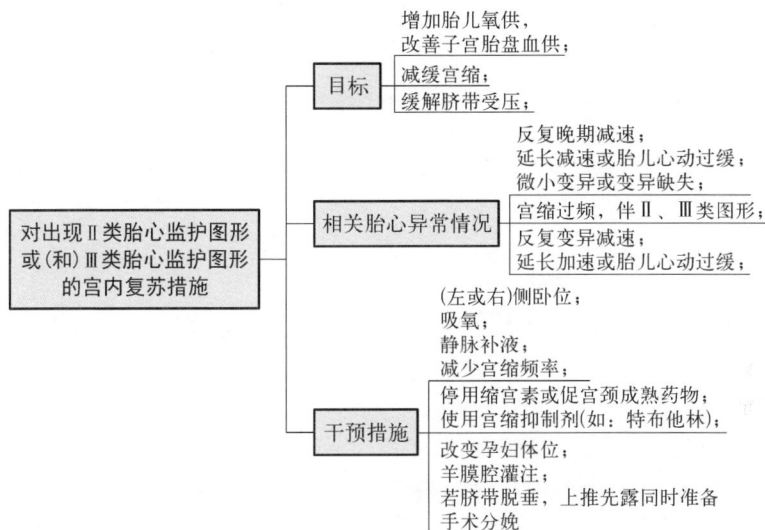

对出现Ⅱ类胎心监护图形或(和)Ⅲ类胎心监护图形的宫内复苏措施

- **目标**
  - 增加胎儿氧供，改善子宫胎盘血供；
  - 减缓宫缩；
  - 缓解脐带受压

- **相关胎心异常情况**
  - 反复晚期减速；
  - 延长减速或胎儿心动过缓；
  - 微小变异或变异缺失；
  - 宫缩过频，伴Ⅱ、Ⅲ类图形；
  - 反复变异减速；
  - 延长加速或胎儿心动过缓

- **干预措施**
  - (左或右)侧卧位；
  - 吸氧；
  - 静脉补液；
  - 减少宫缩频率；
  - 停用缩宫素或促宫颈成熟药物；
  - 使用宫缩抑制剂(如：特布他林)；
  - 改变孕妇体位；
  - 羊膜腔灌注；
  - 若脐带脱垂，上推先露同时准备手术分娩

由于晚期减速对酸血症的预测价值较低，预测胎儿神经损伤的假阳性率高[19-23]，评估是否存在加速或(和)中等变异可帮助评价胎儿酸血症风险[24]。如果实施宫内复苏后，晚期减速仍持续存在，同时胎心率变异微小并缺乏加速，则需考虑存在胎儿酸血症，并评估是否需要加速完成分娩。若出现变异缺失，则转为 Ⅲ 类图形，需采取相应的措施。

问：如何评估产时胎儿心动过速？会有哪些原因？

答：胎儿心动过速定义为胎心基线＞160 次/min，持续至少 10 分钟。对于胎儿心动过速，应寻找潜在病因，如感染(如绒毛膜羊膜炎、肾盂肾炎或其他母体感染)、药物(如特布他林、可卡因、其他兴奋剂)、母亲内科疾病(如甲状腺功能亢进)、产科并发症(如胎盘早剥、胎儿出血)和胎儿快速性心律失常(胎心率常＞200 次/min)。除非伴有微小变异、变异缺失或(和)反复性减速，孤立的胎儿心动过速对胎儿缺氧或酸血症预测价值不大。

问：如何处理产时胎儿心动过速？

答：对于伴有胎儿心动过速的 II 类图形，应对因治疗。同时需评估胎
儿心动过速时伴有的其他胎心监护图形特征，尤其是基线变异情
况。例如，胎儿心动过速合并微小变异且无加速时则不能排除胎
儿酸血症的可能。

问：如何评估产时胎儿心动过缓和延长减速？

答：胎儿心动过缓定义为胎心基线＜110 次/min，持续时间≥10 min。
延长减速定义为胎心较基线下降≥15 次/min，持续≥2 min 但＜
10 min。往往在能明确区分延长减速和胎儿心动过缓之前就已需
采取干预措施，因此两者的即时处理是相似的。

问：出现延长减速或胎儿心动过缓的病因有哪些？它们的胎心基线有
何特点？

答：出现延长减速或胎儿心动过缓的病因有母亲低血压（如硬膜外麻
醉后）、脐带脱垂或闭塞、胎儿快速下降、宫缩过频、胎盘早剥、子宫
破裂等。以上原因所致的胎儿心动过缓通常发生在产时，且原本
胎心基线正常。罕见的原因还包括胎儿先天性心脏病或心肌传导
缺陷（与母亲患有胶原血管病相关）。先天性心脏传导阻滞所致的
胎儿心动过缓大多数在妊娠中期时起病，而极少在产时新发心动
过缓。

问：对于伴有胎儿心动过缓或延长减速的 II 类胎心监护图的对因治疗
有哪些？

答：详见（表 5-2）。需同时评估胎心基线变异情况以更好地评估胎儿
是否存在酸血症的风险[25]。若伴微小变异、变异缺失或（和）延长
减速的胎儿心动过缓不能缓解，则建议迅速分娩。

问：如何评估和处理微小变异？

答：和其他的胎心监护图形特征一样，在胎儿睡眠或清醒状态和分娩
过程中，基线变异可能在中等变异和微小变异之间转换。出现微
小变异时需评估有无潜在病因，如母体用药（如阿片类药物、硫酸
镁）、胎儿睡眠周期、胎儿酸血症等[26-28]。由母体使用阿片类药物
而引起的微小变异，通常在 1～2 小时内恢复至正常变异。胎儿的
睡眠周期一般为 20 分钟，也可长达 60 分钟，当睡眠周期结束后，
应恢复正常胎心变异。对于以上的情况可持续观察和期待管理。

如果怀疑是胎儿缺氧导致的微小变异，则可以考虑改变产妇体位、吸氧或者静脉补液（表5-2）。若采取以上措施后基线变异仍未恢复正常且无加速，应采取头皮刺激、声震刺激等措施进一步评估[12]。对于无其他解释原因或复苏无效的持续微小变异（无加速或无正常头皮血pH），应考虑可能出现胎儿酸血症，并采取相应措施。

问：如何评估伴或不伴胎心率改变的宫缩过频？

答："宫缩过频"指在30 min的观察期内，平均每10 min的宫缩＞5次。处理宫缩过频的关键是明确是否伴有胎心率异常。当自然发动分娩的孕妇出现宫缩过频同时伴有反复胎心减速时，需对其进行评估和处理（图5-3）。对于宫缩过频伴随间歇性胎心率异常是否需要处理，则取决于具体临床状况及相关胎心率特征，如变异情况与加速情况。分娩过程中接受静滴缩宫素的孕妇，宫缩过频的处理主要为减少宫缩以降低胎儿缺氧及酸血症的风险[29]。

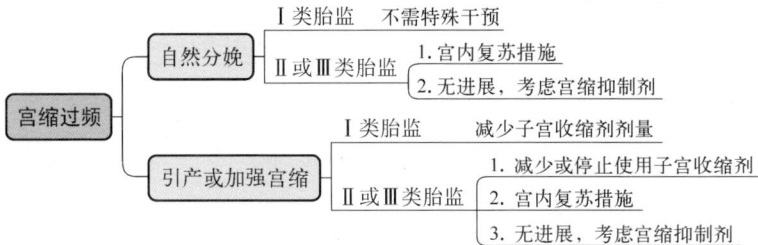

图5-3　子宫收缩过频的处理流程

问：如何处理伴或不伴胎心率改变的宫缩过频？

答：在引产和（或）加强宫缩的过程中，出现宫缩过频，如果是Ⅰ类胎心监护图形的情况下，可考虑减少缩宫素用量。如果是Ⅱ类或Ⅲ类胎心监护图形，则应减少或停止使用缩宫素，同时采取宫内复苏措施[7]。此外，同时启动多种复苏措施比单一方法可更快地改善胎儿状况。若采取上述措施后，仍旧无法恢复宫缩过频所致的胎心率异常，则可加用抑制宫缩药物（如特布他林）[30,31]。

问：如何评估与处理Ⅲ类胎心监护图形？

答：Ⅲ类胎心监护图形为异常胎心监护图形，提示此刻胎儿酸血症风险增加。出现Ⅲ类胎心监护图形时发生新生儿脑病、脑瘫和新生儿酸中毒的风险升高。然而，Ⅲ类胎心监护图形对神经系统损伤的预测价值不高[32]。若无法恢复正常，Ⅲ类胎心监护图形常常需要迅速分娩。在进行宫内复苏的同时，应考虑准备（手术）分娩，并确定如果胎心率不能改善实施（手术）分娩的时间点（图5-2），可采用的宫内复苏措施（表5-2）。根据临床情况及特定的胎心率模式，可进行相应的修改。

问：Ⅲ类胎心监护图形持续存在且宫内复苏措施无效时，需多久终止妊娠？

答：对于出现Ⅲ类胎心监护图形到终止妊娠的时间段，目前尚无统一意见。传统上认为，当出现异常胎心监护图形，决定手术至实施剖宫产术时间间隔应在30 min内[7]。然而，这一时限的设定缺乏科学证据的支持。在一项对2 808名行紧急剖宫产妇女的研究中，研究者发现其中高于30%的孕妇在决定手术后超过30 min才施行剖宫产，30 min后分娩的新生儿，不良结局的发生率并未升高[33]。其他多个研究也证实30 min时限与新生儿不良结局缺乏必要联系[34-38]。同样必须认识到在一些病例中，对于未知时长的Ⅲ类胎心监护图形，如果胎儿已遭受缺血缺氧损伤，立刻的分娩可能无法改善胎儿的不良结局[39,40]。

尽管如此，在出现Ⅲ类胎心监护图形时，如果决定行剖宫产，应尽可能迅速完成手术。终止妊娠到实施手术的时间间隔及分娩方式的选择，需要权衡母胎风险与收益。例如对于存在高危因素或妊娠并发症的临床情况（如病理性肥胖、子痫前期、心肺功能受损、大出血等），就需要在紧急剖宫产手术前先稳定孕妇病情或额外的手术准备。这些因素因不同的医疗机构和当地的条件而不同。因此，根据所处的医疗状况，对出现Ⅲ类胎心监护图形的产妇在准备立即终止妊娠前常需评估几个后勤保障问题（图5-4）。

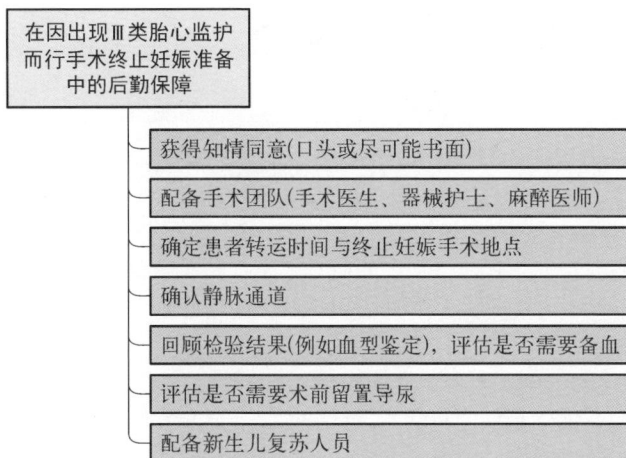

图 5-4　在因出现Ⅲ类胎心监护而行手术终止妊娠准备中的后勤保障

🍼 引证归纳

A 级证据建议(已有足够的重复证据支持)：

- Ⅰ类胎心监护图形与胎儿酸血症无关,可以按常规管理。
- Ⅲ类胎心监护图形为异常胎心监护图形,提示此刻胎儿酸血症风险增加。
- 羊膜腔灌注术可以减少变异减速的频次,降低因"不正常的胎心监护图形"而行剖宫产的发生率。

B 级证据建议(有限或不一致的证据所得结论)：

- 在分娩过程中,同时使用静脉输液、侧卧位与吸氧可能改善胎儿氧供。
- 无论是自然临产或引产,宫缩过频伴Ⅱ类或Ⅲ类胎心监护图形需要评估及启动恰当的治疗。
- Ⅱ类胎心监护图形需要评估、持续监测,必要时采用适当的措施干预并再次评估。当出现胎心加速(无论是自发或诱发)或(和)正常变异对于胎儿处于正常酸碱平衡状态的预测价值很高,这有助于指导临床决策。

C级证据建议（基于共识及专家意见的结论）：

● 出现Ⅲ类胎心监护图形后，终止妊娠的最佳时间窗尚未明确。

（高云飞　王芸　胡灵群　蔡贞玉）

参 考 文 献

［1］ Intrapartum fetal heart rate monitoring: nomenclature, interpretation, and general management principles. ACOG Practice Bulletin No. 106. American College of Obstetricians and Gynecologists ［M］. Obstet Gynecol 2009(114): 192 - 202. (Level III)

［2］ Macones GA, Hankins GD, Spong CY, et al. The 2008 National Institute of Child Health and Human Development workshop report on electronic fetal monitoring: update on definitions, interpretation, and research guidelines［J］. Obstet Gynecol 2008(112): 661 - 666. (Level III)

［3］ Berkus MD, Langer O, Samueloff A, et al. Electronic fetal monitoring: what's reassuring［J］? Acta Obstet Gynecol Scand 1999(78): 15 - 21. (Level II - 3)

［4］ Krebs HB, Petres RE, Dunn LJ, et al. Intrapartum fetal heart rate monitoring. VI. Prognostic significance of accelerations［J］. Am J Obstet Gynecol 1982(142): 297 - 305. (Level II - 3)

［5］ Tejani N, Mann LI, Bhakthavathsalan A, et al. Correlation of fetal heart rate-uterine contraction patterns with fetal scalp blood pH［J］. Obstet Gynecol 1975(46): 392 - 396. (Level III)

［6］ Dellinger EH, Boehm FH, Crane MM. Electronic fetal heart rate monitoring: early neonatal outcomes associated with normal rate, fetal stress, and fetal distress［J］. Am J Obstet Gynecol 2000(182): 214 - 220. (Level III)

［7］ American Academy of Pediatrics, American College of Obstetricians and Gynecologists. Fetal heart rate monitoring. In: Guidelines for perinatal care［M］. 6th ed. Elk Grove Village (IL): AAP; Washington, DC: ACOG; 2007. p. 146 - 147. (Level III)

［8］ Parer JT, King T, Flanders S, et al. Fetal acidemia and electronic fetal heart rate patterns: is there evidence of an association[J]? J Matern Fetal Neonatal Med 2006(19): 289 - 294. (Level III)

[9] Lin CC, Vassallo B, Mittendorf R. Is intrapartum vibroacoustic stimulation an effective predictor of fetal acidosis[J]? J Perinat Med 2001 (29): 506 - 512. (Level II - 3)

[10] Clark SL, Gimovsky ML, Miller FC. Fetal heart rate response to scalp blood sampling[J]. Am J Obstet Gynecol 1982(144): 706 - 708. (Level III)

[11] Clark SL, Gimovsky ML, Miller FC. The scalp stimulation test: a clinical alternative to fetal scalp blood sampling[J]. Am J Obstet Gynecol 1984(148): 274 - 277. (Level III)

[12] Skupski DW, Rosenberg CR, Eglinton GS. Intrapartum fetal stimulation tests: a meta-analysis[J]. Obstet Gynecol 2002(99): 129 - 134. (Meta-analysis)

[13] Garite TJ, Dildy GA, McNamara H, et al. A multicenter controlled trial of fetal pulse oximetry in the intrapartum management of nonreassuring fetal heart rate patterns[J]. Am J Obstet Gynecol 2000 (183): 1049 - 1058. (Level I)

[14] Kubli FW, Hon EH, Khazin AF, et al. Observations on heart rate and pH in the human fetus during labor[J]. Am J Obstet Gynecol 1969 (104): 1190 - 1206. (Level III)

[15] Krebs HB, Petres RE, Dunn LJ. Intrapartum fetal heart rate monitoring. VIII. Atypical variable decelerations [J]. Am J Obstet Gynecol 1983(145): 297 - 305. (Level II - 3)

[16] Simpson KR. Intrauterine resuscitation during labor: review of current methods and supportive evidence[J]. J Midwifery Womens Health 2007 (52): 229 - 237. (Level III)

[17] Hofmeyr GJ. Amnioinfusion for potential or suspected umbilical cord compression in labour [J]. Cochrane Database of Systematic Reviews 1998, Issue 1. Art. No.: CD000013. DOI: 10. 1002/14651858. CD000013. (Meta-analysis)

[18] Harris JL, Krueger TR, Parer JT. Mechanisms of late decelerations of the fetal heart rate during hypoxia[J]. Am J Obstet Gynecol 1982(144):

491 - 496. (animal)

[19] Nelson KB, Dambrosia JM, Ting TY, et al. Uncertain value of electronic fetal monitoring in predicting cerebral palsy[J]. N Engl J Med 1996(334): 613 - 618. (Level II - 2)

[20] Larma JD, Silva AM, Holcroft CJ, et al. Intrapartum electronic fetal heart rate monitoring and the identification of metabolic acidosis and hypoxic-ischemic encephalopathy[J]. Am J Obstet Gynecol 2007(197): 301. e1 - 301. e8. (Level II - 2)

[21] Parer JT, King T. Fetal heart rate monitoring: is it salvageable[J]? Am J Obstet Gynecol 2000(182): 982 - 987. (Level III)

[22] Spencer JA, Badawi N, Burton P, Keogh, J, et al. The intrapartum CTG prior to neonatal encephalopathy at term: a case-control study[J]. Br J Obstet Gynaecol 1997(104): 25 - 28. (Level II - 2)

[23] Williams KP, Galerneau F. Comparison of intrapartum fetal heart rate tracings in patients with neonatal seizures vs. no seizures: what are the differences[J]? J Perinat Med 2004(32): 422 - 425. (Level II - 2)

[24] Paul RH, Suidan AK, Yeh S, et al. Clinical fetal monitoring. VII. The evaluation and significance of intrapartum baseline FHR variability[J]. Am J Obstet Gynecol 1975(123): 206 - 210. (Level III)

[25] Young BK, Katz M, Klein SA, et al. Fetal blood and tissue pH with moderate bradycardia[J]. Am J Obstet Gynecol 1979(135): 45 - 47. (Level III)

[26] Giannina G, Guzman ER, Lai YL, et al. Comparison of the effects of meperidine and nalbuphine on intrapartum fetal heart rate tracings[J]. Obstet Gynecol 1995(86): 441 - 445. (LevelI)

[27] Kopecky EA, Ryan ML, Barrett JF, et al. Fetal response to maternally administered morphine[J]. Am J Obstet Gynecol 2000(183): 424 - 430. (Level III)

[28] Hallak M, Martinez-Poyer J, Kruger ML, et al. The effect of magnesium sulfate on fetal heart rate parameters: A randomized, placebo-controlled trial[J]. Am J Obstet Gynecol 1999(181): 1122 - 1127. (Level I)

[29] Simpson KR, James DC. Effects of oxytocin-induced uterine

hyperstimulation during labor on fetal oxygen status and fetal heart rate patterns[J]. Am J Obstet Gynecol 2008(199): 34. e1 - 34. e5. (Level II - 3)

[30] Pullen KM, Riley ET, Waller SA, et al. Randomized comparison of intravenous terbutaline vs nitroglycerin for acute intrapartum fetal resuscitation[J]. Am J Obstet Gynecol 2007(197): 414. e1 - 414. e6. (Level I)

[31] Kulier R, Hofmeyr GJ. Tocolytics for suspected intrapartum fetal distress[J]. Cochrane Database of Systematic Reviews 1998, Issue 2. Art. No.: CD000035. DOI: 10. 1002/14651858. CD000035. (Meta-analysis)

[32] American Academy of Pediatrics, American College of Obstetricians and Gynecologists. Neonatal encephalopathy and cerebral palsy: defining the pathogenesis and pathophysiology[M]. Elk Grove Village (IL): AAP; Washington, DC: ACOG; 2003. (Level III)

[33] Bloom SL, Leveno KJ, Spong CY, et al. Decision-to-incision times and maternal and infant outcomes. National Institute of Child Health and Human Development Maternal-Fetal Medicine Units Network[J]. Obstet Gynecol 2006(108): 6 - 11. (Level II - 2)

[34] MacKenzie IZ, Cooke I. What is a reasonable time from decision-to-delivery by caesarean section? Evidence from 415 deliveries[J]. BJOG 2002(109): 498 - 504. (Level II - 3)

[35] Holcroft CJ, Graham EM, Aina-Mumuney A, et al. Cord gas analysis, decision-to-delivery interval, and the 30 - minute rule for emergency cesareans[J]. J Perinatol 2005(25): 229 - 235. (Level II - 2)

[36] Hillemanns P, Strauss A, Hasbargen U, et al. Crash emergency cesarean section: decision-to-delivery interval under 30 min and its effect on Apgar and umbilical artery pH[J]. Arch Gynecol Obstet 2005(273): 161 - 165. (Level II - 2)

[37] Chauhan SP, Roach H, Naef RW 2nd, et al. Cesarean section for suspected fetal distress. Does the decision-incision time make a difference [J]? J Reprod Med 1997(42): 347 - 352. (Level II - 2)

[38] Schauberger CW, Chauhan SP. Emergency cesarean section and the 30 -

minute rule: definitions[J]. Am J Perinatol 2009(26): 221 - 226. (Level III)

[39] Schifrin BS, Hamilton-Rubinstein T, Shields JR. Fetal heart rate patterns and the timing of fetal injury[J]. J Perinatol 1994(14): 174 - 181. (Level III)

[40] Phelan JP, Ahn MO. Perinatal observations in forty-eight neurologically impaired term infants[J]. Am J Obstet Gynecol 1994(171): 424 - 431. (Level III)

[41] Althabe O Jr, Schwarcz RL, Pose SV, et al. Effects on fetal heart rate and fetal pO2 of oxygen administration to the mother. Am J Obstet Gynecol 1967(98): 858 - 870. (Level III)

[42] Carbonne B, Benachi A, Leveque ML, et al. Maternal position during labor: effects on fetal oxygen saturation measured by pulse oximetry[J]. Obstet Gynecol 1996(88): 797 - 800. (Level III)

[43] Abitbol MM. Supine position in labor and associated fetal heart rate changes[J]. Obstet Gynecol 1985(65): 481 - 486. (Level III)

[44] Simpson KR, James DC. Efficacy of intrauterine resuscitation techniques in improving fetal oxygen status during labor[J]. Obstet Gynecol 2005 (105): 1362 - 1368. (Level I)

第六章
产 科 麻 醉

制定机构

美国麻醉医师学会（American Society of Anesthesiologists，ASA）

美国产科麻醉与围产医学会（Society for Obstetric Anesthesia and Perinatology，SOAP）

规范级别

临床指南

主要文献

Practice Guidelines for Obstetric Anesthesia：An Updated Report by the American Society of Anesthesiologists Task Force on Obstetric Anesthesia and the Society for Obstetric Anesthesia and Perinatology＊．Anesthesiology．2016 Feb 1；124(2)：270-300．

循证问答

背景

问：产科麻醉（ASA/SOAP）还有哪些指南？

答：本指南是根据美国麻醉医师学会（ASA）于 2006 年采纳、2007 年颁布的《产科麻醉指南：美国麻醉医师学会产科麻醉工作组最新报告》更新而来的[1]。

其他分娩相关的产科麻醉指南已由美国妇产科医师学会（ACOG）2002 年出版、并于 2010 年、2013 年再版[2]。

问：为何要更新该指南？

答：2014 年 10 月，ASA 临床标准与执业规范委员会与美国产科麻醉与围产医学会（SOAP）合作，一致决定收集新的证据来评价临床指南里现有的建议是否仍为当前证据所支持。本指南是根据 ASA 于 2006 年采纳、2007 年颁布的《产科麻醉指南：美国麻醉医师学会产科麻醉工作组最新报告》更新而来的。由此，更新后的指南综合呈现了目前科学文献的荟萃和专家顾问意见的调查结果。

问：新版指南与现有指南相比有何不同？

答：新版指南反映了自 2006 年以来科学文献中的新发现，并综合了专家顾问的意见和 ASA 会员随机抽样的调研结果。

这是 ASA 与一个亚专科学会（SOAP）通力合作的第一个临床指南，囊括了大量与指南相关的专家意见。

问：新版指南为何与现有指南不同？

答：ACOG 临床期刊关注的内容比较局限于剖宫产相关的产科麻醉，例如何时申请产科麻醉会诊、分娩镇痛使用哪些静脉阿片类药物等；然后产科医生根据会诊意见为孕产妇提供建议。

而新版指南还包括了其他产科手术和急诊在围术期的麻醉管理。

问：临床指南是医疗实践中必须遵循、有法律效力的文件吗？

答：临床指南是一整套系统化制订的、为医患双方做医疗决定时提供决策支持的建议性文件。应根据临床需求及局限性来采纳、修订或否决这些建议，而不是以之取代当地医疗机构现有的规章制度。同时应认识到，ASA 的新版指南并非执行标准或强制要求，亦不能保证预期的临床结局。它所提供的基本建议源自于对现有文献、专家意见、公开论坛评议，以及临床可行性报告的分析和整合，必将随着医学知识、医疗技术和临床实践的进展而不断修订和更新。

方法学

问：围术期产科麻醉的定义是什么？

答：根据新版指南的主旨，产科麻醉是指在待产、阴道分娩、剖宫产、清除滞留胎盘和产后输卵管结扎等过程中所实施的围产期麻醉和镇痛管理。

问：这份指南的目的是什么？

答：新版指南的目的是为了加强产科麻醉的质量控制、降低麻醉相关并发症率及其严重程度，提高患者安全性，提升患者满意度。

问：本指南的着重点在哪里？

答：本指南重点在于围产期麻醉管理，即待产、非手术分娩、手术分娩以及产后的麻醉护理和镇痛（例如椎管内麻醉剖宫产，术后给予椎管内阿片类药物镇痛）。

问：这份指南有哪些适用人群？不适用哪些人？

答：其适应人群包括（但不限于）正常妊娠或伴有常见产科问题的围产期女性，但不适用于：妊娠期手术患者、患有妇科疾病或其他慢性疾病（如严重的心、肾或神经系统疾病）的产妇。

问：本指南不涉及的产科麻醉内容有哪些？

答：本指南并未涉及以下内容：① 阴道分娩产后镇痛；② 输卵管结扎后镇痛；③ 全麻下剖宫产的术后镇痛。

问：本指南的针对性阅读人群是哪些人？

答：本指南主要供麻醉医师使用，也可作为麻醉护理人员和其他医务工作者在提供围产期（待产、分娩、产后恢复期）麻醉咨询和护理时的参考资料。

问：这份临床指南是谁主管和启动的？

答：2014 年，ASA 临床标准与执业规范委员会要求重新评估 2007 年颁布的临床指南。此版更新包括了对文献资料的评估、对专家顾问和 ASA 会员进行问卷调查后的新发现。

问：是哪些人参与本指南的制订？

　　　此版更新是由 ASA 委派的 11 人工作组完成的，工作组由来自美国各地的私立医院、医学院校的麻醉医师和 ASA 临床标准与执业规范委员会的方法学顾问组成。

问：指南制订分哪几个步骤？

答：工作组分几个步骤对现有指南进行更新：

- 复习自 2007 版指南颁布后同行评议期刊上发表的原创研究论文。
- 成立一个专家顾问组，责成其：

- 参加围产期麻醉管理不同策略有效性评估的意见调查。
- 复核和评审工作组拟定的指南草案。
- 在 ASA 正式会员中抽样调查，征求其对指南草案的意见。
- 整合全部有效数据，经工作组讨论达成共识，最终定稿。

证据处理

问：证据的有效性和强度？

答：新版指南的制订严格依照方法学步骤，采用的证据主要有以下两个来源：科学证据和专家意见。

问：指南的科学证据来源于哪里？

答：新版指南采用的科学证据来源于同行评议期刊发表的论文中不断积累的研究数据。文献引用来源于 PubMed 和其他医学数据库、互联网直接检索、工作组成员、合作单位联络人、对同行评议研究论文的引用文献进行人工检索等等渠道。

问：收集文献后是如何归类的？

答：文献汇总后获得的数据，将按证据分类、证据分级和证据指向等在指南中一一列出。证据分类针对的是研究项目的实验设计的质量和强度。A 类证据来自于随机对照试验（RCT）的数据，而 B 类证据是指非随机试验或无相关对照的随机对照试验获得的观察性数据。

问：哪些证据被选中了？如何定向分类采纳？

答：只要有 A 类证据，在评估任何特定的临床结局时都应优先采纳。这些分类后的证据将被进一步划分为不同级别，证据的级别特指研究发现汇总后所获结论的强度和质量（指在同一分类中的统计结果、数据类型、已发表的同类研究或重复实验的数量等）。

问：一组证据关联确定后，如何将它有关的证据归类确定结论？

答：本文在总结每一组医学干预-临床结局时只纳入最高级别的证据，并且将其明确划分为对该临床结局有益证据、有害证据或模棱两可证据。

问：哪些是 A 类证据？分几级？怎么分？

答：随机对照试验（RCT）中对比两组临床干预对特定结局的影响而获得的数据。具有统计学显著差异（$P < 0.01$）的临床干预划分为对

患者"有益"（B）或"有害"（H），无统计学显著差异的则归入"模棱两可"（E）。其中还分为：

- I 级：文献积累了足够数量的 RCT 以供荟萃分析，并且文献汇总后经荟萃分析得到的结果被列为证据。
- II 级：文献积累了多个 RCT，但其数量不足以为新版指南提供可靠的荟萃分析结果。这些 RCT 的数据单独列为一类证据。
- III 级：文献包含一个 RCT，其结果被列为证据。

问：哪些是 B 类证据？分几级？怎么分？

答：观察性研究或无相关对照的随机对照试验（RCT）允许通过推论判定不同临床干预对临床结局是有益或有害。推论的结果被划分为有益（B）、有害（H）或模棱两可（E）。对于有统计学数据的研究，判定显著性差异要求 $P<0.01$。

- I 级：文献多为对比观察研究（例如队列研究、病例对照研究），通过两组临床干预对某特定临床结局的统计学比较获得数据。
- II 级：文献包含了非对比观察研究中相关联的统计学数据（例如相对风险、相关性、敏感性/特异性）。
- III 级：文献包括非对比观察研究的描述性统计学数据（例如频率、百分比）。
- IV 级：文献包括个案报告。

问：什么是文献证据不充分？

答：文献缺乏足够科学证据的情况总会发生，要么是证据缺失（比如没有相关研究），要么是证据不足。证据不足的文献不能用来评价临床干预和临床结局之间的关系，因为可能存在方法学问题导致研究无法得出准确的结论（例如，实验设计和实施过程中存在混杂因素），或者研究内容不符合新版指南"重点"的要求。

问：如何处理个人观点为基础的证据？哪些才能采纳？

答：新版指南制订过程中，会考虑与各主题相关的所有以个人观点为基础的证据，如调查数据、互联网评论、学术期刊的通信和编者按等等。不过，只有正式问卷调查的结果才会被指南采纳。参加调查的专家顾问和被随机抽中的 ASA 产科麻醉会员收到的是同一份问卷。

问：本指南中的 A 类观点指什么？

答：专家观点。由指南工作组指定专家顾问提交的调查答卷，将在正文中汇总报告。

问：本指南中的 B 类观点指什么？

答：会员观点。ASA 正式会员的调查答卷将在正文中汇总报告。

问：如何量化 A 类或 B 类观点？如何统计？

答：专家和 ASA 会员的调查答卷采用五分量表来记录，根据中位数统计调查结果。

- 强烈赞同：中位数分值为 5（至少 50％的回复是 5）
- 赞同：中位数分值为 4（至少 50％的回复是 4 或者 4 和 5）
- 模棱两可：中位数分值为 3（至少 50％的回复是 3，或者没有其他回复及同类回复总和超过 50％）
- 反对：中位数分值为 2（至少 50％的回复是 2 或 1 和 2）
- 强烈反对：中位数分值为 1（至少 50％的回复是 1）

问：本指南中的 C 类观点指什么？如何使用这些观点？

答：非正式观点。指南撰写过程中收集的公开论坛发言、互联网评论、学术期刊的通信和编者按等等，在指南临床建议定稿前将进行非正式评估和讨论。必要时，工作组会在此基础上添加教育内容和注意事项。

麻醉产前病史与体检实验室

问：围术期评估和准备主要包括哪些？

答：围术期评估和准备项目包括：

- 重点突出的病史回顾和体格检查。
- 产程中血小板计数。
- 血型和抗体筛查。
- 围术期胎心率模式记录。

问：文献提示哪些病史和体格检查值得重视？

答：尽管临床上普遍接受麻醉前访视须查看病历和体格检查，但对比研究的数据还不足以直接评价这些工作对临床结局的影响。观察性研究则发现某些患者或某些临床征象（如子痫前期、溶血—肝酶升高—血小板减少综合征（hemolysis，elevated Liver enzymes，and low platelet count，HELLP 综合征）、肥胖和糖尿病等）可能与产科并发症有关联（B2/B3 类—H/有害证据）[3-14]。

问：调查中，专家顾问组和 ASA 会员是如何看待病史体检的？

答：这两个调研中，他们均强烈赞同：

- 麻醉前访视应有重点地回顾病历并对患者进行体格检查。
- 应建立良好的沟通机制以便产科、麻醉科和多学科团队其他专科的医务人员尽早接触、持续交流。

问：每个孕产妇产程中需要血小板计数检查吗？

答：目前数据不足以判断常规血小板计数能否预测正常妊娠产妇的麻醉相关并发症。一项观察性研究发现，血小板计数和纤维蛋白原值与产后大出血发生率相关联（B2 类证据）[15]。其他观察性研究和个案报告提示，血小板计数可能有助于妊娠高血压疾病的诊断比如子痫前期、HELLP 综合征，以及其他有凝血功能障碍的疾病（B3/B4—B/有益证据）[16-23]。

问：专家顾问和 ASA 会员调查后的结果如何？

答：两个调研都强烈赞同麻醉医师应因人而异，根据患者病史（如重度子痫前期）、体格检查和临床症状来决定是否进行血小板计数检查。

问：每个产妇都需要血型与抗体筛查吗？

答：目前数据不足以判断血型检查和抗体筛查可以减少产妇麻醉并发症。另外，文献数据也不足以证明正常妊娠的健康产妇需要做交叉配血。

问：ASA 会员和专家顾问是怎么建议备血、配血的？

答：ASA 会员赞同、专家顾问强烈赞同：

- 对于选择阴道分娩或手术分娩的正常妊娠的健康产妇，不必进行交叉配血；
- 应根据产妇病史、预期有产后出血风险的并发症（如子宫手术后前置胎盘合并胎盘植入）以及当地医院的制度，决定是否进行血型检查和抗体筛查。

问：胎心监护在麻醉/镇痛前后会有变化吗？

答：观察性研究和个案报告指出，胎心率模式在给予椎管内麻醉后有可能改变（B3/B4 类证据）[24-31]。

问：每个产妇做麻醉/镇痛前后需要胎心监护吗？

答：根据上面的现状，专家顾问和 ASA 会员的调查结果强烈赞同椎管内分娩镇痛给药前后，应由合格医务人员监测胎心。

问：病史和体格检查到底包括哪些内容？

答：麻醉前访视应有重点回顾病史，并进行体格检查。

- 包括但不限于：产妇既往史和麻醉史、产科相关病史、基础血压测量、气道和心肺检查；上述内容应符合 ASA《麻醉前评估的临床指导意见》的要求。
- 如计划进行椎管内麻醉，应检查患者的背部。
- 应鼓励产科与麻醉科联合会诊，以识别明显的麻醉或产科危险因素。

预防误吸

问：预防误吸措施包括哪方面？

答：
- 清亮液体
- 固体食物
- 抗酸剂、H2-受体拮抗剂和甲氧氯普胺

问：产程中禁饮清亮液体有证据支持吗？

答：现有文献不足以证明分娩前的禁饮时间与呕吐、反流或者肺误吸风险有相关性。

问：ASA 会员、专家顾问们都赞成禁饮吗？ 低危产妇能喝清亮液体吗？

答：他们都强烈赞同
- 正常妊娠产妇可以适量饮用清亮液体；
- 进行择期手术（如择期剖宫产或产后输卵管结扎术）的正常妊娠产妇在麻醉诱导前 2 小时可以进食适量清亮饮料，即需要禁饮 2 h 以上。

问：麻醉前，孕产妇到底需要禁固体食物多久？

答：固体食物的禁食时长能否预测产妇麻醉并发症尚无定论。现有文献不足以明确产妇禁食多长时间能保证安全。

问：专家顾问和 ASA 会员同意麻醉前禁食 6~8 h 吗？临产产妇需要禁食吗？

答：他们都强烈赞同
- 进行择期手术（如择期剖宫产或产后输卵管结扎术）的产妇，术前应根据摄入食物的成分（如脂肪）禁食时间 6~8 h；
- 有其他误吸风险的临产妇（如病态肥胖、糖尿病、困难气道）或风险增加需转手术分娩的产妇（如不稳定的胎心率图形）应根据不同情况执行更严格的禁食；
- 临产后应禁食。

问：抗酸剂、H_2-受体拮抗剂和甲氧氯普胺对预防孕产妇误吸有用吗？

答：随机对照试验提示，术前摄入非颗粒型抗酸剂（如枸橼酸钠、碳酸氢钠）与围产期胃液 pH 值升高相关联（A2 - B 类证据）[32-35]，但与胃容量关系不明确（A2 - E/模棱两可证据）[32-33]。随机安慰剂对照试验显示，H_2-受体拮抗剂与产科患者胃液 pH 值升高相关联（A2 - B 类证据），与胃容量关系不明确（A2 - E 类证据）[36-38]。随机安慰剂对照试验表明，甲氧氯普胺与减少围产期恶心、呕吐有关联（A2 - B 证据）[39-43]。但现有文献不足以验证胃液酸度降低和产妇误吸胃内容物后发生肺误吸、呕吐、致残和致死率之间的关系。

问：专家顾问和 ASA 会员两个调查怎么说？

答：他们一致赞同手术之前（如剖宫产手术和产后输卵管结扎术）及时给予非颗粒型抗酸剂、H_2-受体拮抗剂和/或甲氧氯普胺以预防误吸。

问：接受择期手术的正常妊娠孕妇在麻醉诱导前 2 h 可摄入清亮液体，哪些是清亮液体？能不能喝稀饭？

答：清亮液体包括但不限于：水、无果肉果汁、碳酸饮料、清茶、黑咖啡和运动饮料。摄入液体是否含固形物颗粒比摄入液体的容量更重要。所以不应该喝稀饭。

分娩镇痛

问：阴道分娩的麻醉管理包括哪些方面？

答：阴道分娩过程中的麻醉管理包括

- 椎管内镇痛的时机和临床结局
- 椎管内镇痛和剖宫产术后阴道试产（trial of labor after cesarean，TOLAC）
- 麻醉/镇痛技术

问：我们还需要根据宫口大小决定椎管内镇痛的时机吗？会增加剖宫产率、产钳率吗？

答：随机对照试验（randomized control trial，RCT）荟萃分析发现，对于自然发动的产程、器械助产和剖宫产而言，无论是早期给药（宫口<4 cm 或 5 cm）还是晚期给药（宫口>4 cm 或 5 cm），硬膜外镇痛的时机对于产程结局的影响并不明确（A1－E 类证据）[44-48]。另一项根据宫口扩张程度给药（宫口<2 cm 组，宫口>2 cm 组）的 RCT 研究，也认为时机对产程结局影响的证据不确切（A3－E 类证据）[49]。最后，RCT 比较了腰硬联合（combined spinal-epidural，CSE）分娩镇痛的早期和晚期给药，无论是自然临产、器械助产还是剖宫产，同样未发现给药时机对产程结局有影响的明确证据（A2－E 类证据）[50,51]。

问：专家顾问和 ASA 会员的两项调查对分娩镇痛时机是怎么论述的？

答：他们强烈赞同

- 如果可能，尽量在产程早期为产妇提供椎管内镇痛（如宫口<5 cm）；
- 因人而异，提供个体化的椎管内镇痛；
- 不应刻板地强调宫口扩张度而延迟椎管内镇痛给药。

问：剖宫产后阴道试产的产妇能不能做椎管内分娩镇痛？

答：对接受硬膜外分娩镇痛的 TOLAC 产妇进行的非随机对比研究发现，椎管内镇痛对于产式、产程长短、不良结局的影响是模棱两可的（B1－E 类证据）[52-56]。

问：专家顾问和 ASA 会员的调研怎么看待 TOLAC 产妇椎管内分娩镇痛这个问题？

答：强烈赞同① 为 TOLAC 产妇提供椎管内镇痛；② 应尽早为 TOLAC 产妇行椎管内置管，以备分娩镇痛或中转剖宫产麻醉之需。

问：分娩镇痛涉及的麻醉技术中，哪些是大家的热门话题？

答：大家有很多研究涉及到：

- 复杂妊娠产妇早期椎管内（鞘内或硬膜外）置管
- 连续硬膜外输注镇痛（continuous epidural infusion，CIE）
- 硬膜外局麻药联合阿片类药物镇痛
- 较高或较低的局麻药浓度
- 阿片类药物鞘内单次注射联合/不联合局麻药
- 笔尖式腰穿针
- 腰硬联合（CSE）镇痛
- 患者自控硬膜外镇痛

问：高危妊娠产妇的早期椎管内置管能改变临床结局吗？

答：对于高危妊娠产妇的椎管内镇痛，现有文献不足以评估早期置管后即刻给药或稍后给药是否改善母婴临床结局。

问：专家顾问和 ASA 会员的调研对高危妊娠产妇的早期椎管内置管怎么看？

答：调研结果都强烈赞同对于有产科（如双胎或子痫前期）或麻醉科（如预期的困难气道或病态肥胖）适应证的产妇，应考虑早期椎管内置管，以备紧急剖宫产时减少全麻的需要。

问：连续硬膜外输注（CIE）比单次手推局麻药分娩镇痛好吗？阿片类药物呢？

答：随机对照试验（RCT）研究发现，连续硬膜外输注（CIE）局麻药镇痛与阿片类药物静脉单次给药相比，前者可降低产妇在产程中的疼痛和不适（A2 - B 类证据）[57,58]。但文献尚不足以对 CIE 和连续静脉输注阿片类药物进行比较。一项 RCT 报告，与肌注阿片类药物相比，CIE 更能缓解产程的疼痛（A3 - B 证据），但对产程长短和产式的影响尚未明确（A3 - E 类证据）[59]。另一项非随机对比研究比较了 CIE 与鞘内单次注射阿片类药物对产程长短和产式的影响，结果亦不明确（B1 - E 类证据）[60]。

问：专家顾问和 ASA 会员的调研对连续硬膜外输注镇痛怎么看？

答：专家顾问和 ASA 会员强烈赞同

- 连续硬膜外输注可为待产和分娩的孕产妇提供有效镇痛。
- 当使用 CIE 局麻药镇痛时，可辅以阿片类药物。

问：硬膜外联合使用局麻-阿片药好还是单独使用局麻药好？

答：随机对照试验(RCT)荟萃分析显示,硬膜外局麻药联合阿片类镇痛比单用同等浓度的硬膜外局麻药的镇痛效果要好(A1 - B 类证据)[61-65];但对非助产分娩率、低血压、瘙痒和 1 分钟 Apgar 评分的影响尚无定论(A1 - E 类证据)[62-73]。

问：就临床结局而言,椎管内低浓度还是超低浓度的局麻药好？

答：RCT 比较了 CIE 低浓度局麻药联合阿片类与较高浓度局麻药不联合阿片类两组对于镇痛效率、产程长短的影响,未得到确切结论(A2 - E 类证据)[74-79]。同样,对 RCT 的荟萃分析也未能揭示这两组对于非手术助产分娩和新生儿 Apgar 评分的影响有何不同(A1 - E 类证据)[74-80]。低浓度的局麻镇痛可降低运动阻滞的发生率(A1 - B 类证据)[74-76,78-80]。此外,现有文献尚不足以判断硬膜外局麻药联合阿片类对于产妇其他临床结局的影响(例如低血压、恶心、瘙痒、呼吸窘迫以及尿潴留)。

问：专家顾问和 ASA 会员的调研对局麻药浓度和阿片类药物合用的看法如何？

答：专家顾问和 ASA 会员强烈赞同局麻药和阿片类药物的浓度都应稀释,以尽可能减少运动阻滞。

问：联合和不联合局麻药的鞘内单次注射阿片类药物能不能做分娩镇痛？

答：一项随机对照试验报告,与静脉给药相比,阿片类药物鞘内注射比静脉的镇痛持续时间更长(A1 - B 证据)[81]。非随机对比研究关于给药方式对产程长短、产式、其他不良反应(如恶心、呕吐、头痛和瘙痒)的影响没有明确结论(B1 - E 类证据)[82-84]。现有文献无法判断联合和不联合局麻药的鞘内单次注射阿片类药物在临床结局上的差异。

问：专家顾问和 ASA 会员的调研结果建议大家怎么做？

答：预期能阴道非手术助产分娩时,采用鞘内单次注射阿片类药物联合(或不联合)局麻药可以提供短期有效的镇痛。ASA 会员赞同、专家顾问强烈赞同应联合使用局麻-阿片药以延长镇痛持续时间、提高镇痛效果。

问：笔尖式腰穿针有什么益处？

答：随机对照试验的荟萃分析指出，笔式腰穿针与斜面切割式腰穿针相比，可降低硬脊膜穿刺后头痛的频率（A1 - B 类证据）[85-89]。

问：专家顾问和 ASA 会员对使用笔尖式腰穿针同意现有的证据吗？

答：都强烈赞同应使用笔尖式腰穿针取代斜面切割式腰穿针，以尽可能降低硬脊膜穿刺后头痛的风险。

问：腰硬联合（CSE）还是单纯硬膜外分娩镇痛？

答：随机对照试验（RCT）的荟萃分析发现，与硬膜外局麻药联合阿片类相比，CSE 局麻药联合阿片类的方法分娩镇痛起效快、效果好（A2 - B 类证据）[90-96]；但在产妇的镇痛满意度、产式、低血压、瘙痒、1 分钟 Apgar 评分等方面，尚无法评定这两种方法的差异（A1 - E 类证据）[90-101]。RCT 荟萃分析发现，CSE 造成更多的运动阻滞（A1 - H 类证据）[90,92,93,96,101]。

问：专家顾问和 ASA 会员怎么看腰硬联合分娩镇痛？

答：他们都强烈赞同：① 如果预计产程将延长并超过鞘内药物的镇痛时间，或者产妇有很大的可能性转为剖宫产，那么应该考虑以鞘内置管取代单次鞘内注射；② 使用 CSE 技术可提供起效快、效果好的分娩镇痛。

问：患者自控硬膜外镇痛是否应该用在分娩镇痛？

答：随机对照试验（RCT）荟萃分析发现，患者自控硬膜外镇痛（PCEA）与连续硬膜外输注（CIE）相比，前者使用的镇痛剂更少（A1 - B 类证据）[102-107]；但在产程长短、产式、运动阻滞、1 分钟/5 分钟 Apgar 评分方面，尚无法评定这两种方法的差异（A1 - E 类证据）[103-116]。RCT 荟萃分析指出，联合背景输注量的 PCEA 镇痛效果优于无背景输注量的 PCEA（A1 - B 类证据）[117-121]，但两者对产式和运动阻滞发生率影响不明（A1 - E 类证据）[117-122]。

问：专家顾问和 ASA 会员对患者自控硬膜外镇痛的看法如何？

答：调研结果发现，他们都强烈赞同：

- 患者自控硬膜外镇痛（PCEA）可灵活提供持续、有效的分娩镇痛。
- 更倾向于使用 PCEA 而不是固定滴速的连续硬膜外输注（CIE），

以减少麻醉干预、降低局麻药剂量。专家顾问和 ASA 会员赞同使用 PCEA 可联合或不联合背景输注量。

问：清除滞留胎盘的技术包括哪两个方面？

答：● 清除滞留胎盘的麻醉技术。

　　● 硝酸甘油松弛子宫。

问：清除滞留胎盘用什么麻醉？

答：文献不足以评估哪一项麻醉技术对于清除滞留胎盘更有效。

问：专家顾问和 ASA 会员调研对清除滞留胎盘麻醉是怎么看的？

答：两个调研强烈赞同：

　　● 进行椎管内麻醉前应评估产妇的血流动力学状况。

　　● 如硬膜外导管已放置到位且产妇血流动力学状况稳定，可考虑硬膜外麻醉。

问：专家顾问和 ASA 会员调研建议大家清除滞留胎盘麻醉时防误吸吗？

答：两个调研均赞同应防止误吸，并强烈赞同：

　　● 产后早期静滴镇静剂/镇痛剂应非常谨慎，以防呼吸窘迫和肺误吸的潜在风险。

　　● 如遇产妇大出血合并血流动力学不稳定，应考虑气管插管全麻而非椎管内麻醉。

问：清除滞留胎盘成功率与硝酸甘油松弛子宫有关吗？

答：随机对照试验（RCT）在比较静脉给药或舌下含服硝酸甘油（含安慰剂对照）两组松弛子宫的作用时，发现数据与成功清除滞留胎盘的研究结果并不一致（A2－E 类证据）[123-125]。观察研究和个案报告指出，静脉或舌下含服硝酸甘油可以成功地松弛子宫和清除滞留胎盘（B3/B4 类证据）[126-130]。

问：ASA 会员和专家顾问对硝酸甘油松弛子宫增加清除滞留胎盘成功率的看法如何？

答：ASA 会员赞同、专家顾问强烈赞同在清除滞留胎盘时可采用硝酸甘油作为子宫松弛剂来替代硫酸特布他林或气管插管全麻吸入卤化剂。

问：产后输卵管结扎用什么麻醉？

答：现有文献不足以评估椎管内麻醉和全麻哪种方式会使产后输卵管结扎的产妇受益。另外，文献也不足以评价产后输卵管结扎的时机对产妇临床结局的影响。

问：专家顾问和 ASA 会员对产后输卵管结扎麻醉的建议是什么？

答：他们强烈赞同：

- 接受产后输卵管结扎的产妇，术前应根据摄入食物的成分（如脂肪）禁食 6～8 小时；
- 根据产妇的麻醉风险、产科风险（如失血）及个人意愿，因人而异选择相应的麻醉技术（椎管内麻醉或全麻）和手术时机。ASA 会员赞同、专家顾问强烈赞同大部分产后输卵管结扎应优先考虑椎管内麻醉而不是全麻。

剖宫产麻醉

问：剖宫产的麻醉管理包括哪些？

答：剖宫产的麻醉管理包括：

- 仪器、设施、人员配备。
- 全身麻醉、硬膜外麻醉、腰麻或腰硬联合麻醉（CSE）。
- 静脉液体预扩容或同步扩容。
- 麻黄碱或去氧肾上腺素。
- 椎管内阿片类用于椎管内麻醉手术的术后镇痛。

问：剖宫产麻醉的仪器、设施、辅助人员有专门的研究吗？

答：文献不足以评估产房/产科手术室在仪器、设施、人员配备方面相对于中心手术室的优越性。

问：专家顾问和 ASA 会员怎么看剖宫产麻醉的仪器、设备、辅助人员这些问题？

答：他们都强烈赞同：

- 产房/产科手术室应配备与中心手术室相当的仪器、设施和辅助人员。
- 产房/产科手术室应具备处理可能并发症（如插管失败、麻醉不全、低血压、呼吸窘迫、局麻药全身毒性、瘙痒和呕吐等）的资源。
- 应配备合适的仪器和人员，为椎管内麻醉或全麻术后产妇进行麻醉恢复。

问： 剖宫产用什么麻醉好？全麻、硬膜外麻醉、腰麻或腰硬联合麻醉？

答： 随机对照试验(RCT)报告硬膜外麻醉剖宫产儿的 1 分钟/5 分钟
Apgar 评分均优于全麻剖宫产儿(A2 - B 类证据)[131-135]，但对脐动
脉血 pH 值的影响尚不明确(A2 - E 类证据)[133,135-137]。RCT 报告
的腰麻和全麻两组在 1 分钟/5 分钟 Apgar 评分、脐动脉血 pH 值
等方面的差异不明确(A1 - E 类证据)[132,138-142]。RCT 同样无法评
价硬膜外麻醉[135,137,140,143,144]、腰麻[144,145]和全麻等不同麻醉方式对
手术总时间的影响(A2 - E 类证据)。

在麻醉诱导至胎儿娩出时间、低血压、脐血 pH 值、Apgar 评分等方
面，RCT 没有腰麻和硬膜外麻醉两者差异的明确证据(A2 - E 类
证据)[132,144,146-153]。

RCT 发现腰硬联合麻醉(CSE)和硬膜外麻醉对低血压发生率、
1 分钟 Apgar 评分两个指标的影响不明确(A2 - E 类证
据)[133,135,154-158]。RCT 在比较 CSE 和腰麻在胎儿娩出时间、手术
室停留时间、低血压、1 分钟/5 分钟 Apgar 评分等方面的差异时，
也没有明确结论(A2 - E 类证据)[159-162]。

问： 专家顾问和 ASA 会员调研是怎么论述剖宫产麻醉的？

答： 他们一致强烈赞同：

- 剖宫产麻醉方式的选择应当因人而异，考虑麻醉科、产科或胎儿
  风险因素（例如择期还是急诊手术）、产妇个人意愿、麻醉医师的
  判断等。
- 无论何种麻醉方式，应始终保持子宫倾斜位（通常是子宫左倾
  位/LUD）直到胎儿娩出。
- 大多数剖宫产首选椎管内麻醉而非全麻。
- 如采用腰麻，则用笔尖式腰穿针替代斜面切割式腰穿针。
- 对于急诊剖宫产，可使用已留置的硬膜外导管来启动麻醉。
- 发生以下情况如严重的胎心过缓、子宫破裂、大出血、严重胎
  盘早剥、脐带脱垂和早产臀位足先露时，全麻是最合适的
  选择。

问： 静脉液体预扩容或同步扩容对产妇腰麻后低血压发生率的影响

如何?

答：在比较腰麻前预扩容或同步扩容与不扩容对产妇低血压发生率的影响时，随机对照试验（RCT）的结论不一致（A2-E类证据）[163-169]。RCT荟萃分析分别比较了腰麻前预扩容和同步扩容对产妇低血压的影响，未得出明确结论（A2-E类证据）[168,170-176]。

问：专家顾问和ASA会员怎么看静脉液体预扩容或同步扩容对产妇腰麻后低血压作用的?

答：他们均赞同腰麻下剖宫产时静脉液体预扩容可减少产妇低血压的发生。ASA会员赞同、专家顾问强烈赞同：尽管预扩容可降低产妇低血压发生率，但不能为了达到特定的静脉输注量而延迟腰麻的启动。

问：麻黄碱或去氧肾上腺素对剖宫产麻醉后的低血压有效吗? 静脉途径还是肌注? 哪个好?

答：随机双盲-安慰剂对照的临床试验荟萃分析显示，与安慰剂相比，剖宫产麻醉时静脉注射麻黄碱可减少产妇低血压（A1-B类证据）[177-181]。

RCT比较了肌注麻黄碱与安慰剂组对产妇低血压的影响，但未得出明确结论（A2-E类证据）[182-184]。RCT发现，与安慰剂比较，去氧肾上腺素剂量越高，产妇低血压发生率越低（A2-B类证据），但剂量较低时相关性不明确（A2-E类证据）[182,185-187]。

随机双盲RCT的荟萃分析报告了静脉输注去氧肾上腺素的产妇低血压发生率低于麻黄碱组（A2-B类证据）[188-193]，脐动脉血pH值高于麻黄碱组（A1-H类证据）[194-199]。

问：专家顾问和ASA会员两个调研结果如何评价升压药对剖宫产麻醉后低血压的影响?

答：他们都强烈赞同静脉输注麻黄碱和去氧肾上腺素均可治疗椎管内麻醉引起的低血压。

问：椎管内阿片类药物用于术后镇痛有什么研究依据? 和静脉使用阿片的副作用有区别吗?

答：随机对照试验（RCT）将硬膜外阿片类药物与间歇静脉注射或肌注阿片类药物进行比较，发现硬膜外阿片类药物改善了剖宫产术后镇痛效果（A2 - B 类证据）[200-206]；RCT 荟萃分析显示两组在恶心、呕吐、瘙痒等方面差异不明确（A1 - E 类证据）[200-204,206-211]。RCT 还报告了患者自控硬膜外镇痛（PCEA）比静脉自控镇痛的效果要好（A2 - B 类证据），但两者在恶心、呕吐、瘙痒和镇静等方面差异尚不明确（A2 - E 类证据）[208,211]。

问：专家顾问和 ASA 会员们对剖宫产术后镇痛首选什么方法？

答：他们强烈赞同椎管内麻醉剖宫产的术后镇痛，应首选椎管内阿片类药物，而非间歇使用肠外（静脉/肌注）阿片类药物。

产科麻醉急症处理

问：产科和麻醉急症处理包括哪些内容？

答：产科和麻醉的急症处理包括：
- 产科大出血的急救资源。
- 处理紧急气道的仪器设备。
- 心肺复苏。

问：应对产科大出血的急救资源能降低产妇的并发症吗？

答：观察性研究和个案报道：建议产科大出血的急救资源与降低产妇并发症密切相关（B3/B4 - B 类证据）[212-219]。

问：专家顾问和 ASA 会员同意配备大出血的急救资源吗？

答：他们都强烈赞同有产科的医疗机构应该配备应对产科大出血的急救资源。

问：有证据显示需要处理紧急气道的仪器设备吗？

答：个案报道指出：处理紧急气道的仪器设备是否到位，与产妇、胎儿和新生儿并发症的降低相关（B4 - B 类证据）[220-228]。

问：专家顾问和 ASA 会员同意在产房里配置紧急气道的仪器设备吗？需要什么仪器？

答：他们强烈赞同产房应配备随时待命的人员和仪器，能遵循 ASA 临床指南"困难气道的处理"原则处理紧急气道，包括使用脉搏血氧仪和二氧化碳监测仪。

问：心肺复苏有没有循证依据？

答：文献不足以评估产妇在待产和分娩时心肺复苏的效果。就心脏骤停而言，美国心脏病协会（American Heart Association，AHA）声明(见本书相关章节)抢救者必须判断心脏骤停是否可通过基础生命支持和高级心脏生命支持来逆转,而 4～5 min 是心脏骤停尚可逆转的最长时限。胎儿娩出后解除了对主动脉-下腔静脉的压迫,因而可改善母亲心肺复苏的效果。AHA 进一步指出,"如能在母亲心脏骤停后 5 min 内娩出胎儿的话,则大于 24～25 孕周的胎儿将获得最好的生存率"。

问:有关于产科大出血急救设备的建议吗?

答:表 6-1 所列项目为建议内容,医务人员和医疗机构应根据特定需求、使用偏好和实际能力自行调整。

表 6-1 产科大出血急救设备的建议

- 大口径的静脉导管
- 输液加热器
- 充气升温毯
- 血库资源
- 大量输血方案
- 快速输液和血液制品的设备,包括但不限于手动充气式加压输液器和自动输液泵

问:有产房椎管内分娩镇痛初始步骤气道管理的设备建议吗?

答:表 6-2 所列项目为摘自困难气道处理的临床指南的内容。ASA 专家工作组关于困难气道处理的最新报告建议内容,医务人员和医疗机构应根据特定需求、使用偏好和实际能力自行调整。

表 6-2 产房椎管内分娩镇痛初始步骤气道管理的设备建议

- 喉镜和各型镜片
- 气管导管、管芯
- 氧气源
- 吸引器及管路和吸头
- 自充气气囊和正压通气面罩
- 支持血压、肌肉松弛和镇静药物

问:有剖宫产手术室处理困难气道便携式设备的建议内容吗?

答:表 6-3 所列项目为摘自困难气道处理的临床指南的内容。ASA

专家工作组关于困难气道处理的最新报告建议内容,医务人员和医疗机构应根据特定需求、使用偏好和实际能力自行调整。

表 6-3　剖宫产手术室处理困难气道便携式设备的建议内容

- 备用的不同型号和尺寸的硬喉镜片
- 可视化喉镜设备
- 多尺寸的气管导管
- 气管导管引导器,包括但不限于:可塑性管芯、光棒、McGill 钳
- 至少有一套适于非手术紧急通气的气道装置,包括面罩或声门上气道装置(例如喉罩、插管喉罩和喉罩导管)
- 适于紧急气道手术的设备(例如环甲膜切开)

问:专家顾问和 ASA 会员如何看待手术室、产房的各种应急资源?

答:强烈赞同
- 产房和手术室应配备可即刻启用的基础和高级生命支持设备;
- 如产妇在产程中发生心脏骤停,立即启动标准复苏措施,同时兼顾妊娠的特殊性如保持子宫左倾位并准备胎儿娩出。

问:如何选择证据关联? 有哪些临床介入和搜寻条目?

答:新版指南采纳了上版指南制订时所用的文献综述,并结合了2006 年指南获准颁布后发表的研究成果。新版指南的科学评估是建立在对临床干预-临床结局可能相关性的证据关联和论述上的。下文所列的是在产科麻醉领域中已得到充分评估和验证的医学干预对临床结局产生影响的临床介入。

表 6-4　方法与分析

1. 麻醉前评估和准备
   - 有重点的回顾病史(了解患者状况)
   - 进行体格检查
   - 产科与麻醉科良好沟通
   - 实验室检查
     - 产程中常规血小板计数
     - 疑似子痫前期或凝血功能障碍者行血小板计数
     - 血型检查和抗体筛查
   - 记录胎心率模式图

2. 防止误吸
   - 临产产妇可摄入清亮液体
   - 产妇摄入固体食物
   - 择期剖宫产前 6～8 小时禁食固体食物
   - 术前(不包括阴道器械助产)使用与不使用非颗粒型抗酸剂相比
   - 术前(不包括阴道器械助产)使用与不使用 H2-受体拮抗剂(如西咪替丁、雷尼替丁或法莫替丁)
   - 术前(不包括阴道器械助产)使用与不使用甲氧氯普胺相比

3. 待产和分娩的麻醉管理
   - 早期与晚期进行椎管内分娩镇痛相比(早期宫口<4～5 cm,晚期>4～5 cm)
   - 为瘢痕子宫阴道试产(TOLAC)产妇提供椎管内镇痛
   - 为有产科(如双胎或子痫前期)或麻醉科(如预期的困难气道或病态肥胖)适应证的产妇实施预防性(超前)椎管内置管

   连续硬膜外输注(CIE)局麻药分娩镇痛
   - CIE 局麻药(联合/不联合阿片类药物)与肌注阿片类药物相比
   - CIE 局麻药(联合/不联合阿片类药物)与静脉阿片类药物相比
   - CIE 局麻药(联合/不联合阿片类药物)与鞘内阿片类药物(联合/不联合局麻药)相比

   分娩镇痛药物浓度
   - 硬膜外局麻药联合阿片类与单用同等浓度的硬膜外局麻药
   - 硬膜外局麻药联合阿片类与单用较高浓度硬膜外局麻药
   - CIE 低浓度局麻药联合阿片类与单用较高浓度硬膜外局麻药
   - CIE 丁哌卡因(<0.125%)联合阿片类与单用丁哌卡因(>0.125%)

   鞘内单次注射阿片类药物
   - 鞘内单次注射阿片类联合/不联合局麻药与肠外阿片类相比
   - 鞘内单次注射阿片类联合局麻药与鞘内阿片类不联合局麻药相比

   笔尖式腰穿针
   - 笔尖式腰穿针与斜面切割式腰穿针相比

   腰硬联合(CSE)局麻药联合阿片类
   - CSE 局麻药联合阿片类与硬膜外局麻药联合阿片类相比

   患者自控的硬膜外镇痛(PCEA)
   - PCEA 与 CIE 相比
   - PCEA 联合与不联合基础输注相比

   清除滞留胎盘
   - 麻醉技术
   - 使用硝酸甘油松弛子宫

4. 剖宫产的麻醉管理
- 仪器、设施、辅助人员
- 配备仪器、设施和辅助人员
- 全麻、硬膜外麻醉、腰麻或腰硬联合
  - 全麻与硬膜外麻醉相比
  - 硬膜外麻醉与腰麻相比
  - CSE 麻醉与硬膜外麻醉相比
    - □ CSE 麻醉与硬膜外麻醉
    - □ CSE 麻醉与鞘内麻醉
- 为血流动力学稳定的产妇清除滞留胎盘时，已行硬膜外置管与未行硬膜外麻醉相比
- 为大出血产妇清除滞留胎盘时，全麻与椎管内麻醉相比
- 静脉液体预扩容或同步扩容
  - 腰麻时有无静脉液体预扩容/同步扩容对减少产妇低血压的影响
  - 静脉液体预扩容与同步扩容相比麻黄碱或去氧肾上腺素

麻黄碱或去氧肾上腺素
- 麻黄碱与安慰剂或不用麻黄碱相比
- 去氧肾上腺素与安慰剂或不用麻黄碱相比
- 麻黄碱与去氧肾上腺素相比

椎管内阿片类用于术后镇痛
- 椎管内麻醉剖宫产术后镇痛时，椎管内阿片类与间歇注射肠外阿片类相比
- 椎管内麻醉剖宫产术后镇痛时，PCEA 与患者自控的静脉镇痛相比

5. 产后输卵管结扎
- 产后输卵管结扎术前 6～8 小时应禁食固体食物
- 产后输卵管结扎应预防误吸
- 产后输卵管结扎选择椎管内麻醉还是全麻
- 分娩后 8 小时内行产后输卵管结扎

6. 产科和麻醉的急症处理产科大出血的急救资源
- 产房应配备与中心手术室相当的仪器、设施和辅助人员
- 产科大出血的急救资源(红细胞、血小板、术中自体血回收)
- 重度子痫前期患者的有创血流动力学监测

处理紧急气道的临床资源
- 处理紧急气道的设备
- 心肺复苏
- 产房配备基础和高级生命支持设备

问：文献回顾是如何进行的？

答：通过电子和人工检索来鉴别出可能相关的临床研究。最新的检索覆盖了自 2005 年 1 月 1 日到 2015 年 7 月 31 日间 11 年跨度的文献。对新引用的文献进行审核，并将之与上版指南使用的 2005 年之前的文献相结合，最后汇总成 478 篇有直接关联证据的文献。检索内容包括上文列举的各种临床干预，主要根据新版指南"重点"一节的标准来采纳或排除文献。新版指南使用的完整的参考书目已按章节划分，列入《补充电子目录 2》(http：//links. lww. com/ALN/B220)。

问：通过证据类型和证据水平来分类出来的 13 个证据关联是什么？

答：研究中每一项患者临床结局通过证据类型和证据水平来分类，并定义为有益、有害和模棱两可。研究结果根据不同的证据关联进行汇总。围绕 13 个证据关联的文献囊括了足够数量的研究，其实验设计合理、统计数据充足以进行荟萃分析（表 6 - 4）。这些关联是：

- 早期与晚期硬膜外麻醉。
- 硬膜外局麻药联合与不联合阿片类药物。
- 连续输注硬膜外(CIE)局麻药联合阿片类药物与高浓度局麻药不联合阿片类药物。
- 笔尖式与斜面切割式腰穿针。
- 腰硬联合(CSE)局麻药联合阿片类药物与硬膜外局麻药联合阿片类药物。
- 患者自控硬膜外镇痛(PCEA)与 CIE。
- PCEA 联合与不联合基础输注。
- 剖宫产全麻与硬膜外麻醉。
- 剖宫产 CSE 麻醉与硬膜外麻醉。
- 剖宫产液体预扩容与同步扩容。
- 剖宫产静注麻黄碱与安慰剂。
- 剖宫产静注麻黄碱与去氧肾上腺素。
- 术后镇痛椎管内阿片类药物与肠外阿片类药物的比较。

问：临床结局的连续变量和临床结局的非连续变量分别采用什么统计

学方法？

答：临床结局的连续变量采用普通方差效应量估计或组合概率检验，临床结局的非连续变量采用 Mantel-Haenszel 比值比。采用的组合概率检验有以下两种：① Fisher 组合检验，将各独立研究报告的 P 值进行对数转换后生成卡方值；② Stouffer 组合检验，根据样本量大小对每个标准正态变量加权后得到各个研究所占的权重。Mantel-Haenszel 比值比通过四格表综合各研究临床结局发生频率实现。可接受的显著性差异设为 $P<0.01$（单尾检验）。为确保各研究结果的一致性，对各个研究进行了异质性检验。当存在显著异质性（$P<0.01$）时，比值比通过 DerSimonian-Laird 随机效应模型计算得出。失安全系数（fail-safe N）的计算则为避免可能存在的出版性偏倚。没有专门对未发表的研究检索，也没有对研究结果的检索过程做可靠性的检验。

在评估两类数据时，① Mantel-Haenszel 比值比应与组合检验结果相一致；② 在没有 Mantel-Haenszel 比值比情况下，Fisher 组合检验与权重 Stouffer 组合检验的结果必须相互一致，才可认定为显著性。

问：观察者间吻合度（Interobserver agreement）如何解决？

答：专职小组成员与两位方法学家观察者间吻合度（Interobserver agreement）通过评判者间可信度检验（interrater reliability testing）。两个评判者间吻合度水平使用 Kappa 系数：① 实验设计，K=0.83～0.94；② 统计分析，K=0.71～0.93；③ 证据关联分配，K=0.87～1.00；④ 文献纳入数据库，K=0.74～1.00。

三位评判者期望校正吻合度值为：① 实验设计，Sav=0.884，Var（Sav）=0.004；② 统计分析：Sav=0.805，Var（Sav）=0.009；③ 关联分配：Sav=0.911，Var（Sav）=0.002；④ 文献纳入数据库Sav=0.660，Var（Sav）=0.024。这些数据反映出了中等到高水平的吻合度。

问：本指南制定时是如何达成共识的？

答：从多个渠道达成共识：① 从产科麻醉或母胎医学专业医师中遴选出来的专家顾问提交的调查意见；② 从美国麻醉医师学会（ASA）

正式会员中抽样征集的调查意见;③ 两个全国性麻醉会议上公开论坛参与者的发言;④ 来自互联网的评论;⑤ 工作组的意见和解释。专家顾问的调查问卷回收率为 75%(n＝76/102),从 ASA 会员中征集了 2 326 份问卷。

问：调研中的指南可行性估计部分的数据怎么样?

答：问卷中要求专家顾问回答,新版指南制定后是否有任何关联证据会改变他们的临床工作。这个问题的反馈率为 35%(n＝36)。针对每一项证据关联,专家们预计对临床实践无改变的百分比是：围术期评估 97%;预防误吸 83%;待产和分娩的麻醉管理 89%;清除滞留胎盘 97%;剖宫产的麻醉选择 97%;产后输卵管结扎 97%;并发症处理 94%。97% 的回复认为指南对典型病例需要花费的时间并无影响,而有一位专家认为新版指南的执行,在典型病例上花费的时间会增加 5 分钟。

产程麻醉管理原则

问：是否让每个产妇都分娩镇痛?

答：并非所有产妇都要求在分娩时进行麻醉管理。对于要求分娩镇痛的产妇,有许多有效的镇痛技术可以应用。产妇的要求本身就是充足的理由。另外,产妇的内科和产科情况可确保实施椎管内镇痛改善母亲和新生儿的状况。

问：如何平衡医疗资源和分娩镇痛需求?

答：麻醉技术的选择取决于产妇的健康状态、产程进展、医疗单位的各项资源。当医院具备充足资源时(例如麻醉和护理人手),应将椎管内置管作为镇痛手段之一。选择特定的椎管内技术应因人而异,考虑麻醉危险因素、产科危险因素、个人倾向、产程进展和医疗机构资源后决定。

问：椎管内分娩镇痛的主要目的是什么?

答：当椎管内技术用于分娩镇痛时,主要目的是为产妇提供充分的镇痛和最少的运动阻滞(如低浓度局麻药联合/不联合阿片类药物来实现)。

问：提供椎管内方面镇痛的产房,应该如何应对麻醉并发症?

答：选择椎管内分娩镇痛时,应配备相应的麻醉并发症处理资源(如低血压、局麻药全身毒性和高位脊髓麻醉）。如果联合应用阿片类，亦应准备相应并发症治疗（如瘙痒、恶心和呼吸窘迫）。启动椎管内镇痛或全身麻醉前应建立静脉通道，并维持椎管内镇痛或麻醉的全过程。当然，椎管内镇痛之前并不要求达到特定的液体输注量。

🍎 引证归纳

见附表 6-1～附表 6-7。

附表 6-1　产前麻醉准备包括

- 应建立良好的沟通机制以便产科、麻醉科和多学科团队其他专科的医务人员尽早接触、持续交流。
- 麻醉医师应因人而异，根据患者病史（如重度子痫前期）、体格检查和临床症状来决定是否进行血小板计数检查。健康产妇不需要做常规血小板计数。
- 血型检查和抗体筛查，正常妊娠的健康产妇如选择阴道分娩或手术分娩，则不必进行交叉配血。
- 应根据产妇病史、预期有产后出血风险的并发症（如凶险性前置胎盘合并胎盘植入）以及当地医院的制度，决定是否进行血型检查和抗体筛查。
- 椎管内分娩镇痛给药前后，应由合格医务人员监测胎心。当然，不是每种临床情况都需要持续胎心监护，尤其是在放置椎管内导管时可能无法做到。

附表 6-2　综合预防误吸三要点

清亮液体
- 正常产妇可以摄入适量清亮液体。
- 接受择期手术的正常妊娠孕妇在麻醉诱导前 2 小时可摄入清亮液体。
- 有误吸风险的产妇（如病态肥胖、糖尿病和困难气道）或风险增加需转手术分娩的产妇（如胎心率模式不稳定）应根据不同情况执行更严格的禁食。

固体食物
- 产妇应禁食固体食物。
- 进行择期手术（如择期剖宫产或产后输卵管结扎术）的产妇，术前应根据摄入食物的成分（如脂肪）禁食时间 6～8 小时。

药物预防：抗酸剂、H_2-受体拮抗剂、甲氧氯普胺
- 手术之前（如剖宫产手术和产后输卵管结扎术）应及时给予非颗粒型抗酸剂、H_2-受体拮抗剂和/或甲氧氯普胺以预防误吸。

附表 6-3 椎管内分娩镇痛麻醉管理建议

椎管内镇痛的时机和临床结局
- 如果可能,尽量在产程早期为产妇提供椎管内镇痛(如宫口＜5 cm)。
- 因人而异,提供个体化的椎管内镇痛。
- 消除产妇疑虑,告知其椎管内镇痛不会增加剖宫产的概率。

椎管内镇痛和剖宫产后阴道试产
- 为 TOLAC 产妇提供椎管内镇痛。
- 应尽早为 TOLAC 产妇进行椎管内置管,以备分娩镇痛或中转剖宫产麻醉之需。

镇痛和麻醉技术
- 高危妊娠产妇的早期椎管内置管
  - 对于有产科(如双胎或子痫前期)或麻醉科(如预期的困难气道或病态肥胖)适应证的产妇,应考虑早期椎管内置管,以备紧急剖宫产时减少全麻的需要。
  - 遇到这种情况,椎管内置管可在临产前或者因产妇要求而进行。
- 连续硬膜外输注(CIE)镇痛
  - 连续硬膜外输注可为待产和分娩的产妇提供有效镇痛。
  - 当选择 CIE 局麻药镇痛时,可辅以阿片类药物以降低局麻药浓度,提高镇痛质量,尽可能减少运动阻滞。
- 镇痛药物浓度
  - 稀释局麻药和阿片类药物的浓度以尽可能减少运动阻滞。
- 鞘内单次注射阿片类药物联合/不联合局麻药
  - 预期阴道非手术助产分娩时,采用鞘内单次注射阿片类药物联合(或不联合)局麻药可以提供短期有效镇痛。
  - 如果预计产程将延长并超过鞘内药物的有效镇痛时间,或者产妇有很大的可能性转为剖宫产,那么应该考虑以鞘内置管取代单次鞘内注射。
  - 可联合使用局麻药以延长镇痛持续时间、提高镇痛效果。
- 笔尖式腰穿针
  - 使用笔尖式腰穿针取代斜面切割式腰穿针以尽可能降低硬脊膜穿刺后头痛的风险。
- 腰硬联合(CSE)镇痛
  - 如果预计产程将延长并超过鞘内药物的有效镇痛时间,或者产妇有很大的可能性转为剖宫产,那么应该考虑以鞘内置管取代单次鞘内注射。
  - 使用 CSE 技术可提供起效快、效果好的分娩镇痛。
- 患者自控硬膜外镇痛
  - 患者自控硬膜外镇痛(PCEA)可灵活提供持续、有效的分娩镇痛。
  - 更倾向于使用 PCEA 而不是固定滴速的连续硬膜外输注(CIE),以减少麻醉干预、降低局麻药剂量。
  - 使用 PCEA 可联合或不联合背景输注量。

附表 6-4 清除滞留胎盘的建议

清除滞留胎盘的麻醉技术
- 一般而言,清除滞留胎盘没有首选的麻醉技术。
- 考虑预防误吸。
- 产后早期静滴镇静剂/镇痛剂应非常谨慎,以防呼吸窘迫和肺误吸的潜在风险。
- 进行椎管内麻醉前应评估产妇的血流动力学状况。
- 如硬膜外导管已放置到位且产妇血流动力学状况稳定,可考虑硬膜外麻醉。
- 如遇产妇大出血合并血流动力学不稳定,应考虑气管插管全麻而非硬膜外麻醉。

硝酸甘油松弛子宫
- 在清除滞留胎盘时可采用硝酸甘油作为子宫松弛剂来替代硫酸特布他林或气管插管全麻吸入卤化剂。
- 静脉给药或舌下含服(片剂或定量吸入气雾剂)硝酸甘油,可在初始剂量上逐渐增量以充分松弛子宫。

附表 6-5 产后输卵管结扎的建议

- 接受产后输卵管结扎的产妇,术前应根据摄入食物的成分(如脂肪)禁食6~8 小时。
- 预防误吸。
- 根据产妇的麻醉风险、产科风险(如失血)及个人意愿,因人而异选择相应的麻醉技术(椎管内麻醉或全麻)和手术时机:
  - 大部分产后输卵管结扎应优先考虑椎管内麻醉而不是全麻。
  - 分娩期间使用阿片类药物的产妇胃排空可能延迟。
  - 硬膜外分娩镇痛的导管在产后留置时间越长,越可能失效。
  - 如果在产妇出院前进行输卵管结扎术,应考虑手术是否影响产房其他医疗工作而相应取消。

附表 6-6 剖宫产麻醉管理建议

仪器、设施、辅助人员
- 产房/产科手术室应配备与中心手术室相当的仪器、设施和辅助人员。
- 产房/产科手术室应具备处理可能并发症(如插管失败、镇痛/麻醉不全、低血压、呼吸窘迫、局麻药全身毒性、瘙痒和呕吐等)的资源。
- 应配备合适的仪器和人员,为椎管内麻醉或全麻术后产妇进行麻醉恢复。

续 表

全麻、硬膜外麻醉、腰麻和腰硬联合麻醉

- 剖宫产麻醉方式的选择应当因人而异,考虑麻醉科、产科或胎儿风险因素(例如择期还是急诊手术)、产妇个人意愿、麻醉医师的判断等。
- 无论何种麻醉方式,应始终保持子宫倾斜位(通常是子宫左倾位/LUD)直到胎儿娩出。
- 大多数剖宫产首选椎管内麻醉而非全麻。
- 如采用腰麻,则用笔尖式腰穿针替代斜面切割式腰穿针。
- 对于急诊剖宫产,可使用已留置的硬膜外导管来启动麻醉以取代腰麻或全麻。
- 发生以下情况如严重的胎心过缓、子宫破裂、大出血、严重胎盘早剥、脐带脱垂和早产臀位足先露时,全麻是最合适的选择。

静脉液体预扩容或同步扩容

- 腰麻下剖宫产时静脉液体预扩容或同步扩容可减少产妇低血压的发生。
- 但不能为了达到特定的静脉输注量而延迟腰麻的启动。

麻黄碱或去氧肾上腺素

- 静脉输注麻黄碱或去氧肾上腺素均可治疗椎管内麻醉引起的低血压。
- 如产妇无心动过缓,可考虑选择去氧肾上腺素来改善正常妊娠胎儿的酸碱状况。

椎管内阿片类药物用于术后镇痛

- 椎管内麻醉剖宫产的术后镇痛,应首选椎管内阿片类药物,而非间歇使用肠外(静脉/肌注)阿片类药物。

附表 6-7 产科和麻醉急症处理的建议

产后大出血紧急处理所需资源

- 有产科的医院应具备产科大出血的急救资源(表7)。
- 急救时可输同型血或 O 型 Rh 阴性血。
- 发生难治性大出血时,如没有库存血或患者拒绝使用库存血,可考虑术中自体血回收。

处理紧急气道所需设备

- 产房应配备随时待命的人员和仪器,能遵循 ASA 临床指南"困难气道的处理"原则处理紧急气道,包括使用脉搏血氧仪和二氧化碳监测仪。
- 进行椎管内镇痛应配备可即刻处理困难气道的基本设备(表8)。
- 产房和手术室应配备能即刻启用的处理困难气道的便携式设备(表9)。
- 应制订困难气道插管的应急预案。

续 表

- 如气管插管失败,可考虑环状软骨加压面罩通气或声门上气道设备通气(如:喉罩气道、插管式喉罩气道或喉管)来维持气道和肺通气。
- 如果不能进行通气或无法唤醒患者的话,应行外科气管切开。

心肺复苏
- 产房和手术室应配备可即刻启用的基础和高级生命支持设备。
- 如在产程中发生心脏骤停,立即启动标准复苏措施。
  - 保持子宫左倾位;
  - 如未能在 4 分钟内重建产妇血液循环,产科医师应立即进行剖宫产。

（唐 琳 游志坚 曹锡清 蔡贞玉 胡灵群）

参 考 文 献

［1］ American Society of Anesthesiologists Task Force on Obstetric Anesthesia, Practice Guidelines for Obstetric Anesthesia: An updated report by the American Society of Anesthesiologists Task Force on Obstetric Anesthesia[M]. *Anesthesiology*. 2007(*106*): 843 - 863

［2］ Goetzl, LM ACOG Committee on Practice Bulletins-Obstetrics, ACOG Practice Bulletin. Clinical Management Guidelines for Obstetrician-Gynecologists Number 36, July 2002. Obstetric analgesia and anesthesia [M]. *Obstet Gynecol*. 2002(*100*): 177 - 191

［3］ Aya, AG, Vialles, N, Tanoubi, I, et al. Spinal anesthesia-induced hypotension: A risk comparison between patients with severe preeclampsia and healthy women undergoing preterm cesarean delivery [J]. *Anesth Analg*. 2005(*101*): 869 - 875

［4］ Bateman, BT, Bansil, P, Hernandez-Diaz, S, et al. Prevalence, trends, and outcomes of chronic hypertension: A nationwide sample of delivery admissions[J]. *Am J Obstet Gynecol*. 2012(*206*): 134. e1 - 8

［5］ Crosby ET, Obstetrical anaesthesia for patients with the syndrome of haemolysis, elevated liver enzymes and low platelets[J]. *Can J Anaesth*. 1991(*38*): 227 - 233

［6］ Goodall PT, Ah JT, Chapa JB, et al. Obesity as a risk factor for failed trial of labor in patients with previous cesarean delivery[J]. *Am J Obstet Gynecol*. 2005(*192*): 1423 - 1426

[7] Grotegut CA, Kuklina EV, Anstrom KJ, et al. Factors associated with the change in prevalence of cardiomyopathy at delivery in the period 2000 - 2009: A population-based prevalence study[J]. *BJOG*. 2014 (*121*): 1386 - 1394

[8] Leffert LR, Clancy CR, Bateman BT, et al. Hypertensive disorders and pregnancy-related stroke: Frequency, trends, risk factors, and outcomes [J]. *Obstet Gynecol*. 2015(*125*): 124 - 131

[9] Mhyre JM, Bateman BT, Leffert LR, Influence of patient comorbidities on the risk of near-miss maternal morbidity or mortality [J]. *Anesthesiology*. 2011(*115*): 963 - 972

[10] Naef RWIII, Chauhan SP, Chevalier SP, et al. Prediction of hemorrhage at cesarean delivery[J]. *Obstet Gynecol*. 1994(*83*): 923 - 926

[11] Robinson HE, O'Connell CM, Joseph KS, et al. Maternal outcomes in pregnancies complicated by obesity[J]. *Obstet Gynecol*. 2005 (*106*): 1357 - 1364

[12] Suelto MD, Vincent RDJr, Larmon JE, et al. Spinal anesthesia for postpartum tubal ligation after pregnancy complicated by preeclampsia or gestational hypertension[J]. *Reg Anesth Pain Med*. 2000(*25*): 170 - 173

[13] von Ungern-Sternberg BS, Regli A, Bucher E, et al. Impact of spinal anaesthesia and obesity on maternal respiratory function during elective Caesarean section[J]. *Anaesthesia*. 2004(*59*): 743 - 749

[14] Weiner MM, Vahl TP, Kahn RA. Case scenario: Cesarean section complicated by rheumatic mitral stenosis [J]. *Anesthesiology*. 2011 (*114*): 949 - 957

[15] Simon L, Santi TM, Sacquin P, et al. Pre-anaesthetic assessment of coagulation abnormalities in obstetric patients: Usefulness, timing and clinical implications[J]. *Br J Anaesth*. 1997(*78*): 678 - 683

[16] de Vrie JI, Vellenga E, Aarnoudse JG. Plasma β - thromboglobulin in normal pregnancy and pregnancy-induced hypertension[J]. *Eur J Obstet Gynecol Reprod Biol*. 1983(*14*): 209 - 216

[17] Druzin ML, Stier E. Maternal platelet count at delivery in patients with

idiopathic thrombocytopenic purpura, not related to perioperative complications[J]. *J Am Coll Surg*. 1994(*179*): 264 - 266

[18] FitzGerald MP, Floro C, Siegel J, et al. Laboratory findings in hypertensive disorders of pregnancy[J]. *J Natl Med Assoc*. 1996(*88*): 794 - 798

[19] Hepner DL, Tsen LC. Severe thrombocytopenia, type 2B von Willebrand disease and pregnancy[J]. *Anesthesiology*. 2004(*101*): 1465 - 1467

[20] Leduc L, Wheeler JM, Kirshon B, et al. Coagulation profile in severe preeclampsia[J]. *Obstet Gynecol*. 1992(*79*): 14 - 18

[21] Ramanathan J, Sibai BM, Vu T, et al. Correlation between bleeding times and platelet counts in women with preeclampsia undergoing cesarean section[J]. *Anesthesiology*. 1989(*71*): 188 - 1891

[22] Roberts WE, Perry KGJr, Woods JB, et al. The intrapartum platelet count in patients with HELLP (hemolysis, elevated liver enzymes, and low platelets) syndrome: Is it predictive of later hemorrhagic complications? [J]. *Am J Obstet Gynecol*. 1994(*171*): 799 - 804

[23] Romero R, Mazor M, Lockwood CJ, et al. Clinical significance, prevalence, and natural history of thrombocytopenia in pregnancy-induced hypertension[J]. *Am J Perinatol*. 1989(*6*): 32 - 38

[24] Abbou TK, Khoo SS, Miller F, et al. Maternal, fetal, and neonatal responses after epidural anesthesia with bupivacaine, 2 - chloroprocaine, or lidocaine[J]. *Anesth Analg*. 1982(*61*): 638 - 644

[25] Abouleish, E. Foetal bradycardia during caudal analgesia: A discussion of possible causative factors[J]. *Br J Anaesth*. 1976(*48*): 481 - 484

[26] Boehm FH, Woodruff LFJr, Growdon JHJr. The effect of lumbar epidural anesthesia on fetal heart rate baseline variability[J]. *Anesth Analg*. 1975(*54*): 779 - 782

[27] Jouppila P, Jouppila R, Käär K, et al. Fetal heart rate patterns and uterine activity after segmental epidural analgesia [J]. *Br J Obstet Gynaecol*. 1977(*84*): 481 - 486

[28] Spencer JA, Koutsoukis M, Lee A. Fetal heart rate and neonatal condition related to epidural analgesia in women reaching the second stage of labour[J]. *Eur J Obstet Gynecol Reprod Biol*. 1991(*41*): 173 - 178

［29］ Swayze CR, Skerman JH, Walker EB, et al. Efficacy of subarachnoid meperidine for labor analgesia［J］. *Reg Anesth.* 1991(*16*): 309 - 313

［30］ Stavrou C, Hofmeyr GJ, Boezaart AP. Prolonged fetal bradycardia during epidural analgesia. Incidence, timing and significance［J］. *S Afr Med J.* 1990(*77*): 66 - 68

［31］ Zilianti M, Salazar JR, Aller J, et al. Fetal heart rate and pH of fetal capillary blood during epidural analgesia in labor. *Obstet Gynecol.* 1970 (*36*): 881 - 886

［32］ Dewan DM, Floyd HM, Thistlewood JM, et al. Sodium citrate pretreatment in elective cesarean section patients［J］. *Anesth Analg.* 1985(*64*): 34 - 37

［33］ Jasson J, Lefèvre G, Tallet F, et al. Oral administration of sodium citrate before general anesthesia in elective cesarean section. Effect on pH and gastric volume［J］. *Ann Fr Anesth Reanim.* 1989(*8*): 12 - 18

［34］ Ormezzano X, Francois TP, Viaud JY, et al. Aspiration pneumonitis prophylaxis in obstetric anaesthesia: Comparison of effervescent cimetidine-sodium citrate mixture and sodium citrate［J］. *Br J Anaesth.* 1990(*64*): 503 - 506

［35］ Wi, J, Biswas GC, Malhotra SK, et al. Comparison of sodium citrate with magnesium trisilicate as pre-anaesthetic antacid in emergency caesarean sections［J］. *Indian J Med Res.* 1987(*85*): 306 - 310

［36］ Lin CJ, Huang CL, Hsu HW, et al. Prophylaxis against acid aspiration in regional anesthesia for elective cesarean section: A comparison between oral single-dose ranitidine, famotidine and omeprazole assessed with fiberoptic gastric aspiration［J］. *Acta Anaesthesiol Sin.* 1996(*34*): 179 - 184

［37］ O'Sullivan G, Sear JW, Bullingham RE, et al. The effect of magnesium trisilicate mixture, metoclopramide and ranitidine on gastric pH, volume and serum gastrin［J］. *Anaesthesia.* 1985(*40*): 246 - 253

［38］ Qvist N, Storm K. Cimethidine pre-anesthetic. A prophylactic method against Mendelson's syndrome in cesarean section［J］. *Acta Obstet Gynecol Scand.* 1983(*62*): 157 - 159

［39］ Cooke RD, Comyn DJ, Ball RW. Prevention of postoperative nausea and vomiting by domperidone: A double-blind randomized study using domperidone, metoclopramide and a placebo[J]. *S Afr Med J*. 1979 (*56*): 827 - 829

[40] Danzer BI, Birnbach DJ, Stein DJ, et al. Does metoclopramide supplement postoperative analgesia using patient-controlled analgesia with morphine in patients undergoing elective cesarean delivery? [J]. *Reg Anesth*. 1997(*22*): 424 - 427

[41] Lussos SA, Bader AM, Thornhill ML, et al. The antiemetic efficacy and safety of prophylactic metoclopramide for elective cesarean delivery during spinal anesthesia[J]. *Reg Anesth*. 1992(*17*): 126 - 130

[42] Pan PH, Moore CH. Comparing the efficacy of prophylactic metoclopramide, ondansetron, and placebo in cesarean section patients given epidural anesthesia[J]. *J Clin Anesth*. 2001(*13*): 430 - 435

[43] Stei DJ, Birnbach DJ, Danzer BI, et al. Acupressure *versus* intravenous metoclopramide to prevent nausea and vomiting during spinal anesthesia for cesarean section[J]. *Anesth Analg*. 1997(*84*): 342 - 345

[44] Chestnut DH, McGrath JM, Vincent RDJr, et al. Does early administration of epidural analgesia affect obstetric outcome in nulliparous women who are in spontaneous labor? [J]. *Anesthesiology*. 1994(*80*): 1201 - 1208

[45] Chestnut DH, Vincent RDJr, McGrath JM, et al. Does early administration of epidural analgesia affect obstetric outcome in nulliparous women who are receiving intravenous oxytocin? [J]. *Anesthesiology*. 1994(*80*): 1193 - 1200

[46] Luxman D, Wolman I, Groutz A, et al. The effect of early epidural block administration on the progression and outcome of labor[J]. *Int J Obstet Anesth*. 1998(*7*): 161 - 164

[47] Ohel G, Gonen R, Vaida S, et al. Early *versus* late initiation of epidural analgesia in labor: Does it increase the risk of cesarean section? A randomized trial[J]. *Am J Obstet Gynecol*. 2006(*194*): 600 - 605

[48] Wang F, Shen X, Guo X, et al. The Labor Analgesia Examining Group, Epidural analgesia in the latent phase of labor and the risk of cesarean delivery[J]. *Anesthesiology*. 2009(*111*): 871 - 880

[49] Parameswara G, Kshama K, Murthy HK, et al. Early epidural labour analgesia: Does it increase the chances of operative delivery? [J]. Br J Anaesth. 2012(108): ii213 - 214

[50] Wang LZ, Chang XY, Hu XX, et al. The effect on maternal temperature of delaying initiation of the epidural component of combined spinal-epidural analgesia for labor: A pilot study[J]. Int J Obstet Anesth. 2011 (20): 312 - 317

[51] Wong CA, McCarthy RJ, Sullivan JT, et al. Early compared with late neuraxial analgesia in nulliparous labor induction: A randomized controlled trial[J]. Obstet Gynecol. 2009(113): 1066 - 1074

[52] Carlsson C, Nybell-Lindahl G, Ingemarsson I. Extradural block in patients who have previously undergone caesarean section[J]. Br J Anaesth. 1980(52): 827 - 830

[53] Flamm BL, Lim OW, Jones C, et al. Vaginal birth after cesarean section: Results of a multicenter study[J]. Am J Obstet Gynecol. 1988 (158): 1079 - 1084

[54] Meehan FP, Burke G, Kehoe JT. Update on delivery following prior cesarean section: A 15 - year review 1972 - 1987[J]. Int J Gynaecol Obstet. 1989(30): 205 - 212

[55] Sakala EP, Kaye S, Murray RD, et al. Epidural analgesia. Effect on the likelihood of a successful trial of labor after cesarean section[J]. J Reprod Med. 1990(35): 886 - 890

[56] Stovall TG, Shaver DC, Solomon SK, et al. Trial of labor in previous cesarean section patients, excluding classical cesarean sections. Obstet Gynecol. 1987(70): 713 - 717

[57] Bofill JA, Vincent RD, Ross EL, et al. Nulliparous active labor, epidural analgesia, and cesarean delivery for dystocia[J]. Am J Obstet Gynecol. 1997(177): 1465 - 1470

[58] Ramin SM, Gambling DR, Lucas MJ, et al. Randomized trial of epidural versus intravenous analgesia during labor[J]. Obstet Gynecol. 1995(86): 783 - 789

[59] Loughnan BA, Carli F, Romney M, et al. Randomized controlled comparison of epidural bupivacaine versus pethidine for analgesia in

labour[J]. *Br J Anaesth*. 2000(*84*): 715 - 719

[60] Nielsen PE, Erickson JR, Abouleish EI, et al. Fetal heart rate changes after intrathecal sufentanil or epidural bupivacaine for labor analgesia: Incidence and clinical significance[J]. *Anesth Analg*. 1996(*83*): 742 - 746

[61] Desprats R, Mandry J, Grandjean H, et al. Peridural analgesia during labor: Comparative study of a fentanyl-marcaine combination and marcaine alone[J]. *J Gynecol Obstet Biol Reprod* (*Paris*). 1983(*12*): 901 - 905

[62] Niv D, Rudick V, Golan A, et al. Augmentation of bupivacaine analgesia in labor by epidural morphine[J]. *Obstet Gynecol*. 1986(*67*): 206 - 209

[63] Phillips GH. Epidural sufentanil/bupivacaine combinations for analgesia during labor: Effect of varying sufentanil doses[J]. *Anesthesiology*. 1987(*67*): 835 - 838

[64] Vertommen JD, Vandermeulen E, Van Aken H, et al. The effects of the addition of sufentanil to 0. 125% bupivacaine on the quality of analgesia during labor and on the incidence of instrumental deliveries [J]. *Anesthesiology*. 1991(*74*): 809 - 814

[65] Ya G, Gregory MA, Gin T, et al. Obstetric epidural analgesia with mixtures of bupivacaine, adrenaline and fentanyl[J]. *Anaesthesia*. 1990 (*45*): 1020 - 1023

[66] Abboud TK, Afrasiabi A, Zhu J, et al. Epidural morphine or butorphanol augments bupivacaine analgesia during labor [J]. *Reg Anesth*. 1989(*14*): 115 - 120

[67] Abboud TK, Zhu J, Afrasiabi A, et al. Epidural butorphanol augments lidocaine sensory anesthesia during labor[J]. *Reg Anesth*. 1991 (*16*) 265 - 267

[68] Edwards ND, Hartley M, Clybur, P, et al. Epidural pethidine and bupivacaine in labour[J]. *Anaesthesia*. 1992 (*47*): 435 - 437

[69] Lirzin JD, Jacquinot P, Dailland P, et al. Controlled trial of extradural bupivacaine with fentanyl, morphine or placebo for pain relief in labour [J]. *Br J Anaesth*. 1989(*62*): 641 - 644

[70] Milon D, Lavenac G, Noury D, et al. Epidural anesthesia during labor:

Comparison of 3 combinations of fentanyl-bupivacaine and bupivacaine alone[J]. *Ann Fr Anesth Reanim*. 1986(5): 18 - 23

[71] Sinatra RS, Goldstein R, Sevarino FB. The clinical effectiveness of epidural bupivacaine, bupivacaine with lidocaine, and bupivacaine with fentanyl for labor analgesia[J]. *J Clin Anesth*. 1991(3): 219 - 224; discussion 214 - 215

[72] Viscomi CM, Hood DD, Melone PJ, et al. Fetal heart rate variability after epidural fentanyl during labor[J]. *Anesth Analg*. 1990(71): 679 - 683

[73] Yau G, Gregory MA, Gin T, et al. The addition of fentanyl to epidural bupivacaine in first stage labour[J]. *Anaesth Intensive Care*. 1990(18): 532 - 535

[74] Chestnut DH, Owen CL, Bates JN, et al. Continuous infusion epidural analgesia during labor: A randomized, double-blind comparison of 0. 0625% bupivacaine/0. 0002% fentanyl *versus* 0. 125% bupivacaine[J]. *Anesthesiology*. 1988(68): 754 - 759

[75] Elliott RD. Continuous infusion epidural analgesia for obstetrics: Bupivacaine *versus* bupivacaine-fentanyl mixture [J]. *Can J Anaesth*. 1991(38): 303 - 310

[76] Lee BB, Ngan Kee WD, Lau WM, et al. Epidural infusions for labor analgesia: A comparison of 0. 2% ropivacaine, 0. 1% ropivacaine, and 0. 1% ropivacaine with fentanyl[J]. *Reg Anesth Pain Med*. 2002(27): 31 - 36

[77] Porter JS, Bonello E, Reynolds F. The effect of epidural opioids on maternal oxygenation during labour and delivery[J]. *Anaesthesia*. 1996 (51): 899 - 903

[78] Rodrigue, J, Abboud TK, Reyes A, et al. Continuous infusion epidural anesthesia during labor: A randomized, double-blind comparison of 0. 0625% bupivacaine/0. 002% butorphanol and 0. 125% bupivacaine[J]. *Reg Anesth*. 1990(15): 300 - 303

[79] Russell R, Reynolds F. Epidural infusion of low-dose bupivacaine and opioid in labour. Does reducing motor block increase the spontaneous delivery rate? [J]. *Anaesthesia*. 1996(51): 266 - 273

[80] Reynolds F, Russell R, Porter J, et al. Does the use of low dose bupivacaine/opioid epidural infusion increase the normal delivery rate? [J]. *Int J Obstet Anesth*. 2003(*12*): 156 - 163

[81] Camann WR, Denney RA, Holby ED, et al. A comparison of intrathecal, epidural, and intravenous sufentanil for labor analgesia[J]. *Anesthesiology*. 1992(*77*): 884 - 887

[82] Edwards RD, Hansel NK, Pruessner HT, et al. Intrathecal morphine sulfate for labor pain[J]. *Tex Med*. 1985(*81*): 46 - 48

[83] Edwards RD, Hansel NK, Pruessner HT, et al. Intrathecal morphine as analgesia for labor pain [J]. *J Am Board Fam Pract*. 1988 (*1*): 245 - 250

[84] Herpolsheimer A, Schretenthaler J. The use of intrapartum intrathecal narcotic analgesia in a community-based hospital[J]. *Obstet Gynecol*. 1994(*84*): 931 - 936

[85] Cesarini M, Torrielli R, Lahaye F, et al. Sprotte needle for intrathecal anaesthesia for caesarean section: Incidence of postdural puncture headache[J]. *Anaesthesia*. 1990(*45*): 656 - 658

[86] Devcic A, Sprung J, Patel S, et al. PDPH in obstetric anesthesia: Comparison of 24 - gauge Sprotte and 25 - gauge Quincke needles and effect of subarachnoid administration of fentanyl[J]. *Reg Anesth*. 1993 (*18*): 222 - 225

[87] Mayer DC, Quance D, Weeks SK. Headache after spinal anesthesia for cesarean section: A comparison of the 27 - gauge Quincke and 24 - gauge Sprotte needles[J]. *Anesth Analg*. 1992(*75*): 377 - 380

[88] Shutt LE, Valentine SJ, Wee MY, et al. Spinal anaesthesia for caesarean section: Comparison of 22 - gauge and 25 - gauge Whitacre needles with 26 - gauge Quincke needles[J]. *Br J Anaesth*. 1992(*69*): 589 - 594

[89] Vallejo MC, Mandell GL, Sabo DP, et al. Postdural puncture headache: A randomized comparison of five spinal needles in obstetric patients[J]. *Anesth Analg*. 2000(*91*): 916 - 920

[90] Hepner DL, Gaiser RR, Cheek TG, et al. Comparison of combined spinal-epidural and low dose epidural for labour analgesia[J]. *Can J Anaesth*. 2000(*47*): 232 - 236

[91] Kartawiadi L, Vercauteren MP, Van Steenberge AL, et al. Spinal analgesia during labor with low-dose bupivacaine, sufentanil, and epinephrine. A comparison with epidural analgesia[J]. *Reg Anesth*. 1996 (*21*): 191 - 196

[92] Nickells JS, Vaughan DJ, Lillywhite NK, et al. Speed of onset of regional analgesia in labour: A comparison of the epidural and spinal routes[J]. *Anaesthesia*. 2000(*55*): 17 - 20

[93] Patel NP, El-Wahab N, Fernando R, Wilson, et al. Fetal effects of combined spinal-epidural *vs* epidural labour analgesia: A prospective, randomised double-blind study[J]. *Anaesthesia*. 2014(*69*): 458 - 467

[94] Roux M, Wattrisse G, Tai RB, et al. Obstetric analgesia: Peridural analgesia *versus* combined spinal and peridural analgesia[J]. *Ann Fr Anesth Reanim*. 1999(*18*): 487 - 498

[95] Seze OA, Gunaydin B. Efficacy of patient-controlled epidural analgesia after initiation with epidural or combined spinal-epidural analgesia[J]. *Int J Obstet Anesth*. 2007(*16*): 226 - 230

[96] Vernis L, Dualé C, Storme B, et al. Perispinal analgesia for labour followed by patient-controlled infusion with bupivacaine and sufentanil: Combined spinal-epidural *vs*. epidural analgesia alone [J]. *Eur J Anaesthesiol*. 2004(*21*): 186 - 192

[97] Cooper GM, MacArthur C, Wilson MJ, et al. COMET Study Group UK, Satisfaction, control and pain relief: Short-and long-term assessments in a randomised controlled trial of low-dose and traditional epidurals and a non-epidural comparison group[J]. *Int J Obstet Anesth*. 2010(*19*): 31 - 37

[98] Côrtes CA, Sanchez CA, Oliveira AS, et al. Labor analgesia: A comparative study between combined spinal-epidural anesthesia *versus* continuous epidural anesthesia[J]. *Rev Bras Anestesiol*. 2007 (*57*): 39 - 51

[99] Gambling D, Berkowitz J, Farrell TR, et al. A randomized controlled comparison of epidural analgesia and combined spinal-epidural analgesia in a private practice setting: Pain scores during first and second stages of labor and at delivery[J]. *Anesth Analg*. 2013(*116*): 636 - 643

[100] Pascual-Ramirez J, Haya J, Pérez-López FR, et al. Effect of combined spinal-epidural analgesia *versus* epidural analgesia on labor and delivery duration[J]. *Int J Gynaecol Obstet*. 2011(114): 246 – 250

[101] Price C, Lafreniere L, Brosnan C, et al. Regional analgesia in early active labour: Combined spinal epidural *vs*. epidural[J]. *Anaesthesia*. 1998(53): 951 – 955

[102] Curry PD, Pacsoo C, Heap DG. Patient-controlled epidural analgesia in obstetric anaesthetic practice[J]. *Pain*. 1994(57): 125 – 127

[103] Ferrante FM, Barber MJ, Segal M, et al. 0.0625% bupivacaine with 0.0002% fentanyl *via* patient-controlled epidural analgesia for pain of labor and delivery[J]. *Clin J Pain*. 1995(11): 121 – 126

[104] Ferrante FM, Lu L, Jamison SB, et al. Patient-controlled epidural analgesia: Demand dosing[J]. *Anesth Analg*. 1991(73): 547 – 552

[105] Gambling DR, Huber CJ, Berkowitz J, et al. Patient-controlled epidural analgesia in labour: Varying bolus dose and lockout interval[J]. *Can J Anaesth*. 1993(40): 211 – 217

[106] Haydon ML, Larson D, Reed E, et al. Obstetric outcomes and maternal satisfaction in nulliparous women using patient-controlled epidural analgesia[J]. *Am J Obstet Gynecol*. 2011(205): 271. e1 – 6

[107] Ledin Eriksson S, Gentele C, Olofsson CH. PCEA compared to continuous epidural infusion in an ultra-low-dose regimen for labor pain relief: A randomized study[J]. *Acta Anaesthesiol Scand*. 2003(47): 1085 – 1090

[108] Boutros A, Blary S, Bronchard R, et al. Comparison of intermittent epidural bolus, continuous epidural infusion and patient controlled-epidural analgesia during labor[J]. *Int J Obstet Anesth*. 1999(8): 236 – 241

[109] Collis RE, Plaat FS, Morgan BM. Comparison of midwife top-ups, continuous infusion and patient-controlled epidural analgesia for maintaining mobility after a low-dose combined spinal-epidural[J]. *Br J Anaesth*. 1999(82): 233 – 236

[110] Ferrante FM, Rosinia FA, Gordon C, et al. The role of continuous background infusions in patient-controlled epidural analgesia for labor

and delivery[J]. *Anesth Analg*. 1994(*79*): 80 - 84

[111] Lysak SZ, Eisenach JC, Dobson CEII. Patient-controlled epidural analgesia during labor: A comparison of three solutions with a continuous infusion control[J]. *Anesthesiology*. 1990(*72*): 44 - 49

[112] Saito M, Okutomi T, Kanai Y, et al. Patient-controlled epidural analgesia during labor using ropivacaine and fentanyl provides better maternal satisfaction with less local anesthetic requirement [J]. *J Anesth*. 2005(*19*): 208 - 212

[113] Sia AT, Chong JL. Epidural 0. 2% ropivacaine for labour analgesia: Parturient-controlled or continuous infusion? [J]. *Anaesth Intensive Care*. 1999(*27*): 154 - 158

[114] Smedvig JP, Soreide E, Gjessing L. Ropivacaine 1 mg/ml, plus fentanyl 2 microg/ml for epidural analgesia during labour. Is mode of administration important? [J]. *Acta Anaesthesiol Scand*. 2001(*45*): 595 - 599

[115] Tan S, Reid J, Thorburn J. Extradural analgesia in labour: Complications of three techniques of administration[J]. *Br J Anaesth*. 1994(*73*): 619 - 623

[116] Vallejo MC, Ramesh V, Phelps AL, et al. Epidural labor analgesia: Continuous infusion *versus* patient-controlled epidural analgesia with background infusion *versus* without a background infusion[J]. *J Pain*. 2007(*8*): 970 - 975

[117] Bremerich DH, Waibel HJ, Mierdl S, et al. Comparison of continuous background infusion plus demand dose and demand-only parturient-controlled epidural analgesia (PCEA) using ropivacaine combined with sufentanil for labor and delivery[J]. *Int J Obstet Anesth*. 2005(*14*): 114 - 120

[118] Lim Y, Sia AT, Ocampo CE. Comparison of computer integrated patient controlled epidural analgesia *vs*. conventional patient controlled epidural analgesia for pain relief in labour[J]. *Anaesthesia*. 2006(*61*): 339 - 344

[119] Missant C, Teunkenst A, Vandermeersch E, et al. Patient-controlled epidural analgesia following combined spinal-epidural analgesia in

labour：The effects of adding a continuous epidural infusion[J]. *Anaesth Intensive Care*. 2005(*33*)：452-456

[120] Paech MJ. Patient-controlled epidural analgesia in labour—Is a continuous infusion of benefit? [J]. *Anaesth Intensive Care*. 1992 (*20*)：15-20

[121] Petry J，Vercauteren M，Van Mol I，et al. Epidural PCA with bupivacaine 0. 125%，sufentanil 0. 75 microgram and epinephrine 1/ 800. 000 for labor analgesia：Is a background infusion beneficial? [J]. *Acta Anaesthesiol Belg*. 2000(*51*)：163-166

[122] Boselli E，Debon R，Cimino Y，et al. Background infusion is not beneficial during labor patient-controlled analgesia with 0. 1% ropivacaine plus 0. 5 microg/ml sufentanil[J]. *Anesthesiology*. 2004 (*100*)：968-972

[123] Bullarbo M，Tjugum J，Ekerhovd E. Sublingual nitroglycerin for management of retained placenta[J]. *Int J Gynaecol Obstet*. 2005(*91*)： 228-232

[124] Bullarbo M，Bokström H，Lilja H，et al. Nitroglycerin for management of retained placenta：A multicenter study[J]. *Obstet Gynecol Int*. 2012 (*2012*)：321207

[125] Visalyaputra S，Prechapanich J，Suwanvichai S，et al. Intravenous nitroglycerin for controlled cord traction in the management of retained placenta[J]. *Int J Gynaecol Obstet*. 2011(*112*)：103-106

[126] Axemo P，Fu X，Lindberg B，et al. Intravenous nitroglycerin for rapid uterine relaxation[J]. *Acta Obstet Gynecol Scand*. 1998(*77*)：50-53

[127] Chan AS，Ananthanarayan C，Rolbin SH. Alternating nitroglycerin and syntocinon to facilitate uterine exploration and removal of an adherent placenta[J]. *Can J Anaesth*. 1995(*42*)：335-337

[128] Chedraui PA，Insuasti DF. Intravenous nitroglycerin in the management of retained placenta[J]. *Gynecol Obstet Invest*. 2003(*56*)：61-64

[129] Lowenwirt IP，Zauk RM，Handwerker SM. Safety of intravenous glyceryl trinitrate in management of retained placenta[J]. *Aust N Z J Obstet Gynaecol*. 1997(*37*)：20-24

[130] Riley ET，Flanagan B，Cohen SE，et al. Intravenous nitroglycerin：A

potent uterine relaxant for emergency obstetric procedures. Review of literature and report of three cases[J]. *Int J Obstet Anesth*. 1996(5): 264 - 268

[131] Dick W, Traub E, Kraus H, et al. General anaesthesia *versus* epidural anaesthesia for primary caesarean section — A comparative study[J]. *Eur J Anaesthesiol*. 1992(9): 15 - 21

[132] Kolatat T, Somboonnanonda A, Lertakyamanee J, et al. Effects of general and regional anesthesia on the neonate (a prospective, randomized trial)[J]. *J Med Assoc Thai*. 1999(82): 40 - 45

[133] Petropoulos G, Siristatidis C, Salamalekis E, et al. Spinal and epidural *versus* general anesthesia for elective cesarean section at term: Effect on the acid-base status of the mother and newborn[J]. *J Matern Fetal Neonatal Med*. 2003(13): 260 - 266

[134] Ryhänen P, Jouppila R, Lanning M, et al. Natural killer cell activity after elective cesarean section under general and epidural anesthesia in healthy parturients and their newborns[J]. *Gynecol Obstet Invest*. 1985 (19): 139 - 142

[135] Wallace DH, Leveno KJ, Cunningham FG, et al. Randomized comparison of general and regional anesthesia for cesarean delivery in pregnancies complicated by severe preeclampsia[J]. *Obstet Gynecol*. 1995(86): 193 - 199

[136] Hollmen AI, Jouppila R, Koivisto M, et al. Neurologic activity of infants following anesthesia for cesarean section[J]. *Anesthesiology*. 1978(48): 350 - 356

[137] Sener EB, Guldogus F, Karakaya D, et al. Comparison of neonatal effects of epidural and general anesthesia for cesarean section [J]. *Gynecol Obstet Invest*. 2003(55): 41 - 45

[138] Dyer RA, Els I, Farbas J, et al. Prospective, randomized trial comparing general with spinal anesthesia for cesarean delivery in preeclamptic patients with a nonreassuring fetal heart trace [J]. *Anesthesiology*. 2003(99): 561 - 569; discussion 5A - 6A

[139] Kavak ZN, Başgül A, Ceyhan N. Short-term outcome of newborn infants: Spinal *versus* general anesthesia for elective cesarean section. A

prospective randomized study[J]. *Eur J Obstet Gynecol Reprod Biol.* 2001(*100*): 50 - 54

[140] Mancuso A, De Vivo A, Giacobbe A, et al. General *versus* spinal anaesthesia for elective caesarean sections: Effects on neonatal short-term outcome. A prospective randomised study[J]. *J Matern Fetal Neonatal Med.* 2010(*23*): 1114 - 1118

[141] Moslemi F, Rasooli S. Comparison of spinal *versus* general anesthesia for cesarean delivery in patients with severe preeclampsia[J]. *J Med Sci.* 2007(*7*): 1044 - 1048

[142] Shaban M, Ali N, Abd El-Razek A. Spinal *versus* general anesthesia in preeclamptic patients undergoing cesarean delivery[J]. *El-Minia Med Bull.* 2005(*16*): 328 - 343

[143] Hong JY, Jee YS, Yoon HJ, et al. Comparison of general and epidural anesthesia in elective cesarean section for placenta previa totalis: Maternal hemodynamics, blood loss and neonatal outcome[J]. *Int J Obstet Anesth.* 2003(*12*): 12 - 16

[144] Lertakyamanee J, Chinachoti T, Tritrakarn T, et al. Comparison of general and regional anesthesia for cesarean section: Success rate, blood loss and satisfaction from a randomized trial[J]. *J Med Assoc Thai.* 1999(*82*): 672 - 680

[145] Fabris L, Maretoc A. Effects of general anaesthesia *versus* spinal anaesthesia for caesarean section on postoperative analgesic consumption and postoperative pain[J]. *Period Biol.* 2009(*111*): 251 - 255

[146] Helbo-Hansen S, Bang U, Garcia RS, et al. Subarachnoid *versus* epidural bupivacaine 0. 5% for caesarean section[J]. *Acta Anaesthesiol Scand.* 1988(*32*): 473 - 476

[147] McGuinness GA, Merkow AJ, Kennedy RL, et al. Epidural anesthesia with bupivacaine for cesarean section: Neonatal blood levels and neurobehavioral responses[J]. *Anesthesiology.* 1978(*49*): 270 - 273

[148] Morgan PJ, Halpern S, Lam-McCulloch J. Comparison of maternal satisfaction between epidural and spinal anesthesia for elective cesarean section[J]. *Can J Anaesth.* 2000(*47*): 956 - 961

[149] Olofsson C, Ekblom A, Sköldefors E, et al. Anesthetic quality during

cesarean section following subarachnoid or epidural administration of bupivacaine with or without fentanyl[J]. *Acta Anaesthesiol Scand.* 1997(*41*) 332 - 338

[150] Robson SC, Boys RJ, Rodeck C, et al. Maternal and fetal haemodynamic effects of spinal and extradural anaesthesia for elective caesarean section[J]. *Br J Anaesth.* 1992(*68*): 54 - 59

[151] Sarvela J, Halonen P, Soikkeli A, et al. A double-blinded, randomized comparison of intrathecal and epidural morphine for elective cesarean delivery[J]. *Anesth Analg.* 2002(*95*): 436 - 440

[152] Schewe JC, Komusin A, Zinserling J, et al. Effects of spinal anaesthesia *versus* epidural anaesthesia for caesarean section on postoperative analgesic consumption and postoperative pain[J]. *Eur J Anaesthesiol.* 2009(*26*): 52 - 59

[153] Visalyaputra S, Rodanant O, Somboonviboon W, et al. Spinal *versus* epidural anesthesia for cesarean delivery in severe preeclampsia: A prospective randomized, multicenter study[J]. *Anesth Analg.* 2005 (*101*): 862 - 868

[154] Berends N, Teunkens A, Vandermeersch E, et al. A randomized trial comparing low-dose combined spinal-epidural anesthesia and conventional epidural anesthesia for cesarean section in severe preeclampsia[J]. *Acta Anaesthesiol Belg.* 2005(*56*): 155 - 162

[155] Choi DH, Kim JA, Chung IS. Comparison of combined spinal epidural anesthesia and epidural anesthesia for cesarean section [J]. *Acta Anaesthesiol Scand.* 2000(*44*): 214 - 219

[156] Davies SJ, Paech MJ, Welch H, et al. Maternal experience during epidural or combined spinal-epidural anesthesia for cesarean section: A prospective, randomized trial[J]. *Anesth Analg.* 1997(*85*): 607 - 613

[157] Karaman S, Akercan F, Akarsu T, et al. Comparison of the maternal and neonatal effects of epidural block and of combined spinal-epidural block for cesarean section[J]. *Eur J Obstet Gynecol Reprod Biol.* 2005 (*121*): 18 - 23

[158] Rawal N, Schollin J, Wesström G. Epidural *versus* combined spinal epidural block for cesarean section[J]. *Acta Anaesthesiol Scand.* 1988

(*32*):61-66

[159] Choi DH, Ahn HJ, Kim JA. Combined low-dose spinal-epidural anesthesia *versus* single-shot spinal anesthesia for elective cesarean delivery[J]. *Int J Obstet Anesth*. 2006(*15*):13-17

[160] Choi DH, Park NK, Cho HS, et al. Effects of epidural injection on spinal block during combined spinal and epidural anesthesia for cesarean delivery[J]. *Reg Anesth Pain Med*. 2000(*25*):591-595

[161] Salman C, Kayacan N, Ertuǧrul F, et al. Combined spinal-epidural anesthesia with epidural volume extension causes a higher level of block than single-shot spinal anesthesia[J]. *Braz J Anesthesiol*. 2013(*63*):267-272

[162] Thorén T, Holmström B, Rawal N, et al. Sequential combined spinal epidural block *versus* spinal block for cesarean section: Effects on maternal hypotension and neurobehavioral function of the newborn[J]. *Anesth Analg*. 1994(*78*):1087-1092

[163] Husaini SW, Russell IF. Volume preload: Lack of effect in the prevention of spinal-induced hypotension at caesarean section[J]. *Int J Obstet Anesth*. 1998(*7*):76-81

[164] Kamenik M, Paver-Erzen V. The effects of lactated Ringer's solution infusion on cardiac output changes after spinal anesthesia[J]. *Anesth Analg*. 2001(*92*):710-714

[165] Mojica JL, Meléndez HJ, Bautista LE. The timing of intravenous crystalloid administration and incidence of cardiovascular side effects during spinal anesthesia: The results from a randomized controlled trial [J]. *Anesth Analg*. 2002(*94*):432-437

[166] Ngan Kee WD, Khaw KS, Lee BB, et al. Randomized controlled study of colloid preload before spinal anaesthesia for caesarean section[J]. *Br J Anaesth*. 2001(*87*):772-774

[167] Ngan Kee WD, Khaw KS, Lee BB, et al. Metaraminol infusion for maintenance of arterial blood pressure during spinal anesthesia for cesarean delivery: The effect of a crystalloid bolus[J]. *Anesth Analg*. 2001(*93*):703-708

[168] Nishikawa K, Yokoyama N, Saito S, et al. Comparison of effects of

rapid colloid loading before and after spinal anesthesia on maternal hemodynamics and neonatal outcomes in cesarean section[J]. *J Clin Monit Comput*. 2007(21): 125 - 129

[169] Lee SY, Choi DH, Park HW. The effect of colloid co-hydration on the use of phenylephrine and hemodynamics during low-dose combined spinal-epidural anesthesia for cesarean delivery [J]. *Korean J Anesthesiol*. 2008(55): 685 - 690

[170] Carvalho B, Mercier FJ, Riley ET, et al. Hetastarch co-loading is as effective as preloading for the prevention of hypotension following spinal anesthesia for cesarean delivery[J]. *Int J Obstet Anesth*. 2009 (18): 150 - 155

[171] Oh AY, Hwang JW, Song IA, et al. Influence of the timing of administration of crystalloid on maternal hypotension during spinal anesthesia for cesarean delivery: Preload *versus* coload [J]. *BMC Anesthesiol*. 2014(14): 36

[172] Siddik-Sayyid SM, Nasr VG, Taha SK, et al. A randomized trial comparing colloid preload to coload during spinal anesthesia for elective cesarean delivery[J]. *Anesth Analg*. 2009(109): 1219 - 1224

[173] Tawfik MM, Hayes SM, Jacoub FY, et al. Comparison between colloid preload and crystalloid co-load in cesarean section under spinal anesthesia: A randomized controlled trial[J]. *Int J Obstet Anesth*. 2014 (23): 317 - 323

[174] Varshney R, Jain G. Comparison of colloid preload *versus* coload under low dose spinal anesthesia for cesarean delivery[J]. *Anesth Essays Res*. 2013(7): 376 - 380

[175] Jacob JJ, Williams A, Verghese M, et al. Crystalloid preload *versus* crystalloid coload for parturients undergoing cesarean section under spinal anaesthesia[J]. *J Obstet Anaesth Crit Care*. 2012(2): 10 - 15

[176] Khan M, ul-Nisai W, Farooqi A, et al. Crystalloid co-load: A better option than crystalloid preload for prevention of postspinal hypotension in elective caesarean section[J]. *Internet J Anesthesiol*. 2013 (32) Available at: https: //ispub. com/IJA/32/1/1503 ♯. Accessed July 8, 2015

[177] Desalu I, Kushimo OT. Is ephedrine infusion more effective at preventing hypotension than traditional prehydration during spinal anaesthesia for caesarean section in African parturients? [J]. *Int J Obstet Anesth*. 2005(14): 294 - 299

[178] King SW, Rosen MA. Prophylactic ephedrine and hypotension associated with spinal anesthesia for cesarean delivery[J]. *Int J Obstet Anesth*. 1998(7): 18 - 22

[179] Loughrey JP, Walsh F, Gardiner J. Prophylactic intravenous bolus ephedrine for elective caesarean section under spinal anaesthesia[J]. *Eur J Anaesthesiol*. 2002(19): 63 - 68

[180] Ngan Kee WD, Khaw KS, Lee BB, et al. A dose-response study of prophylactic intravenous ephedrine for the prevention of hypotension during spinal anesthesia for cesarean delivery[J]. *Anesth Analg*. 2000 (90): 1390 - 1395

[181] Ramin SM, Ramin KD, Cox K, et al. Comparison of prophylactic angiotensin II *versus* ephedrine infusion for prevention of maternal hypotension during spinal anesthesia[J]. *Am J Obstet Gynecol*. 1994 (171): 734 - 739

[182] Ayorinde BT, Buczkowski P, Brown J, et al. Evaluation of pre-emptive intramuscular phenylephrine and ephedrine for reduction of spinal anaesthesia-induced hypotension during caesarean section [J]. *Br J Anaesth*. 2001(86): 372 - 376

[183] Gutsche BB. Prophylactic ephedrine preceding spinal analgesia for cesarean section[J]. *Anesthesiology*. 1976(45): 462 - 465

[184] Webb AA, Shipton EA. Re-evaluation of i. m. ephedrine as prophylaxis against hypotension associated with spinal anaesthesia for caesarean section[J]. *Can J Anaesth*. 1998(45): 367 - 369

[185] Allen TK, George RB, White WD, et al. A double-blind, placebo-controlled trial of four fixed rate infusion regimens of phenylephrine for hemodynamic support during spinal anesthesia for cesarean delivery[J]. *Anesth Analg*. 2010(111): 1221 - 1229

[186] Langesaeter E, Rosseland LA, Stubhaug A. Continuous invasive blood pressure and cardiac output monitoring during cesarean delivery: A

randomized, double-blind comparison of low-dose *versus* high-dose spinal anesthesia with intravenous phenylephrine or placebo infusion[J]. *Anesthesiology*. 2008(*109*): 856 - 863

[187] Siddik-Sayyid SM, Taha SK, Kanazi GE, et al. A randomized controlled trial of variable rate phenylephrine infusion with rescue phenylephrine boluses *versus* rescue boluses alone on physician interventions during spinal anesthesia for elective cesarean delivery[J]. *Anesth Analg*. 2014(*118*): 611 - 618

[188] Alahuhta S, Räsänen J, Jouppila P, et al. Ephedrine and phenylephrine for avoiding maternal hypotension due to spinal anaesthesia for caesarean section. Effects on uteroplacental and fetal haemodynamics[J]. *Int J Obstet Anesth*. 1992(*1*): 129 - 134

[189] Cooper DW, Carpenter M, Mowbray P, et al. Fetal and maternal effects of phenylephrine and ephedrine during spinal anesthesia for cesarean delivery[J]. *Anesthesiology*. 2002(*97*): 1582 - 1590

[190] Cooper DW, Jeyaraj L, Hynd R, et al. Evidence that intravenous vasopressors can affect rostral spread of spinal anesthesia in pregnancy [J]. *Anesthesiology*. 2004(*101*): 28 - 33

[191] Hall PA, Bennett A, Wilkes MP, et al. Spinal anaesthesia for caesarean section: Comparison of infusions of phenylephrine and ephedrine[J]. *Br J Anaesth*. 1994(*73*): 471 - 474

[192] Ngan Kee WD, Khaw KS, Tan PE, et al. Placental transfer and fetal metabolic effects of phenylephrine and ephedrine during spinal anesthesia for cesarean delivery[J]. *Anesthesiology*. 2009(*111*): 506 - 512

[193] Ngan Kee WD, Lee A, Khaw KS, et al. A randomized double-blinded comparison of phenylephrine and ephedrine infusion combinations to maintain blood pressure during spinal anesthesia for cesarean delivery: The effects on fetal acid-base status and hemodynamic control[J]. *Anesth Analg*. 2008(*107*): 1295 - 1302

[194] Dyer RA, Reed AR, van Dy, et al. Hemodynamic effects of ephedrine, phenylephrine, and the coadministration of phenylephrine with oxytocin during spinal anesthesia for elective cesarean delivery [J]. *Anesthesiology*. 2009(*111*): 753 - 765

［195］ LaPorta RF，Arthur GR，Datta S. Phenylephrine in treating maternal hypotension due to spinal anaesthesia for caesarean delivery：Effects on neonatal catecholamine concentrations，acid base status and Apgar scores［J］. *Acta Anaesthesiol Scand*. 1995(*39*)：901 - 905

［196］ Moran DH，Perillo M，LaPorta RF，et al. Phenylephrine in the prevention of hypotension following spinal anesthesia for cesarean delivery［J］. *J Clin Anesth*. 1991(*3*)：301 - 305

［197］ Pierce ET，Carr DB，Datta S. Effects of ephedrine and phenylephrine on maternal and fetal atrial natriuretic peptide levels during elective cesarean section［J］. *Acta Anaesthesiol Scand*. 1994(*38*)：48 - 51

［198］ Prakash S，Pramanik V，Chellani H，et al. Maternal and neonatal effects of bolus administration of ephedrine and phenylephrine during spinal anaesthesia for caesarean delivery：A randomised study［J］. *Int J Obstet Anesth*. 2010(*19*)：24 - 30

［199］ Saravanan S，Kocarev M，Wilson RC，et al. Equivalent dose of ephedrine and phenylephrine in the prevention of post-spinal hypotension in caesarean section［J］. *Br J Anaesth*. 2006(*96*)：95 - 99

［200］ Daley，MD，Sandler AN，Turner KE，et al. A comparison of epidural and intramuscular morphine in patients following cesarean section［J］. *Anesthesiology*. 1990(*72*)：289 - 294

［201］ Eisenach JC，Grice SC，Dewan DM. Patient-controlled analgesia following cesarean section：A comparison with epidural and intramuscular narcotics［J］. *Anesthesiology*. 1988(*68*)：444 - 448

［202］ Harrison DM，Sinatra R，Morgese L，et al. Epidural narcotic and patient-controlled analgesia for post-cesarean section pain relief［J］. *Anesthesiology*. 1988(*68*)：454 - 457

［203］ Henderson SK，Matthew EB，Cohen H，et al. Epidural hydromorphone：A double-blind comparison with intramuscular hydromorphone for postcesarean section analgesia［J］. *Anesthesiology*. 1987(*66*)：825 - 830

［204］ Macrae DJ，Munishankrappa S，Burrow LM，et al. Double-blind comparison of the efficacy of extradural diamorphine，extradural phenoperidine and i. m. diamorphine following caesarean section［J］. *Br*

J Anaesth. 1987(*59*): 354‐359

[205] Perriss BW, Latham BV, Wilson IH. Analgesia following extradural and i. m. pethidine in post-caesarean section patients[J]. *Br J Anaesth*. 1990(*64*): 355‐357

[206] Smith ID, Klubien KE, Wood ML, et al. Diamorphine analgesia after caesarean section. Comparison of intramuscular and epidural administration of four dose regimens[J]. *Anaesthesia*. 1991(*46*): 970‐973

[207] Chambers WA, Mowbray A, Wilson J. Extradural morphine for the relief of pain following caesarean section[J]. *Br J Anaesth*. 1983(*55*): 1201‐1203

[208] Cohen S, Pantuck CB, Amar D, et al. The primary action of epidural fentanyl after cesarean delivery is *via* a spinal mechanism[J]. *Anesth Analg*. 2002(*94*): 674‐679

[209] Cohen SE, Tan S, White PF. Sufentanil analgesia following cesarean section: Epidural *versus* intravenous administration [J]. *Anesthesiology*. 1988(*68*): 129‐134

[210] Parker RK, White PF. Epidural patient-controlled analgesia: An alternative to intravenous patient-controlled analgesia for pain relief after cesarean delivery[J]. *Anesth Analg*. 1992(*75*): 245‐251

[211] Rosen MA, Hughes SC, Shnider SM, et al. Epidural morphine for the relief of postoperative pain after cesarean delivery[J]. *Anesth Analg*. 1983(*62*): 666‐672

[212] Alfirevic Z, Elbourne D, Pavord S, et al. Use of recombinant activated factor VII in primary postpartum hemorrhage: The Northern European registry 2000‐2004[J]. *Obstet Gynecol*. 2007(*110*): 1270‐1278

[213] King M, Wrench I, Galimberti A, et al. Introduction of cell salvage to a large obstetric unit: The first six months[J]. *Int J Obstet Anesth*. 2009 (*18*): 111‐117

[214] Kjaer K, Comerford M, Gadalla F. General anesthesia for cesarean delivery in a patient with paroxysmal nocturnal hemoglobinuria and thrombocytopenia[J]. *Anesth Analg*. 2004(*98*): 1471‐1472

[215] Lilker SJ, Meyer RA, Downey KN, et al. Anesthetic considerations for

placenta accreta[J]. *Int J Obstet Anesth*. 2011(*20*): 288 - 292

[216] Margarson MP. Delayed amniotic fluid embolism following caesarean section under spinal anaesthesia. *Anaesthesia*. 1995(*50*): 804 - 806

[217] Nagy CJ, Wheeler AS, Archer TL. Acute normovolemic hemodilution, intraoperative cell salvage and PulseCO hemodynamic monitoring in a Jehovah's Witness with placenta percreta[J]. *Int J Obstet Anesth*. 2008 (*17*): 159 - 163

[218] Potter PS, Waters JH, Burger GA, et al. Application of cell-salvage during cesarean section[J]. *Anesthesiology*. 1999(*90*): 619 - 621

[219] Rogers WK, Wernimont SA, Kumar GC, et al. Acute hypotension associated with intraoperative cell salvage using a leukocyte depletion filter during management of obstetric hemorrhage due to amniotic fluid embolism[J]. *Anesth Analg*. 2013(*117*): 449 - 452

[220] Ferouz F, Norris MC, Leighton BL. Risk of respiratory arrest after intrathecal sufentanil[J]. *Anesth Analg*. 1997(*85*): 1088 - 1090

[221] Godley M, Reddy AR. Use of LMA for awake intubation for caesarean section[J]. *Can J Anaesth*. 1996(*43*): 299 - 302

[222] Greenhalgh CA. Respiratory arrest in a parturient following intrathecal injection of sufentanil and bupivacaine[J]. *Anaesthesia*. 1996 (*51*): 173 - 175

[223] Hawksworth CR, Purdie J. Failed combined spinal epidural then failed intubation at an elective caesarean section[J]. *Hosp Med*. 1998(*59*): 173

[224] Hinchliffe D, Norris A. Management of failed intubation in a septic parturient[J]. *Br J Anaesth*. 2002(*89*): 328 - 330

[225] Kehl F, Erfkamp S, Roewer N. Respiratory arrest during caesarean section after intrathecal administration of sufentanil in combination with 0.1% bupivacaine 10 ml[J]. *Anaesth Intensive Care*. 2002(*30*): 698 - 699

[226] Keller C, Brimacombe J, Lirk P, et al. Failed obstetric tracheal intubation and postoperative respiratory support with the ProSeal laryngeal mask airway[J]. *Anesth Analg*. 2004(*98*): 1467 - 1470

[227] Parke, J, Balis N, Chester S, et al. Cardiopulmonary arrest in

pregnancy: Successful resuscitation of mother and infant following immediate caesarean section in labour ward[J]. *Aust N Z J Obstet Gynaecol*. 1996(*36*): 207 - 210

[228] Popat MT, Chippa JH, Russell R. Awake fibreoptic intubation following failed regional anaesthesia for caesarean section in a parturient with Still's disease[J]. *Eur J Anaesthesiol*. 2000 (*17*): 211 - 214 http: //anesthesiology. pubs. asahq. org/article. aspx? articleid = 2471779♯115986933

第七章
产科麻醉与镇痛

制定机构

美国妇产科医师学会（American College of Obstetricians and Gynecologists，ACOG）

规范级别

临床指南

主要文献

- Obstetric analgesia and anesthesia. Practice Bulletin No. 177 (2017)
- www. acog. org/More-Info/ObstetricAnalgesiaAnesthesia

循证问答

背景

问：医生应不应该提供分娩镇痛？

答：很多女性在分娩的过程中会经历严重的产痛，医生在任何情况下都应该给患者提供镇痛，安全的分娩镇痛也不应例外。

问：产妇主诉疼痛就是分娩镇痛的指征吗？

答：很多产妇都希望在分娩时能够很好地管理疼痛，分娩时也有很多使用麻醉与镇痛的医学指征。在没有禁忌证的情况下，母亲的要求就是分娩镇痛最充分的指征。分娩过程中不能因为医疗保险的限制而不给产妇提供硬膜外镇痛。提供产科服务的第三方付款公司也不能因为"没有其他的医学指征"就拒绝报销分娩镇痛的费用。所有Ⅰ～Ⅳ级妇产医院都应该提供分娩镇痛，以及外科手术麻醉镇痛的服务[1]。虽然各家医院能够提供的分娩镇痛方法不尽相同,但选择哪种镇痛方法不应取决于患者的支付能力。

问：产科护士能不能在医生指导下参与分娩镇痛的管理?

答：美国妇产科医师学会相信,为使尽可能多的产妇受益于椎管内镇痛,不应该限制产科护士参与分娩镇痛。在医生的监督管理下,经过良好培训又证明有足够能力的产科护士应该可以管理硬膜外的输注工作。

问：这篇文章的目的是讨论药物性分娩镇痛吗?

答：是,还有产科手术麻醉常用药物及方法。非药物性镇痛如按摩、第一产程的水中待产、针灸、放松及催眠疗法不在本文的讨论范围。这些作为辅助或者替代的措施在某些病例里可能有效。

问：以前有很多有关产科麻醉、分娩镇痛的临床指南和专家共识。这篇临床指南和已经存在的那些指导文件是什么关系?

答：历史上 ACOG 在 2002 年出版过临床指南 36 号、2004 年专家共识 295 号、2006 年专家共识 339 号、2007 年专家共识 376 号。这篇临床指南将取代上述的全部临床文件。

产痛

问：第一产程的产痛是什么样的痛?

答：与其他类型的内脏痛一样,第一产程的疼痛是弥散性的,而不是类似躯体痛的那种有明确部位的疼痛。几乎所有的分娩都有下腹痛,但很多女性也会感觉到腰背痛。分娩疼痛也可能牵涉至髂嵴、臀部或大腿。

问：第一产程后期和第二产程的产痛是怎么形成的?

答：胎儿在第一产程后期和第二产程的下降期,阴道扩张以及盆底和会阴的刺激通过阴部神经和骶神经 S2~S4 进行传导引起疼痛[2]。这种疼痛主要是躯体疼痛,比分娩早期的疼痛更容易定位。

问：如何评估产痛程度?

答：目前还没有一种客观通用的疼痛强度评估方法。最常见的方法是使用自我评价的方法,如疼痛视觉模拟评分 VAS,然而这种评估方法存在许多问题且很难使用标准的心理测量学方法证实[3]。

问：产痛程度的评估受哪些因素影响?

答：常用的镇痛药物也可能影响认知功能，更加限制了疼痛视觉模拟评分的可靠性。

问：分娩镇痛能改善产妇满意度吗？

答：由于对疼痛管理和分娩体验的期望不同，疼痛缓解的程度和患者满意度（疼痛缓解或分娩体验）是不同的。在一项调查女性分娩满意度的系统回顾中发现，有一半的患者对疼痛的评价和对疼痛管理满意度的评价并不一致[4]。

分娩镇痛及麻醉

问：怎样选择ACOG认可的、既不增加剖宫产风险又可供选择的分娩镇痛方法？

答：对镇痛方法、药物和剂量的选择基于许多因素，包括患者的选择、临床情况和禁忌证。妇产科医生或其他提供产科服务的医护人员、麻醉医师、患者和熟练的辅助人员应密切配合，共同决定镇痛相关的问题。

问：对全身使用镇痛药物的总体评价如何？

答：因为胃肠外阿片类药物很便宜，使用起来也不太需要专业知识，所以仍在围产期镇痛中占有一席之地。但是静脉注射阿片类药物对产妇疼痛评分几乎没有影响，镇痛效果也不可靠，还常伴有恶心和呕吐等不良反应[5]。

问：全身使用的镇痛药物有哪些？

答：在美国，芬太尼、吗啡、纳布啡、布托啡诺、瑞芬太尼使用较普遍，可肌内注射或静脉注射。鼻内给芬太尼也被用于分娩镇痛[6]。瑞芬太尼是一种超短效的阿片类药物，只用于患者自控静脉输注给药。表7-1列出了常用的肠外或全身使用的阿片类药物的种类及其剂量、给药途径、起效时间、作用持续时间和消除半衰期。并非所有的药物在所有医院都提供。

问：全身分娩镇痛药物有效吗？

答：一项Cochrane荟萃分析研究没能确定理想的胃肠外阿片类药物。结论是，虽然在分娩过程中使用阿片类药物可以减轻一些疼痛，但镇痛作用差且伴有明显的不良反应，主要是恶心、呕吐和嗜睡，而且各种药物之间差别不大[7]。

表 7 - 1　常用全身性注射用阿片类分娩镇痛药物

IM-肌注
IV-静脉给药
PCA-病人自控药
SQ-皮下

芬太尼
- 剂量与途径：50~100 μg/小时(IV) 或PCA：首剂50 μg, 10~25 μg/10~12分钟
- 起效时间：2~4分钟(IV)
- 持续时间：30~60分钟
- 母体排泄半衰期：3小时

吗啡
- 剂量与途径：2~5 mg(IV) 5~10 mg(IM)
- 起效时间：10分钟(IV) 30分钟(IM)
- 持续时间：1~3小时
- 母体排泄半衰期：2小时

纳布啡
- 剂量与途径：10~20 mg(IV)(SQ or IM)
- 起效时间：2~3分钟(IV) 15分钟(SQ or IM)
- 持续时间：2~4小时
- 母体排泄半衰期：2~5小时

布托啡诺
- 剂量与途径：1~2 mg(IV)(IM)
- 起效时间：5~10分钟(IV) 30~60分钟(IM)
- 持续时间：4~6小时
- 母体排泄半衰期：2~5小时

瑞芬太尼
- 剂量与途径：0.15~0.5 μg/kg/2分钟(PCA)
- 起效时间：20~90秒
- 持续时间：3~4分钟
- 母体排泄半衰期：9~10分钟

问：全身性使用阿片药物对胎儿或新生儿有什么不良影响？

答：所有阿片类药物都可以透过胎盘，可能对胎儿或新生儿产生不良影响。这可能会反映在胎儿心率变异性的消失、胎心率基线变异减少、新生儿呼吸抑制或神经行为学改变。

问：新生儿的药物消除时间比成人要长，所以药效可能会延长。使用哌替啶也会如此吗？

答：哌替啶通常不推荐用于围产期镇痛，因为它的活性代谢产物——去甲哌替啶在成人体内半衰期长，在新生儿体内半衰期更长达 72 小时，而且纳洛酮还不能拮抗去甲哌替啶的效应[8]。

问：阿片受体激动-拮抗药纳布啡、布托啡诺呼吸抑制发生率较低，能用于全身的分娩镇痛吗？

答：在和对等的其他阿片类药物比较时，这类药物呼吸抑制发生率确实较低。关键问题是对需要接受或目前正在接受阿片受体激动剂治疗的患者（包括重酒石酸氢可酮），应避免使用阿片受体激动-拮抗剂（如喷他佐辛、纳布啡和布托啡诺）或部分激动剂（丁丙诺啡）镇痛。因为使用了激动-拮抗剂和部分激动剂的患者做镇痛时，可能会降低镇痛效果和/或诱发戒断症状[9]。

问：瑞芬太尼是无活性代谢产物的超短效阿片类药物，能作为全身性使用的分娩镇痛药物吗？

答：由于瑞芬太尼药代动力学特点，因而在分娩过程中使用容易调节且新生儿呼吸抑制的风险较低。瑞芬太尼通过患者自控镇痛静脉给药虽然不如硬膜外镇痛有效，但似乎比其他阿片类药物镇痛效果好，在分娩过程中也用得多起来了[10,11]。

问：瑞芬太尼是否可以作为全身性使用分娩镇痛药物的关键问题是什么？

答：在一个小样本的随机对照试验中，接受了瑞芬太尼静脉自控静脉镇痛的产妇有 26% 发生了窒息。这足以警示瑞芬太尼静脉自控静脉镇痛的产妇需要适当的呼吸功能监控[12]。使用瑞芬太尼患者自控镇痛时可能发生呼吸停止，因此应考虑由护士一对一的看护患者，进行呼吸监测和吸氧[11]。

问：非阿片类药物分娩镇痛有效吗？

答：非阿片类药物分娩镇痛似乎不如阿片类药物有效。一项 Cochrane 荟萃分析了各种可用于分娩镇痛的药物，包括抗组胺药、解痉药、镇静剂和非甾体类抗炎药。非甾体类抗炎药和抗组胺药在分娩镇痛中的效果虽然不如阿片类药物令人满意，但高于安慰剂组[13]。

问：静脉注射对乙酰氨基酚有分娩镇痛作用吗？

答：最近，一项随机临床试验比较了 40 名妇女在第一产程中静脉注射对乙酰氨基酚和吗啡的镇痛效果。两组患者的疼痛视觉模拟评分或不良反应没有差异，但有一半接受对乙酰氨基酚的患者需要加药[14]。作者的结论是静脉注射对乙酰氨基酚对分娩早期的镇痛效果欠佳。

问：椎管内镇痛/麻醉的总体评价如何？

答：与大多数其他缓解疼痛的方法不同，椎管内或区域性麻醉包括硬膜外麻醉和腰麻需要合格的专科人员进行管理。椎管内麻醉适用于分娩镇痛与手术麻醉。区域镇痛技术（如硬膜外、腰麻）能够减轻分娩时的疼痛且对母婴的副作用最小。

问：典型的椎管内分娩镇痛由哪些药物组成？怎么给药？

答：常用的药物是局部麻醉药，加或不加阿片类药物。专业的麻醉医生可能选择不同浓度不同种类的局部麻醉药物及阿片类药物。配好的液体可以单次注射或经导管分次给药、持续输注或使用患者自控给药技术。

问：美国有多少人使用椎管内分娩镇痛？都是哪些人？

答：在美国超过 60% 单胎妊娠的妇女分娩时选择硬膜外或腰麻镇痛[15]。较高的教育水平、白人和早期接受过产前教育的妇女中使用硬膜外和腰麻镇痛的比率较高。这些情况表明使用椎管内镇痛是产妇自行决定，而不是单由医学指征决定。

问：椎管内镇痛会不会增加剖宫产风险？

答：没有研究显示会增加剖宫产率，因此不应因担心增加剖宫产而限制其使用[16]。

问：硬膜外分娩镇痛需要什么操作？常用什么药物？对母亲、胎儿和新生儿有什么影响？

答：硬膜外镇痛是指将导管放置到硬膜外腔，允许重复或连续给药。

可以使用局部麻醉药加阿片类药物,从而降低每种药物的浓度,最大限度地减少不良反应。低浓度的局部麻醉药导致的运动阻滞较少,而低浓度的阿片类药物对母亲、胎儿[17]和新生儿的全身影响较小。常用的局部麻醉药是布比卡因和罗哌卡因,它们在镇痛效果和副作用方面差不多[18]。常用的两种阿片类药物是芬太尼和舒芬太尼[8]。

问:除了上述两种药物以外,还有什么药物可以加入硬膜外分娩镇痛的药袋中?

答:在一些分娩中心,使用局部麻醉药物中加入浓度非常低的肾上腺素(5 μg/ml 或 1 : 200 000)以延长局部麻醉药物的持续时间或增加硬膜外阻滞的效果和镇痛强度;也可以在使用前添加碳酸氢钠,因为有研究发现碱化可加速硬膜外的起效时间,强化镇痛效果,尤其是对骶管神经皮区[8]。

问:硬膜外分娩镇痛采用什么方法维持镇痛效果?哪个方式更好些?

答:硬膜外镇痛采用脉冲式给药、持续输注或患者自控镇痛持续输注的方法。临床研究比较的结果因为维持硬膜外镇痛方案的多样性而受到一定的限制。一项系统回顾性研究表明,硬膜外有或没有患者自控镇痛连续输注和脉冲式给药,产妇的中转剖宫产率没有差异,总产程时间没有差异,但脉冲式给药产妇的第二产程明显缩短,麻醉总的用药量略有减少,产妇满意度较高[19]。

问:能单次腰麻镇痛吗?

答:蛛网膜下腔注射阿片类药物、局部麻醉药或两者合用也叫腰麻镇痛。除非预计产妇 1 小时左右能够分娩,临床上很少使用腰麻进行分娩镇痛,但腰麻常用于剖宫产手术。和硬膜外给药一样,同时使用局部麻醉药与阿片类药物可以降低各自的剂量。

问:剖宫产腰麻有什么优缺点?用哪些药物?

答:剖宫产手术用的腰麻是单次注射,不能调整阻断平面也不能延长作用时间。但是腰麻的优点是起效迅速、镇痛效果确切。单次腰麻使用的局部麻醉药包括利多卡因、布比卡因和罗哌卡因。芬太尼、舒芬太尼或吗啡也可以加入局部麻醉药物中,以提高术中及术后的舒适度[8]。

问：连续腰麻镇痛为何没有普及?

答：连续腰麻很少用于分娩镇痛,因为担心:① 硬膜穿破引起的头痛;② 在出现连续腰麻后微导管导致的马尾综合征报道后,美国食品和药物管理局 FDA 于 1991 年从市场上撤回了蛛网膜下腔的微导管[20]。在硬膜外穿刺时,如意外穿破硬膜可以将导管置入蛛网膜下腔,将计划的硬膜外镇痛转为连续腰麻蛛网膜下腔分娩镇痛。有一些零星的研究使用特制导管进行连续腰麻镇痛用于分娩镇痛和转为剖宫产手术时的麻醉[20,21]。如果使用这种技术,需特别注意鞘内留置导管的标签、用法、用量和无菌性。

问：腰硬联合镇痛是怎么回事? 有什么优缺点?

答：使用腰硬联合镇痛时,蛛网膜下腔注射的药物可以是局部麻醉药、阿片类药物或两者合用。蛛网膜下腔单独使用阿片类药物(芬太尼或舒芬太尼)可以满足早期产程的镇痛。随着产程的进展,疼痛更多转为躯体痛,此时需要加用局部麻醉药物以达到镇痛的效果。常用的局部麻醉药是布比卡因,也可以使用罗哌卡因替代。腰硬联合麻醉后续采用硬膜外导管维持镇痛与硬膜外麻醉类似,但直到腰麻作用消失后才能确认置入导管的位置。

问：腰硬联合、单纯硬膜外镇痛哪个对产妇更好?

答：腰硬联合镇痛相较于硬膜外镇痛的主要优点是起效迅速[16,22]。一项 Cochrane 荟萃分析发现传统的硬膜外(较高浓度的局部麻醉药)与腰硬联合镇痛在产妇肌力、需要缩宫素加强宫缩或剖宫产率方面没有差异,同时腰硬联合镇痛可减少额外加药或补救等麻醉干预、减少器械助产和尿潴留的发生[23]。同一项荟萃分析比较了腰硬联合和低剂量硬膜外镇痛技术,结论是腰硬联合镇痛的瘙痒发生率较高(平均风险率 1.80;95％可信区间 1.22～2.65),在分娩方式、患者满意度和新生儿结局方面两者没有差异。

问：腰硬联合、单纯硬膜外镇痛哪个对胎儿更好?

答：与单用硬膜外镇痛相比,腰硬联合镇痛时胎儿心动过缓的发生率较高,但因胎儿心率异常而转剖宫产的比率没有增加[24]。胎儿心动过缓与鞘内给予阿片类药物相关,而与母体低血压无关[25]。一种解释是,当疼痛被快速缓解,特别是使用了较高剂量的鞘内阿片类药物时,母体循环的血浆内肾上腺素和β内啡肽的浓度迅速降低,导致内源性缩宫素和去甲肾上腺素水平相对增加,从而导致子宫痉挛性收缩和子宫胎盘血流减少[26]。此外有报道发现,产妇体位改变时硬膜外导管可能会脱落[27]。

问: 局部麻醉药能用在第二产程分娩镇痛和会阴修补术吗?

答: 局部麻醉药用于阴部神经阻滞和会阴撕裂修补术时组织的局部浸润。阴部神经阻滞指将局麻药经阴道注入坐骨棘下方的阴部神经附近。这种方法主要用于第二产程镇痛或分娩后会阴裂伤的修复。在一项随机试验中,产妇宫口开大 7 cm 之后使用布比卡因加芬太尼单次腰麻的分娩镇痛效果优于阴部神经阻滞,但用于会阴修补手术时两种方法的效果大致相当[28]。

问: 局麻药的作用机理是什么? 剂量怎么掌握?

答: 局部麻醉药通过阻断钠离子通道产生可逆的神经传导阻滞。它们有不同的脂溶性、药效、起效时间和持续时间[29]。用于阴部神经阻滞或局部浸润常用的局部麻醉药及其最大推荐剂量见表 7-2。

表 7-2 常用于产科的局麻药最大建议剂量

问: 如何增加局麻药效果、延长作用时间?

答: 肾上腺素加入到局部麻醉药中可引起局部血管收缩从而延缓吸收、延长持续时间。肾上腺素也可帮助判断局麻药物是否误入血管,心率增快或血压升高表明药物可能进入了母体循环。然而有些产妇情况不应使用肾上腺素,如存在必须避免母体心动过速的心脏疾病。

问：局麻药有哪些毒副作用？

答：局部麻醉药的风险包括过敏反应和毒性反应。氯普鲁卡因和丁卡因可能引起过敏反应，但布比卡因、利多卡因和罗哌卡因则甚少，但患者可能对添加的防腐剂对羟基苯甲酸甲酯或抗氧化剂（亚硫酸盐）过敏。局麻药的毒性反应可由吸收大量的局部麻醉药或意外血管注入引起，后者更常见。毒性反应可以表现为神经系统症状（如抽搐、昏迷）或心脏症状（如心律失常、心肌抑制）；中枢神经系统症状的出现早于心脏的表现。循环衰竭或癫痫发作的处理应依据循证医学的标准。低氧血症和酸中毒会增强局部麻醉药物的全身毒性反应，应尽快纠正。

问：能用氧化亚氮（笑气）分娩镇痛吗？

答：氧化亚氮是全身麻醉中经常使用的麻醉气体，用于分娩镇痛和产后裂伤修补术的麻醉已有数10年的时间，它在英国和其他国家的使用比美国更广泛。患者可以自己通过衔嘴或面罩吸入50%氧气和50%氧化亚氮混合气体镇痛。气体输送可以是从两个单独的气瓶中混合或单个预混缸的管道输送。装载气体的设备必须使用流量阀，只有在患者使用面罩吸入的时候才给予吸入，还必须有清除废气的设备以避免环境污染。从疼痛评分的结果来看，氧化亚氮的镇痛效果不如硬膜外镇痛，然而吸入镇痛也有一些优点。氧化亚氮的使用不影响产妇的肌力，不需要额外的监护设备，同时产妇可以控制镇痛效果；另一个优点是，产妇一旦摘掉面罩其作用迅速停止。氧化亚氮可以通过胎盘，但在新生儿开始自主呼吸后会被快速地排出。对母体的不良反应包括恶心、呕吐、头晕和嗜睡。

问：产房里可以用全身麻醉吗？

答：在现代产房，全身麻醉在阴道分娩和剖宫产中并不常用。其使用仅限于紧急剖宫产或无法实施椎管内麻醉或椎管内麻醉失败等情况。

问：全麻需要注意哪些问题？

答：产妇容易误吸胃内容物并且功能残气量减少、分钟通气量增加，可能导致氧饱和度快速下降，同时新生儿娩出前后产妇对麻醉的需求也有变化。产科全身麻醉的标准方法是预充氧、给予一种麻醉诱导药物(如丙泊酚、氯胺酮)和一种肌松药(如琥珀胆碱、罗库溴铵),通常在压迫环状软骨下完成气管插管。气道安全后,麻醉维持用低浓度挥发性吸入麻醉药,通常使用七氟烷或异氟烷直到胎儿娩出。使用的吸入药物浓度较低是因为考虑到其对子宫张力的影响。诱导时可使用阿片类药物如瑞芬太尼防止术中知晓[33,34]。

问: 产妇困难气道率高的原因是什么? 怎么办?

答: 由于妊娠和分娩期的解剖学和生理学变化,产妇的气道管理更具挑战性。产科全麻气管插管的失败率,妊娠妇女(1∶224～1∶390)比非妊娠妇女高很多(1∶2 230)[35-37]。对于择期手术的患者估计可能有困难气道时,可以使用清醒气管插管或可视喉镜。在其他情况时喉罩也可以是气管插管的一个替代方法。

产科麻醉相关的孕产妇并发症率和死亡率

问: 与产科麻醉相关的孕产妇死亡率多吗?

答: 产科麻醉和镇痛与产妇并发症率和死亡率相关性很小。过去的几十年里,与麻醉相关的产妇死亡在减少,在高收入国家与麻醉相关的产妇死亡已经非常罕见。

问: 产科麻醉相关的并发症发生率高吗?

答: 北美产科麻醉和围产医学会建立了产房严重并发症数据库项目,以估计产科麻醉相关严重并发症的发生率。30 个美国医院参加了于 2009 年结束的超过 5 年的数据收集报道或记录了 300 000 多例产妇分娩期间发生的特定并发症,共计 157 例[40]。这组产妇麻醉和镇痛的使用率很高。

问: 其中有多少比例的阴道分娩是在椎管内麻醉下进行的?

答: 数据显示,在经阴道分娩的妇女中,76%的产妇使用了椎管内麻醉镇痛技术,其中 63%是硬膜外镇痛,37%为腰硬联合,少于 1%是腰麻或连续腰麻。

问: 剖宫产麻醉用什么方法?

答: 94%的剖宫产分娩使用了椎管内麻醉。5.6%的剖宫产手术是在全身麻醉下进行的。

问: 椎管内分娩镇痛的失败率为多少?

答：其失败率为 1.7%。

问：与麻醉相关的孕产妇严重并发症发生率是多少？

答：在此次登记中共 30 例产妇死亡，但没有与麻醉相关的；42 例心脏骤停的产妇中 2 人出现了心肌梗死，2 例均被认为与麻醉相关；4 例硬膜外脓肿或脑膜炎，其发生率低于 1:60 000；1 例硬膜外血肿（1:250 000）；10 例气管插管失败（1:500）但没有发生误吸；58 例高位神经阻滞（1:4 000）；27 例严重的神经系统损伤，其中 7 例被判定与麻醉相关（1:36 000）；25 例呼吸停止，其中 16 人被认为与麻醉相关（1:10 000）；5 例过敏反应，无 1 例与麻醉相关。

问：哪两个是最多见的、也是通过加强气道管理可以完全不留后遗症的产科麻醉并发症？

答：气管插管失败的发生率为 2‰，高位/全脊麻为 2.5/万。产房气道管理的加强显然非常重要。硬膜外与腰麻高位神经阻滞的发生率相似，尽管 24% 的患者是由于未识别的椎管内导管。

问：硬膜外穿刺后头痛发生率是多少？有多少比例需要做血补丁？

答：包括硬膜外穿刺腰麻和腰硬联合在内的椎管内操作发生穿破硬膜引起头痛的风险为 0.7%。其中一半以上（56%）的头痛患者接受了硬膜外血补丁治疗。

问：椎管内分娩镇痛引起的瘙痒是怎么回事？如何处理？

答：与椎管内麻醉相关的轻微母体不良反应有与阿片 μ 受体结合引发的瘙痒[41]。绝大多数椎管内给予阿片类药物镇痛的妇女会发生瘙痒[42]。椎管内使用阿片类药物引起的瘙痒比静脉注射严重，而鞘内使用阿片类药物比硬膜外给药更严重[8]。大多数阿片类药物所致的瘙痒为自限性的。瘙痒的处理可使用小剂量纳洛酮或纳布啡，但是这些药物可以拮抗部分镇痛效果。抗组胺药也被用于治疗瘙痒，这类药物对中枢引起的瘙痒没有作用，但可能通过增加嗜睡而改善症状[41]。

问：如何处理椎管内分娩镇痛引起的低血压？

答：由于交感神经阻滞引起的低血压有可能发生。母体低血压的发生取决于椎管内阻滞的起效速度和麻醉药的剂量。大约 10% 的妇女在低剂量椎管内分娩镇痛时会出现低血压[8]。交感阻滞所致的低血压可以在一定程度上通过预先或同时输注晶体液或小剂量的血管活性药物预防,通常使用静脉注射麻黄碱或去氧肾上腺素。当腰麻或硬膜外麻醉后发生低血压时,可以使用静脉注射升压药物处理[43]。在一项随机试验中同时输注晶体液加去氧肾上腺素可以有效地预防剖宫产腰麻后低血压;在另一项随机试验中,与去氧肾上腺素相比,输注去甲肾上腺素较少引起产妇心动过缓,可以更好地维持心脏输出量[44]。与腰麻不同,硬膜外麻醉可以缓慢地给予局部麻醉药,因此较少发生低血压。

问:其还有哪些可能发生的不良反应?

答:椎管内技术的不良反应还包括恶心和呕吐(当使用阿片类药物时)、体温升高或发热(与硬膜外相关)、寒战、尿潴留、口腔疱疹复发[8]。无论是椎管内还是胃肠外使用阿片类药物都有发生呼吸抑制的风险。

产科麻醉与胎儿风险

问:麻醉对胎儿有何风险?

答:胎儿和新生儿的风险通常与母体作用相关,如低血压、麻醉或镇痛药物透过胎盘。在权衡麻醉与镇痛益处的情况下,充分评估这些风险的同时也要顾及母体产痛的全身反应(例如通气量增加、低碳酸血症、呼吸性碱中毒、儿茶酚胺和皮质醇释放增加)可能对胎儿和新生儿产生的负面影响。

问:椎管内分娩镇痛和静脉全身阿片药物镇痛有什么根本区别?

答:由于阿片类药物能透过胎盘,会增加新生儿抑制的风险,表现在Apgar评分、呼吸抑制、肌张力和吸吮能力方面。当静脉注射而不是椎管内应用阿片类药物时,这些副作用更明显,且峰值效应因药物而异。静脉给予阿片类药物后,胎心监护的改变是常见的。椎管内腰硬联合或硬膜外腔给予阿片类药物对胎心率的影响之前已讲述过。硬膜外镇痛和腰硬联合镇痛对胎心监护的影响可能有明显区别。在一项对低危产妇的随机试验中,使用腰硬联合镇痛的产妇约42%发生了子宫痉挛性收缩,而使用硬膜外镇痛的只有17%[45]。此外近1/3的妇女在腰硬联合镇痛后第一个15分钟内出现胎心率异常(心动过缓或长期的胎心减速)。这些异常与母体低血压无关,但与疼痛缓解速度明显相关。在这项研究中采用了常规措施来处理胎心率异常,而两组之间的剖宫产率、低 Apgar 评分及新生儿酸血症的发生率没有差异。

椎管内分娩镇痛禁忌证

问:哪些产妇不适合做椎管内分娩镇痛?

答:除了患者拒绝的情况,椎管内分娩镇痛的绝对禁忌证很少,只有一些相对禁忌证。因为担心发生脊髓或者硬膜外血肿,存在凝血功能障碍的患者禁忌用椎管内技术。目前还不知道这种并发症确切的发生率,但非常少见。在登记的超过 250 000 例的产科麻醉病例中,大多数是椎管内麻醉,只报道了 1 例脊髓血肿[40]。美国区域麻醉与疼痛学会估计发生血肿的总体风险在硬膜外镇痛的产妇中<1/150 000,而在腰麻的产妇<1/220 000[46]。但是随着预防血栓药物使用的增加,这种风险也有所增加[46,47]。施行硬膜外的患者血肿发生率高于腰麻的患者,产科患者低于做其他手术的老年患者。

问:血小板计数低到多少不能做椎管内阻滞麻醉?

答:血小板减少是椎管内阻滞麻醉的相对禁忌证,但是血小板计数的安全下限尚未确定。最近一项队列研究发现,173 例血小板<100×10^9/L 的产妇接受了腰麻、腰硬联合或者硬膜外麻醉与镇痛,没有脊髓-硬膜外血肿发生[48]。这项研究引用了其他研究的患者资料,估计当产科患者血小板计数<100×10^9/L 时,施行椎管内阻滞发生脊髓-硬膜外血肿的风险是 0~0.6%,但警告说对血小板<80×10^9/L 亚群的数据不足。重要的是,血小板减少的孕妇接受全身麻醉下剖宫产,与全身麻醉相关的严重并发症的发生率是 6.5%。当血小板计数≥80×10^9/L 时,一般认为可使用硬膜外和腰麻的前提是血小板计数稳定、血小板功能正常、无其他后天或者先天性凝血功能障碍、未接受华法林或其他抗凝治疗[49]。在某些情况下,当患者血小板计数<80×10^9/L 时,也可考虑施行硬膜外麻醉镇痛或腰麻。

问:使用低剂量阿司匹林的孕产妇能做椎管内分娩镇痛吗?

答:低剂量阿司匹林(常用于产科子痫前期的预防)不是椎管内穿刺的禁忌证[50]。

问：占位性脑损伤孕产妇能做椎管内阻滞吗？

答：这类情况曾被认为是椎管内镇痛技术的禁忌证，因为在颅内压升高的(ICP)患者如发生硬膜外穿破，无论是有意的还是无意的，都可能会导致后脑疝。然而并非所有的占位性病变都会导致颅内压升高，如果影像学没有显示占位性肿块、脑积水或其他提示颅内压增高的特征，则脑疝的风险很小，可以考虑硬膜外麻醉或镇痛[51]。具体怎样选择应据个体情况考虑，某些病例可以考虑神经系统的会诊。但是，有些情况即使存在一定发生脑疝的风险，如果有令人信服的原因需避免全麻剖宫产，放置硬膜外导管也许是较好的选择[51]。

全身性阿片类药物使用

问：全身性使用阿片类药物在分娩过程中的作用是什么？

答：全身性使用阿片类药物可代替椎管内镇痛或可用于椎管内镇痛前的镇痛措施，但使用效果并不一样好。非肠道全身阿片类药物的使用不需要麻醉医师或者麻醉护士的处方和管理，几乎所有产科医护人员都可以使用；椎管内镇痛则必须是操作技术熟练的麻醉医师。某些孕产妇，例如因血栓接受了抗凝治疗的孕产妇可能不适用于椎管内分娩镇痛，可以使用阿片类药物缓解疼痛作为替代方案。

问：美国妇女分娩镇痛多选择哪些方法？

答：对女性分娩时选择镇痛方法倾向的数据有限。一个全国性的对 2 400 名刚分娩产妇进行的调查显示，67%的人使用了硬膜外或腰麻镇痛，17%没有使用任何镇痛药物，16%接受了阿片类药物。另外，7%接受了全身麻醉，6%使用了氧化亚氮，3%使用了局麻，10%接受了阿片类药物和区域神经阻滞镇痛[52]。

椎管内分娩镇痛与产妇发热

问：硬膜外镇痛与产妇发热有什么相关性？

答：尽管硬膜外镇痛与母体温度升高有关，但一般与感染无关。然而当母体温度上升到 38℃ 或更高时，往往诊断不明确。使用硬膜外镇痛时，约 30%的产妇会经历母体温度升高（高于 37.5℃）[53]；随着连续硬膜外镇痛时间推移，发热的比例也增加且在初产妇更常见。这种现象尚无法解释,但有相关的假说,包括体温调节形式的改变、产热增加或有效的散热减少、未接受硬膜外镇痛的对照组中使用阿片类药物对产妇发热的抑制作用、炎症或者感染。后续研究没有发现感染是母亲体温升高的原因[54]。在使用硬膜外缓解分娩疼痛时,与其他镇痛方式相比,培养阳性或聚合酶链反应阳性绒毛膜羊膜炎的发生率没有差异[54]。尽管硬膜外后胎盘感染发生率有差异,在硬膜外穿刺前预防性给予抗生素却并未降低发热的风险[55,56]。

椎管内分娩镇痛与手术助产

问:硬膜外镇痛是否影响产程进展?

答:使用局部麻醉药物可能改变分娩的过程。一项与阿片类药物单用或者与局部麻醉药物联用相关的随机对照研究发现,鞘内注射的产妇第一产程时间与全身使用阿片类药物的产妇相比缩短了 90 分钟[57];另一项与临床试验相关的荟萃分析比较了分娩时使用和不使用硬膜外镇痛、多数是全身静脉分娩镇痛产妇的两组产妇结果,发现硬膜外镇痛组第二产程时间平均延长了 13.66 分钟,而对胎儿和新生儿无不良影响[58]。

问:硬膜外镇痛是否影响剖宫产率?

答:包含了成千上万病例的随机对照试验和系统回顾分析已经表明,在分娩的任何阶段开始硬膜外镇痛都不会增加剖宫产的风险[57-60]。虽然剖宫产的风险未增加,但使用硬膜外镇痛与未使用硬膜外镇痛相比,前者器械助产的风险增加了[58]。

子痫前期与椎管内分娩镇痛/麻醉

问:子痫前期是否影响镇痛或麻醉的选择?

答:椎管内麻醉与镇痛对子痫前期患者通常是安全的,且孕产妇耐受良好。在分娩过程中,这类患者由于使用硬膜外或腰硬联合麻醉,患者血液循环中儿茶酚胺的减少可能更利于控制血压。最近的一次回顾性研究显示,重度子痫前期可以减少腰麻后的低血压,即使出现低血压,其发生率和严重程度也会降低[61]。但是在椎管内麻醉与镇痛后,重度子痫前期的孕产妇可能同时存在低血压和与液体相关的肺水肿风险。

问：伴有血小板减少的重度子痫前期孕产妇能不能做椎管内镇痛或麻醉？

答：子痫前期患者发生溶血和肝酶升高及血小板减少的 HELLP 综合征时，血小板的减少是血小板消耗引起的。某些 HELLP 综合征的患者血小板减少也伴有血小板功能受损。和正常的孕产妇一样，行椎管内麻醉和镇痛的子痫前期产妇血小板计数的安全下限尚未确定[16]。一般认为，对于正常或子痫前期的患者，如果血小板计数≥80×10⁹/L 时可以施行硬膜外麻醉或者腰麻。即使是重度子痫前期的产妇，其发生脊髓和硬膜外血肿的风险也非常低。血小板计数<80×10⁹/L 也可以考虑行椎管内镇痛[48]。因为担心凝血功能障碍的患者脊髓或硬膜外血肿，应禁忌使用椎管内穿刺。在凝血功能障碍时，应避免放置或拔出硬膜外导管。任何进行性血小板减少和抗凝治疗时均应考虑放置和拔出硬膜外导管的时间。

问：子痫前期产妇使用椎管内麻醉最重要的临床意义是什么？

答：最重要的是避免全麻剖宫产。尽管诱导和维持全身麻醉的药物不会加重高血压，但使用喉镜以及气管插管的过程都会刺激患者引起高血压，这可能会增加中风和心脏衰竭的风险。如果需要全身麻醉，使用阿片类药物和 β 受体阻滞剂可能会有效地控制血压升高[62]。另外一个值得关注的问题是，子痫前期患者发生困难气道的风险增加，软组织或喉部的水肿可使可视化和操作的困难大大增加[63]。

母乳喂养与椎管内分娩镇痛/麻醉

问：麻醉和镇痛是否影响母乳喂养？

答：母乳喂养是一个复杂的过程，受很多因素的影响，只有小部分与围产期的因素相关，当然也包括麻醉和镇痛。一项来自威尔士的 18 000 多例产妇的回顾性总结发现，使用前列腺素引产、肌注阿片类药物、硬膜外镇痛、第三产程使用缩宫素或者全身麻醉与产妇在产后 48 小时内不能母乳喂养有相关性，但还未找到因果关系[64]；而这些影响相对于社会阶层、失业、胎次的影响要小很多。

问：全身静脉使用阿片药物对新生儿哺乳有影响吗？

答：很多麻醉与镇痛药物可透过胎盘或出现在乳汁里或者两者兼而有之。静脉使用阿片类药物时，新生儿呼吸抑制或嗜睡可以影响哺乳。由于新生儿的新陈代谢及药物的消除较慢，嗜睡的副作用还会延长。在考虑对产妇使用阿片类药物镇痛时，应告知药物对新生儿哺乳的潜在影响，帮助她们权衡利弊后做出决定。如果母亲在分娩过程中使用了阿片类药物，可能需要额外的母乳喂养的支持。除了阿片类药物，全身麻醉药物对新生儿没有长期的影响，通常在母乳中的浓度不超过母体剂量的 2%[65]。全身麻醉后，母亲在清醒、生命体征平稳后可以进行母乳喂养[66]。

问：椎管内分娩镇痛影响母乳喂养吗？

答：早期研究表明，硬膜外镇痛尤其使用芬太尼会干扰母乳喂养的开始和延续，然而这些研究存在方法学上的缺陷。母乳喂养作为次要的研究结果，在一项小剂量布比卡因加芬太尼用于腰硬联合镇痛的随机试验中，与传统的大剂量硬膜外布比卡因硬膜外镇痛进行了比较，未接受硬膜外镇痛的妇女作为对照组，但该研究未进行随机分组[70]。硬膜外组、腰硬联合组、哌替啶组、无硬膜外和无硬膜外未用哌替啶组比较，住院期间开始母乳喂养的时间无差异，持续喂养的时间或 12 个月母乳喂养也无统计学上的显著差异。椎管内镇痛时，母体内阿片类药物的血药浓度可以低至忽略不计，因此对母乳喂养的影响很小[66]。

即刻剖宫产的麻醉选择

问：在有效的硬膜外分娩镇痛的产妇实施即刻剖宫产手术有哪些麻醉选择？

答：当需要即刻/紧急剖宫产时，分娩过程中已经放置了有效的硬膜外导管的产妇，可以经硬膜外导管一次性给予高浓度的局部麻醉药物，在将患者转运到手术室的过程中就可以完成给药。在这种情况下，使用利多卡因使平面达到 T4 水平的中位时间是 10 分钟，而布比卡因起效时间较利多卡因稍长[71]。统计发现这种方法不能达到满意的手术麻醉效果的失败率仅为 6%[72]。

问：没有提前放置硬膜外导管的产妇需要即刻剖宫产手术，如何选择麻醉？

答：这类产妇没有时间重新放置硬膜外导管并调整阻断平面,此时应选用腰麻或全身麻醉。据报道,在即刻剖宫产手术时,从产妇摆好体位到腰麻达到满意的效果,一名经验丰富的麻醉医生仅用 8 分钟,其中一半的时间是等麻醉平面上升到满意的位置[73]。显然,即刻剖宫产很难进行随机实验,但在一个模拟人内进行的实验中计算出腰麻完全起效时间是 9 分钟,相应的全身麻醉所需的 2 分钟则未包括 3 分钟常规的预先给氧[74]。因此未提前放置硬膜外导管时,腰麻、腰硬联合麻醉或者全身麻醉都可以作为即刻剖宫产的麻醉手段。

问：能用局部浸润麻醉做即刻剖宫产吗?

答：在不能实现全身麻醉和椎管内麻醉的情况下,局部浸润麻醉也是即刻剖宫产的选择方案。利多卡因是局部浸润麻醉的常用药物,如果不超量使用,全身毒性很少见。局部浸润麻醉可能需要辅以静脉镇静。

椎管内分娩镇痛效果不良的剖宫产麻醉选择

问：当椎管内镇痛无效/镇痛不全时,如何选择中转剖宫产的麻醉?

答：剖宫产手术前,如果已有的硬膜外镇痛不全,可选择施行腰麻或者改为全身麻醉。有报道剖宫产腰麻失败率为 2%～6%[75]。如果腰麻的镇痛效果不能满足剖宫产手术,可以尝试第 2 次腰麻或者腰硬联合麻醉,但是阻滞平面不能完全预计。如果已经开腹而腰麻或者硬膜外效果不满意,则需追加静脉或者局部麻醉药或转为全身麻醉。具体方案的选择取决于患者主诉的疼痛程度和发生的时间、分娩前或者分娩后,以及患者与全麻相关的风险。如果患者的感觉平面低于期望值,在可能的情况下可以改变手术操作。例如,可以将从腹部取出子宫缝合改为腹腔内原部位缝合,以避免前者更高的阻滞平面要求;轻柔的手术操作可能在不需要转全身麻醉的情况下就完成手术。

剖宫产后理想的术后镇痛

问：剖宫产术后最佳的镇痛药物是什么?

答：在剖宫产手术前或者术中就应该开始计划术后镇痛。如果剖宫产使用腰麻或者硬膜外麻醉,可通过最初局麻药物溶剂的选择达到术后镇痛的最佳效果。不含防腐剂的吗啡常用于实现术后短期的镇痛。当鞘内或硬膜外给药时,无防腐剂的吗啡可以提供 12～24 小时的术后镇痛,但可能发生不良反应,如瘙痒、恶心、呼吸抑制。

问：还有什么方法可以用于剖宫产术后镇痛？

答：剖宫产手术时,可以通过以下几种方式给予局部镇痛：切口局麻药浸润、髂腹股沟入路或髂腹下神经阻滞[76]、腹横肌平面阻滞[77]或者局麻药物持续切口下输注。操作技术会影响神经阻滞效果,超声引导在神经阻滞时会有帮助。一项随机研究表明,与生理盐水对照组比较,剖宫产术后使用罗哌卡因进行腹横肌平面阻滞可以减少术后 70％吗啡的需要量[77]。使用对乙酰氨基酚和非甾体类抗炎药辅助腹横肌平面阻滞是非常有效的[78-80]。但是鞘内注射吗啡后,腹横肌平面阻滞并未增加镇痛效果[81]。局麻药物伤口浸润也可以减少术后 12～24 小时阿片类药物的用量且易于操作[82]。

问：剖宫产手术后使用静脉注射患者自控输注或者肌注阿片类药物有效吗？

答：这些方法可以使用,也有几种胃肠外用非甾体抗炎药可供选择。可供剖宫产手术使用的口服镇痛药物,包括单独或联合使用阿片类药物、非甾体抗炎药或者对乙酰氨基酚。最近的一篇综述发现,现有的相关研究数量少、质量较差且数据有限,因此还不能确定最安全有效的剖宫产后口服药物镇痛的方案[83]。静脉使用对乙酰氨基酚也被用于术后镇痛,其效果与口服对乙酰氨基酚和布洛芬相近,但价格更高[84,85]。

问：围产期阿片类药物对母亲及胎儿或新生儿的不良影响中最重要的是什么？

答：呼吸抑制最为重要。使用者要特别注意呼吸的状况。阿片类药物引起的母体不良反应包括嗜睡、恶心、呕吐、瘙痒及便秘。有因母乳内含阿片类镇痛药物而导致新生儿中枢神经系统抑制和死亡的报道[86]。几种口服的阿片类药物在母体的肝脏内代谢为有活性的成分,而超速代谢者的血浆及乳汁中活性药物的浓度可明显达到更高的水平。美国 FDA 建议母乳喂养的产妇应避免使用可待因[87,88],而羟考酮的用量不应大于 30 mg/d[89]。使用阿片类镇痛药物的母亲要注意监测她们新生儿的嗜睡、镇静、喂养困难及无力的状态。因此最好的办法就是使用多种药物,在限制使用阿片类药物的同时达到良好的术后镇痛[90]。

麻醉门/会诊

问: 孕妇什么时候需要麻醉门/会诊?

答: 最好在分娩前就与患者讨论所有可供选择的镇痛干预措施和操作。妇产科医师或产科护理人员与麻醉医护人员合作可以帮助患者根据患者的病史、个人偏好决定使用哪种类型的镇痛方法,同时讨论每种干预措施潜在的好处及风险。

问: 哪些孕产妇需要看麻醉门/会诊?

答: 最常见的麻醉门/会诊的指征列表都在表7-3中。麻醉医师的临床实践标准包括在开始任何围产期镇痛之前都要关注病史、体格检查[91]。而对于择期剖宫产手术的患者可以提前预约或者在手术当日进行麻醉前评估。在紧急手术时,这种评估在术前即刻施行。在椎管内分娩镇痛时,麻醉前评估可在置管前进行。

表7-3罗列的是在分娩前或围产期咨询麻醉医师的一些最常见的适应证。在许多情况下,电话咨询就足够了;有些情况,应当进行面对面的咨询。

表7-3 麻醉门/会诊适应证

心脏病:
- 先天性和获得性疾病,如法鲁四联症或者大血管移位
- 心肌病
- 瓣膜性疾病,如主动脉和二尖瓣狭窄、三尖瓣反流和肺动脉狭窄
- 肺动脉高压和艾森曼格综合征
- 节律异常,如室上性心动过速和预激综合征
- 体内植入起搏器或除颤器

血液系统疾病或危险因素:
- 免疫性和妊娠期血小板减少症
- 凝血异常,如血管性血友病
- 目前使用抗凝药物治疗
- 耶和华见证人(拒绝输血者)

脊髓、肌肉和神经系统疾病：
- 椎体结构畸形和既往手术史，如椎体融合和棒套筒法固定术
- 既往脊髓损伤
- 中枢神经系统疾病，如已知的动静脉畸形、动脉瘤、小脑扁桃体下疝畸形或脑室腹膜分流术

严重肝脏或肾脏疾病：
- 慢性肾功能不全
- 肝炎、肝硬化伴严重肝功能异常或凝血病

麻醉并发症的历史或危险因素：
- 预期困难的气道
- 阻塞性睡眠呼吸暂停
- 既往椎管内穿刺困难或失败
- 恶性高热
- 对局部麻醉药物过敏

可能影响麻醉管理的产科并发症：
- 胎盘植入
- 妊娠期非产科手术
- 计划剖宫产同时进行重大开腹手术

可能影响麻醉管理的其他医学因素：
- 体质指数在 50 以上
- 器官移植史
- 重症肌无力
- 侏儒症
- 镰状细胞性贫血
- 神经纤维瘤病

问：麻醉医师和其他产科医护人员为什么要加强交流？

答：麻醉医师也需要了解产妇是否有围产期并发症，例如血小板减少症、肺水肿、中枢神经系统疾病、少尿或者器官功能障碍的其他症状。同时，当产妇出现并发症如臀位或多胎妊娠时，产科医师或其他产科医护人员也应该及时通知麻醉医师。因为阴道分娩时宫腔操作可能需要麻醉医师加药并且有这些并发症的产妇转为剖宫产分娩的概率更高。

问：就分娩镇痛和术后镇痛而言，麻醉医师和产科医师的交流中特别

需要注意哪些内容？

答： 常规使用阿片类药物或者其他药物或口服美沙酮或丁丙诺啡的患者对药物的耐受性和对疼痛的敏感性增加，对其产时和产后的疼痛管理无疑是具有挑战性的。有药物滥用史和长期使用阿片类药物的妊娠妇女，咨询麻醉医生帮助其制订个体化的疼痛管理方案可能会获益。有效的产时及产后疼痛管理一般需使用包括椎管内镇痛、非甾体抗炎药以及对乙酰氨基酚的多模式镇痛方式。

椎管内分娩镇痛与抗凝药使用

问： 肝素或低分子肝素使用后多久可以施行椎管内镇痛？

答： 使用普通肝素或者低分子肝素治疗性抗凝时，需要药理学逆转或者足够的时间间隔后方能施行椎管内阻滞。美国麻醉医师学会实践指南指出，每日 2 次每次 5 000 U 预防量的普通肝素不是椎管内置管或拔管的禁忌；但是>10 000 U/d 或者每日给药超过 2 次的安全性尚不确定。对于这些病例，美国麻醉医师学会建议进行个体化风险评估。因为患者使用普通肝素超过 4 天有引起血小板减少的可能性，故施行椎管内置管前必须检查血小板计数。此外，指南还建议，患者接受低分子肝素抗凝治疗后，如果需要穿刺或置管/拔管则必须等到最后一次使用肝素后 10～12 小时。如果患者接受的是治疗剂量的低分子肝素，如依诺肝素每 12 小时 1 mg/kg，则需要等 24 小时。如果术前 2 小时内使用了低分子肝素治疗，那么不能使用椎管内技术。建议预防量的低分子肝素治疗 10～12 小时后或者治疗量的低分子肝素治疗 24 小时后再行椎管内阻滞。

引证归纳

A 级证据建议（结论基于一致性较好的研究）

- 椎管内镇痛未显示增加剖宫产率，因此不应因担心增加剖宫产而限制其使用。
- 阿片类药物与母亲、胎儿或新生儿的不良反应有相关性，最重要的是呼吸抑制，因此需关注产妇和新生儿的呼吸。

B 级证据建议（结论基于有限或不一致的研究）

- 如果没有放置硬膜外导管，腰麻、腰硬联合麻醉或者全身麻醉都适用于紧急剖宫产手术。

- 血小板减少是椎管内阻滞的相对禁忌证,但是血小板的安全低限尚不明确。

C级证据建议(结论主要基于共识和专家意见)

- 如果没有禁忌,母亲的要求就是施行分娩镇痛的最有效的医学指征。
- 一般认为,当血小板计数$\geqslant 80 \times 10^9$/L时,可使用硬膜外和腰麻,前提是血小板计数稳定、血小板功能正常、没有其他后天或者先天性凝血功能障碍、未接受华法林或其他抗凝治疗。在某些情况下,当患者血小板计数$< 80 \times 10^9$/L时也可考虑施行硬膜外麻醉镇痛或腰麻。
- 建议预防量的低分子肝素治疗10~12小时后或者治疗量的低分子肝素治疗24小时后再行椎管内阻滞。

(曹琴英 张瑾 梁刚 王芸 蔡贞玉 胡灵群)

参 考 文 献

[1] Levels of maternal care. Obstetric Care Consensus No. 2. American College of Obstetricians and Gynecologists[J]. Obstet Gynecol 2015 (125): 502-515. (Level III)

[2] Bonica JJ. The nature of pain of parturition[J]. Clin Obstet Gynaecol 1975(2): 499-516. (Level III)

[3] Lowe NK. The nature of labor pain[J]. Am J Obstet Gynecol 2002 (186): S16-24. (Level III)

[4] Hodnett ED. Pain and women's satisfaction with the experience of childbirth: a systematic review[J]. Am J Obstet Gynecol 2002(186): S160-172. (Systematic review)

[5] Tulp MJ, Paech MJ. Analgesia for childbirth: modern insights into an age-old challenge and the quest for an ideal approach[J]. Pain Manag 2014(4): 69-78. (Level III)

[6] Kerr D, Taylor D, Evans B. Patient-controlled intranasal fentanyl analgesia: a pilot study to assess practicality and tolerability during childbirth[J]. Int J Obstet Anesth 2015(24): 117-123. (Level III)

［7］ Ullman R，Smith LA，Burns E，et al. Parenteral opioids for maternal pain management in labour［J］. Cochrane Database of Systematic Reviews 2010，Issue 9. Art. No.：CD007396. DOI：10. 1002/14651858. CD007396. pub 2.

［8］ Chestnut DH，Wong CA，Tsen LC，et al，editors. Chestnut's Obstetric Anesthesia：Principles and Practice［M］. 5th ed. Philadelphia（PA）：Elsevier Saunders；2014.（Level III）

［9］ U. S. Food and Drug Administration. Zohydro ER（hydrocodone bitartrate）extended-release capsules，for oral use，CII［S/OL］. Silver Spring（MD）：FDA；2014. Available at：http：//www. fda. gov/safety/ medwatch/safetyinformation/ucm413496. htm. Retrieved September 20， 2016.（Level III）

［10］ Kranke P，Girard T，Lavand'homme P，et al. Must we press on until a young mother dies? Remifentanil patient controlled analgesia in labour may not be suited as a "poor man's epidural"［J］. BMC Pregnancy Childbirth 2013（13）：139.（Level III）

［11］ Van de Velde M，Carvalho B. Remifentanil for labor analgesia：an evidence-based narrative review［J］. Int J Obstet Anesth 2016（25）：66 – 74.（Level III）

［12］ Stocki D，Matot I，Einav S，et al. A randomized controlled trial of the efficacy and respiratory effects of patient-controlled intravenous remifentanil analgesia and patient-controlled epidural analgesia in laboring women［J］. Anesth Analg 2014（118）：589 – 597.（Level I）

［13］ Othman M，Jones L，Neilson JP. Non-opioid drugs for pain management in labour［J］. Cochrane Database of Systematic Reviews 2012，Issue 7. Art. No.：CD009223. DOI：10. 1002/14651858. CD009223. pub 2. （Meta-analysis）

［14］ Ankumah NE，Tsao M，Hutchinson M，et al. Intravenous acetaminophen versus morphine for analgesia in labor：a randomized trial ［J］. Am J Perinatol 2017（34）：38 – 43.（Level I）

［15］ Osterman MJ，Martin JA. Epidural and spinal anesthesia use during labor：27 – state reporting area，2008［J］. Natl Vital Stat Rep 2011（59）： 1 – 13，16.（Level II – 3）

[16] Practice guidelines for obstetric anesthesia: an updated report by the American Society of Anesthesiologists Task Force on Obstetric Anesthesia and the Society for Obstetric Anesthesia and Perinatology [M]. Anesthesiology 2016(124): 270 - 300. (Level III)

[17] Loftus JR, Hill H, Cohen SE. Placental transfer and neonatal effects of epidural sufentanil and fentanyl administered with bupivacaine during labor[J]. Anesthesiology 1995(83): 300 - 308. (Level I)

[18] Beilin Y, Halpern S. Focused review: ropivacaine versus bupivacaine for epidural labor analgesia[J]. Anesth Analg 2010(111): 482 - 487. (Level III)

[19] George RB, Allen TK, Habib AS. Intermittent epidural bolus compared with continuous epidural infusions for labor analgesia: a systematic review and meta-analysis [J]. Anesth Analg 2013 (116): 133 - 144. (Systematic review)

[20] Arkoosh VA, Palmer CM, Yun EM, et al. A randomized, double-masked, multicenter comparison of the safety of continuous intrathecal labor analgesia using a 28 - gauge catheter versus continuous epidural labor analgesia[J]. Anesthesiology 2008(108): 286 - 298. (Level I)

[21] Tao W, Grant EN, Craig MG, et al. Continuous spinal analgesia for labor and delivery: an observational study with a 23 - gauge spinal catheter[J]. Anesth Analg 2015(121): 1290 - 1294. (Level III)

[22] Gambling D, Berkowitz J, Farrell TR, et al. A randomized controlled comparison of epidural analgesia and combined spinal-epidural analgesia in a private practice setting: pain scores during first and second stages of labor and at delivery[J]. Anesth Analg 2013(116): 636 - 643. (Level I)

[23] Simmons SW, Taghizadeh N, Dennis AT, et al. Combined spinal-epidural versus epidural analgesia in labour[J]. Cochrane Database of Systematic Reviews 2012, Issue 10. Art. No.: CD003401. DOI: 10. 1002/14651858. CD003401. pub 3. (Meta-analysis)

[24] Van de Velde M, Teunkens A, Hanssens M, et al. Intrathecal sufentanil and fetal heart rate abnormalities: a double-blind, double placebo-controlled trial comparing two forms of combined spinal epidural analgesia with epidural analgesia in lab[J]or. Anesth Analg 2004(98):

1153－1159.（Level I）

[25] Mardirosoff C, Dumont L, Boulvain M, et al. Fetal bradycardia due to intrathecal opioids for labour analgesia: a systematic review[J]. BJOG 2002(109): 274－281.（Systematic review）

[26] Sng BL, Kwok SC, Sia AT. Modern neuraxial labour analgesia[J]. Curr Opin Anaesthesiol 2015(28): 285－289.（Level III）

[27] Hamilton CL, Riley ET, Cohen SE. Changes in the position of epidural catheters associated with patient movement[J]. Anesthesiology 1997 (86): 778－784; discussion 29A.（Level II－3）

[28] Pace MC, Aurilio C, Bulletti C, et al. Subarachnoid analgesia in advanced labor: a comparison of subarachnoid analgesia and pudendal block in advanced labor: analgesic quality and obstetric outcome[J]. Ann N Y Acad Sci 2004(1034): 356－363.（Level I）

[29] Becker DE, Reed KL. Local anesthetics: review of pharmacological considerations[J]. Anesth Prog 2012(59): 90－101; quiz 102－103. （Level III）

[30] Klomp T, van Poppel M, Jones L, et al. Inhaled analgesia for pain management in labour[J]. Cochrane Database of Systematic Reviews 2012, Issue 9. Art. No.: CD009351. DOI: 10. 1002/14651858. CD009351. pub 2.（Meta-analysis）

[31] Rosen MA. Nitrous oxide for relief of labor pain: a systematic review [J]. Am J Obstet Gynecol 2002(186): S110－126.（Systematic review）

[32] Likis FE, Andrews JC, Collins MR, et al. Nitrous oxide for the management of labor pain: a systematic review[J]. Anesth Analg 2014 (118): 153－167.（Systematic review）

[33] Kutlesic MS, Kutlesic RM, Mostic-Ilic T. Attenuation of cardiovascular stress response to endotracheal intubation by the use of remifentanil in patients undergoing Cesarean delivery[J]. J Anesth 2016(30): 274－283. （Level III）

[34] Altun C, Borazan H, Sahin O, et al. Effects of anesthesia type on short-term postoperative cognitive function in obstetric patients following cesarean section[J]. J Turk Ger Gynecol Assoc 2015(16): 219－225. （Level I）

［35］ Quinn AC, Milne D, Columb M, et al. Failed tracheal intubation in obstetric anaesthesia: 2 yr national case-control study in the UK［J］. Br J Anaesth 2013(110): 74 - 80. (Level II - 3)

［36］ Kinsella SM, Winton AL, Mushambi MC, et al. Failed tracheal intubation during obstetric general anaesthesia: a literature review［J］. Int J Obstet Anesth 2015(24): 356 - 374. (Level III)

［37］ Samsoon GL, Young JR. Difficult tracheal intubation: a retrospective study［J］. Anaesthesia 1987(42): 487 - 490. (Level III)

［38］ Knight M, Tuffnell D, Kenyon S, et al. Saving lives, improving mothers'care - surveillance of maternal deaths in the UK 2011 - 13 and lessons learned to inform maternity care from the UK and Ireland Confidential Enquiries into Maternal Deaths and Morbidity 2009 - 13. MBRRACE - UK. Oxford (UK): National Perinatal Epidemiology Unit, University of Practice Bulletin No. 177 15 Oxford; 2015［S/OL］. Available at: https://www. npeu. ox. ac. uk/downloads/files/mbrrace-uk/reports/MBRRACE - UK％ 20 Maternal％ 20Report％ 202015. pdf. Retrieved September 20, 2016. (Level III)

［39］ Creanga AA, Berg CJ, Syverson C, et al. Pregnancy-related mortality in the United States, 2006 - 2010［J］. Obstet Gynecol 2015(125): 5 - 12. (Level II - 3)

［40］ D'Angelo R, Smiley RM, Riley ET, et al. Serious complications related to obstetric anesthesia: the serious complication repository project of the Society for Obstetric Anesthesia and Perinatology［J］. Anesthesiology 2014(120): 1505 - 1512. (Level II - 3)

［41］ Kumar K, Singh SI. Neuraxial opioid-induced pruritus: an update［J］. J Anaesthesiol Clin Pharmacol 2013(29): 303 - 307. (Level III)

［42］ Ganesh A, Maxwell LG. Pathophysiology and management of opioid-induced pruritu［J］s. Drugs 2007(67): 2323 - 2333. (Level III)

［43］ Ngan Kee WD, Khaw KS, Ng FF. Prevention of hypotension during spinal anesthesia for cesarean delivery: an effective technique using combination phenylephrine infusion and crystalloid cohydration［J］. Anesthesiology 2005(103): 744 - 750. (Level I)

［44］ Ngan Kee WD, Lee SW, Ng FF, et al. Randomized double-blinded comparison of norepinephrine and phenylephrine for maintenance of blood pressure during spinal anesthesia for cesarean delivery [J]. Anesthesiology 2015(122): 736 - 745. (Level I)

[45] Abrao KC, Francisco RP, Miyadahira S, et al. Elevation of uterine basal tone and fetal heart rate abnormalities after labor analgesia: a randomized controlled trial[J]. Obstet Gynecol 2009(113): 41 - 47. (Level I)

[46] Horlocker TT, Wedel DJ, Rowlingson JC, et al. Regional anesthesia in the patient receiving antithrombotic or thrombolytic therapy: American Society of Regional Anesthesia and Pain Medicine Evidence-Based Guidelines (Third Edition)[M]. Reg Anesth Pain Med 2010(35): 64 - 101. (Level III)

[47] Neal JM, Barrington MJ, Brull R, et al. The second ASRA practice advisory on neurologic complications associated with regional anesthesia and pain medicine: executive summary 2015[J]. Reg Anesth Pain Med 2015(40): 401 - 430. (Level III)

[48] Goodier CG, Lu JT, Hebbar L, et al. Neuraxial anesthesia in parturients with thrombocytopenia: a multisite retrospective cohort study [J]. Anesth Anal 2015(121): 988 - 991. (Level II - 2)

[49] Thrombocytopenia in pregnancy. Practice Bulletin No. 166. American College of Obstetricians and Gynecologists[M]. Obstet Gynecol 2016 (128): e43 - 53. (Level III)

[50] Vela Vasquez RS, Pelaez Romero R. Aspirin and spinal haematoma after neuraxial anaesthesia: myth or reality[J]? Br J Anaesth 2015 (115): 688 - 698. (Level III)

[51] Leffert LR, Schwamm LH. Neuraxial anesthesia in parturients with intracranial pathology: a comprehensive review and reassessment of risk [J]. Anesthesiology 2013(119): 703 - 718. (Level III)

[52] Declercq ER, Sakala C, Corry MP, et al. Listening to mothers III: pregnancy and birth[S/OL]. New York (NY): Childbirth Connection; 2013. Available at: http: //transform. childbirthconnection. org/wp-content/uploads/2013/06/LTM - III _ Pregnancy-and-Birth. pdf. Retrieved September 20, 2016. (Level III)

[53] Segal S. Labor epidural analgesia and maternal fever[J]. Anesth Analg

2010(111): 1467 - 1475. (Level III)

[54] Riley LE, Celi AC, Onderdonk AB, et al. Association of epidural-related fever and noninfectious inflammation in term labor[J]. Obstet Gynecol 2011(117): 588 - 595. (Level II - 2)

[55] Sharma SK, Rogers BB, Alexander JM, et al. A randomized trial of the effects of antibiotic prophylaxis on epidural-related fever in labor[J]. Anesth Analg 2014(118): 604 - 610. (Level I)

[56] Dashe JS, Rogers BB, McIntire DD, et al. Epidural analgesia and intrapartum fever: placental findings[J]. Obstet Gynecol 1999 (93): 341 - 344. (Level II - 2)

[57] Wong CA, Scavone BM, Peaceman AM, et al. The risk of cesarean delivery with neuraxial analgesia given early versus late in labor[J]. N Engl J Med 2005(352): 655 - 665. (Level I)

[58] Anim-Somuah M, Smyth RM, Jones L. Epidural versus non-epidural or no analgesia in labour[J]. Cochrane Database of Systematic Reviews 2011, Issue 12. Art. No. : CD000331. DOI: 10. 1002/14651858. CD000331. pub 3. (Level III)

[59] Sng BL, Leong WL, Zeng Y, et al. Early versus late initiation of epidural analgesia for labour[J]. Cochrane Database of Systematic Reviews 2014, Issue 10. Art. No. : CD007238. DOI: 10. 1002/ 14651858. CD007238. pub2. (Systemic review)

[60] Jones L, Othman M, Dowswell T, et al. Pain management for women in labour: an overview of systematic reviews[J]. Cochrane Database of Systematic Reviews 2012, Issue 3. Art. No. : CD009234. DOI: 10. 1002/ 14651858. CD009234. pub2. (Meta-analysis)

[61] Leffert LR. What's new in obstetric anesthesia? Focus on preeclampsia [J]. Int J Obstet Anesth 2015(24): 264 - 271. (Level III)

[62] Yoo KY, Kang DH, Jeong H, et al. A dose-response study of remifentanil for attenuation of the hypertensive response to laryngoscopy and tracheal 16 Practice Bulletin No. 177 intubation in severely preeclamptic women undergoing caesarean delivery under general anaesthesia[J]. Int J Obstet Anesth 2013(22): 10 - 18. (Level I)

[63] Munnur U, de Boisblanc B, Suresh MS. Airway problems in pregnancy

［J］. Crit Care Med 2005(33)：S259 - 268. (Level III)

［64］ Jordan S, Emery S, Watkins A, et al. Associations of drugs routinely given in labour with breastfeeding at 48 hours：analysis of the Cardiff Births Survey［J］. BJOG 2009 (116)：1622 - 1629；discussion 1630 - 1632. (Level II - 3)

［65］ Dalal PG, Bosak J, Berlin C. Safety of the breast-feeding infant after maternal anesthesia［J］. Paediatr Anaesth 2014(24)：359 - 371. (Level III)

［66］ Montgomery A, Hale TW. ABM clinical protocol ♯15：analgesia and anesthesia for the breastfeeding mother, revised 2012［J］. Academy of Breastfeeding Medicine. Breastfeed Med 2012(7)：547 - 553. (Level III)

［67］ Torvaldsen S, Roberts CL, Simpson JM, et al. Intrapartum epidural analgesia and breast-feeding：a prospective cohort study ［J］. Int Breastfeed J 2006(1)：24. (Level II - 2)

［68］ Beilin Y, Bodian CA, Weiser J, et al. Effect of labor epidural analgesia with and without fentanyl on infant breast-feeding：a prospective, randomized, double-blind study［J］. Anesthesiology 2005 (103)：1211 - 1217. (Level I)

［69］ Camann W. Labor analgesia and breast feeding：avoid parenteral narcotics and provide lactation support［J］. Int J Obstet Anesth 2007 (16)：199 - 201. (Level III)

［70］ Wilson MJ, MacArthur C, Cooper GM, et al. Epidural analgesia and breastfeeding：a randomised controlled trial of epidural techniques with and without fentanyl and a non-epidural comparison group［J］. COMET Study Group UK. Anaesthesia 2010(65)：145 - 153. (Level I)

［71］ Lucas DN, Ciccone GK, Yentis SM. Extending low-dose epidural analgesia for emergency Caesarean section. A comparison of three solutions［J］. Anaesthesia 1999(54)：1173 - 1177. (Level I)

［72］ Halpern SH, Soliman A, Yee J, et al. Conversion of epidural labour analgesia to anaesthesia for Caesarean section：a prospective study of the incidence and determinants of failure［J］. Br J Anaesth 2009(102)：240 - 243. (Level II - 3)

［73］ Kinsella SM, Girgirah K, Scrutton MJ. Rapid sequence spinal anaesthesia for category - 1 urgency caesarean section：a case series［J］.

Anaesthesia 2010(65)：664－669.（Level Ⅲ）

[74] Kathirgamanathan A，Douglas MJ，Tyler J，et al. Speed of spinal vs general anaesthesia for category－1 caesarean section：a simulation and clinical observation-based study[J]. Anaesthesia 2013(68)：753－759.（Level Ⅲ）

[75] Kinsella SM. A prospective audit of regional anaesthesia failure in 5080 Caesarean sections[J]. Anaesthesia 2008(63)：822－832.（Level Ⅱ－3）

[76] Gucev G，Yasui GM，Chang TY，et al. Bilateral ultrasound-guided continuous ilioinguinal-iliohypogastric block for pain relief after cesarean delivery[J]. Anesth Analg 2008(106)：1220－1222.（Level Ⅲ）

[77] McDonnell JG，Curley G，Carney J，et al. The analgesic efficacy of transversus abdominis plane block after cesarean delivery：a randomized controlled trial[J]. Anesth Analg 2008(106)：186－191.（Level Ⅰ）

[78] Srivastava U，Verma S，Singh TK，et al. Efficacy of trans abdominis plane block for post cesarean delivery analgesia：A double-blind，randomized trial[J]. Saudi J Anaesth 2015(9)：298－302.（Level Ⅰ）

[79] Chandon M，Bonnet A，Burg Y，et al. Ultrasound-guided Transversus Abdominis plane block versus continuous wound infusion for post-caesarean analgesia：a randomized trial［J］. PLoS One 2014（9）：e103971.（Level Ⅰ）

[80] Fusco P，Scimia P，Paladini G，et al. Transversus abdominis plane block for analgesia after Cesarean delivery. A systematic review[J]. Minerva Anestesiol 2015(81)：195－204.（Systematic review）

[81] Baeriswyl M，Kirkham KR，Kern C，et al. The analgesic efficacy of ultrasound-guided transversus abdominis plane block in adult patients：a meta-analysis[J]. Anesth Analg 2015（121）：1640－1654.（Meta-analysis）

[82] Bamigboye AA，Hofmeyr GJ. Local anaesthetic wound infiltration and abdominal nerves block during caesarean section for postoperative pain relief[J]. Cochrane Database of Systematic Reviews 2009，Issue 3. Art. No.：CD006954. DOI：10. 1002/14651858. CD006954. pub2.（Meta-analysis）

[83] Mkontwana N，Novikova N. Oral analgesia for relieving post-caesarean

pain[J]. Cochrane Database of Systematic Reviews 2015, Issue 3. Art. No. : CD010450. DOI: 10. 1002/14651858. CD010450. pub2. (Meta-analysis)

[84] McDonnell NJ, Keating ML, Muchatuta NA, et al. Analgesia after caesarean delivery[J]. Anaesth Intensive Care 2009(37): 539 - 551. (Level III)

[85] Alhashemi JA, Alotaibi QA, Mashaat MS, et al. Intravenous acetaminophen vs oral ibuprofen in combination with morphine PCIA after Cesarean delivery[J]. Can J Anaesth 2006(53): 1200 - 1206. (Level I)

[86] Lam J, Kelly L, Ciszkowski C, et al. Central nervous system depression of neonates breastfed by mothers receiving oxycodone for postpartum analgesia[J]. J Pediatr 2012(160): 33 - 37. e2. (Level II - 3)

[87] U. S. Food and Drug Administration. Use of codeine products in nursing mothers-questions and answers[S/OL]. Silver Spring (MD): FDA; 2007. Available at: http: //www. fda. gov/Drugs/DrugSafety/PostmarketDrugSafetyInformationforPatientsandProviders/ucm118113. htm. Retrieved September 20, 2016. (Level III)

[88] Koren G, Cairns J, Chitayat D, et al. Pharmacogenetics of morphine poisoning in a breastfed neonate of a codeine-prescribed mother[J]. Lancet 2006(368): 704. (Level III)

[89] National Library of Medicine. Oxycodone. In: Drugs and Lactation Database (LactMed)[S/OL]. Available at: http: //toxnet. nlm. nih. gov/cgi-bin/sis/search2/r? dbs+lactmed: @term+@DOCNO+378. Retrieved September 20, 2016. (Level III)

[90] Schyns-van den Berg AM, Huisjes A, Stolker RJ. Postcaesarean section analgesia: are opioids still required[J]? Curr Opin Anaesthesiol 2015 (28): 267 - 274. (Level III)

[91] Apfelbaum JL, Connis RT, Nickinovich DG, et al. Practice advisory for preanesthesia evaluation: an updated report by the American Society of Anesthesiologists Task Force on Preanesthesia Evaluation. Committee on Standards and Practice Parameters[M]. Anesthesiology 2012(116): 522 - 538. (Level III)

第八章
水 中 分 娩

🌿 **制定机构**

美国妇产科医师学会产科临床委员会（American College of Obstetricians and Gynecologists' Committee on Obstetric Practice）

🌿 **认同机构**

美国儿科学会（American Academy of Pediatrics，AAP）

美国国立儿童健康与人类发育研究院（NICHD）妊娠和围产期专业委员会（Eunice Kennedy Shriver National Institute of Child Health and Human Development，NICHD）

🌿 **规范级别**

专家共识

🌿 **文献导读**

美国妇产科医师学会（American College of Obstetricians and Gynecologists，ACOG）是北美以及全球影响最大的妇产科学术团体。ACOG 以保守著称，尊重患者、产科医师和助产士的选择，不轻易干涉分娩的方法。但在 2014 年 3 月，ACOG 与美国儿科学会联合发表公告，对水中分娩提出明确警示，不支持水中分娩作为临床常规，水中分娩目前只是实验性的分娩方法，需要严格管理[1]。2016 年 11 月的更新版也继续强调下面两个与母婴健康关系最密切的权威机构不支持水中分娩作为临床常规的原因可归纳为以下两点[2]：

- 水中分娩（第二产程）是否安全、是否提高分娩成功率，目前没有确切证据。水中分娩有可能引起新生儿误吸、感染和其他严重并发症。

- 临产后(第一产程)浸入浴盆即水中待产并不改善新生儿结局,也不降低会阴裂伤、阴道助产和剖宫产的发生率。

任何一项临床介入,无论是用作非药物分娩镇痛的、从公元前1450年的埃及复古回来的产凳,或者被禁的水中分娩,还是当今流行的手术机器人达芬奇,都遵循着一个独一无二的原则,即临床结局(clinical outcome)的改善。在产房里,可以解译为母婴结局的改善。不能改善临床结局的临床介入,尤其是对临床结局有害的临床介入,必将走下历史舞台。

或许,推广水中分娩的单位,并不是为了挣钱或吸引眼球,而是试图通过这一举措,减少产妇的产痛,增加阴道分娩率,减少剖宫产率。可惜,这一目标或临床结局至今没有得到证实。而在下面这篇共识的字里行间,大家可以看到,水中分娩在没有得到临床验证(甚至没有动物实验数据)的情况下,贸然进行大规模推广,从而造成新生儿死亡的惨剧,值得我们的医务工作者反思。当然,在弥补了这些还没有到位的、从基础到临床的研究数据以后,同时明确了特定的人群或时段之后,水中分娩重现的可能性还是存在的,因为我们在这个领域还有太多的未知。如果我们不严格遵循这一原则,那么事态就会像多年来居高不下的剖宫产率在育龄妇女人群中遗留下大量的瘢痕子宫那样,一旦遇到全面放开"二胎政策"这样的激发因素,就会迅速让围产医学界陷入险象环生的局面。水中分娩也不例外。

从现代产房理念看,多学科医疗团队协作、引入产科麻醉,不但能够提供已被大量实践和研究证实的最有效分娩镇痛方式,更重要的是能为母婴安全保驾护航。2014年美国妇产科杂志发表了一篇报告[2]。报告分析了这4年间美国近1 400万低危产妇在不同分娩环境中经由助产师助产的分娩数据。不同的分娩环境指以下3种:① 多学科团队现代产房(Hospital,美国几乎所有医院的产房都有产科麻醉);② 助产师为主的传统产房或分娩中心(Freestanding Birth Center);③ 家中分娩(Home)。数据显示,早期新生儿死亡率分别为 0.32‰、0.59‰、1.26‰;其中,传统产房的新生儿死亡率比现代产房相对高危产妇的新生儿死亡率还要高。这篇文章引起了美国时代周刊的评论。

从这一点看,中国多年来提倡和推行医院分娩是一个非常明智的举措。事实上,我们也看到了中国产妇的死亡率从有统计资料起的96/10 万降低到了现在的 40/10 万左右。自 2008 年以来,"无痛分娩中国行"在全国大力倡导以"麻醉进入产房"为标志的现代产房,为我们产科和麻醉科医务工作者、也为广大孕产妇朋友提供了一个新的思维方式。他们在不同层次的医院里完成了共计 55 000 例产妇参加的 3 个大数据自然临床试验,展示了安全降低剖宫产率、会阴侧切率、产后输血率、早期新生儿死亡率等多种临床结局的改善,值得大家深思和借鉴。特别是他们提供了一系列符合各院实际情况和临床实践的运作模式,在全国 30 多家医院不断再现了它的魅力。

医学是一门不断进展的学科,随着实证和数据的积累而不断纠错、不断完善。对于任何一项诊治措施的评价,都应以循证为尺度,以患者的安全性和有效性为最终目标,绝不能建立在医者的喜好或者大众的误解之上。

🍎 循证问答

问：有证据支持水中分娩对母婴有益吗?

答：医学专家认为没有任何证据支持水中分娩对母婴有益。2014 年 3月 24 日,美国儿科学会(AAP)联合美国妇产科医师学会(ACOG)在 2014 年 4 月刊中发表了一项最新有关水中分娩的公告。AAP和 ACOG 在联合报告中指出：在第一产程中使用分娩池可能对产妇有些帮助,例如减轻疼痛、减少麻醉药物剂量和缩短产程,但是并没有证据表明它可以改善新生儿围产期结局,所以不能因此而妨碍和阻止采用其他产程管理措施。没有任何证据支持第二产程的水中分娩(水下接生)对母婴有益处,相反却会引发严重甚至致命的风险。

问：AAP 和 ACOG 的结论是什么?

答：AAP 和 ACOG 的结论是：第一产程水中待产对健康低危产妇可能有帮助,但是并没有证据说明它能改善围产期母婴结局。水中分娩的安全性和有效性尚未得到充分评估和论证,也没有母婴受益的证据。它仅仅是一个实验性助产方法,不能常规在临床使用,仅限于有严格设计、有规范知情同意的临床试验范畴。并且,这项工作不应妨碍或阻止必要仪器设备的使用,例如产妇和胎儿监护仪器。

问: 美国围产界知名学者是如何评价水中分娩的?

答: ● "许多产房安装了分娩浴缸供产妇在热水池里放松身心、缓解产痛,确实很有吸引力,"ACOG 产科委员会主任、负责起草这份委员会意见的 Jeffery Ecker 医生指出,"但是大家必须认识到,水中待产和水中分娩不是一回事儿。水中待产可能存在益处,但是水中分娩非但没有明确的新生儿临床获益的证据,相反却可能带来一些罕见但严重的后果。这一点,产妇和产科医师、助产士都必须时刻谨记。"

● "委员会成员全面回顾了已发表的文献,得出的最后结论是:没有医学证据支持水中分娩对新生儿有任何好处。"Tonse Raju 医师说道。他是美国国立儿童健康与人类发育研究院(NICHD)妊娠和围产期专业委员会主任,兼 NICHD - AAP 胎儿和新生儿委员会联络员。

问: 水中分娩对新生儿造成的潜在威胁有哪些?

答: 专家共识强调,第二产程水中分娩的安全性和有效性尚未得到证实,也没有任何证据支持母婴能从水中分娩获益;相反,水中分娩出生的新生儿时有发生罕见但严重危及其安全的病案报道。水中分娩对新生儿造成的潜在威胁有:母婴感染、新生儿体温调节障碍、脐带撕脱/断裂引起的严重出血甚至休克、新生儿吸入分娩池水(呛水和溺水)后发生吸入性呼吸窘迫,以及可能的窒息和癫痫发作。

问: 应该如何看待这份专家共识?

答: 本文反映了截至专家共识发表之日临床和科研的最新进展,并将随之跟进更新。本共识不应被解读为要求临床执行特定的治疗手段或疗程。

背景

问: 美国每年有多少水中分娩量?

答: 过去几十年中,浸泡在水中待产和分娩被认为是一种有益的自然

(替代)助产方式,并在全世界范围流行。因为未被列入重要的统计内容,没有美国水中分娩率的确切数据[1]。2001年一项调查显示,美国至少有143家分娩中心提供水中待产或水中分娩或两者兼而有之。

问:世界其他国家水中分娩的情况如何?

答:其他国家水中分娩的多少应产房设置和文化而异[2,3]。比如英国可以是医院(现代产房)中的1.5%到分娩中心的58%[2,4]。

问:各专业组织对水中分娩的态度如何?

答:2005年,美国儿科学会胎儿和新生儿委员会发表评论,不支持水中分娩。2006年,英国皇家妇产科学院和皇家助产士学院发表了一项联合声明,支持健康无并发症的产妇进行水中分娩[5,6]。而英国国家卫生与医疗卓越研究所(the United Kingdom's National Institute for Health and Care Excellence)声明指出,没有足够的证据来支持或反对水中分娩[7]。2014年ACOG和AAP首次出版了专家共识,提出可以第一产程水中待产,除非是设计周全的临床研究,不推荐第二产程水中分娩。

问:本专家共识的目的是什么?

答:回顾了水中待产和水中分娩的利弊证据及支持设计完美的临床研究。

水中待产与水中分娩的证据

问:"水中分娩"证据的局限性在哪里?

答:在回顾现有的水中分娩的证据之前,很重要的一点是认清这个领域的研究和证据的局限性。首先,"水中分娩"本身缺乏统一的定义。水中分娩通常是指"水下出生",但是第一产程水中待产和第二产程水中分娩的效果和结局可以各不相同。因此本文将避免使用"水下出生"这种字眼,以便于区分第一产程和第二产程相对应的数据和结局。但也面临着并非所有研究都能严格区分水中待产和水中分娩[2,8]。一个产程安全或风险的临床结局,不可等同于另一个产程的结局,尤其不能将水中待产的安全性曲解为水中分娩的安全性。除了这个重要的局限性外,水中分娩的条件在不同的研究之间也不尽相同,比如水中浸泡时间、浴缸或水池的深度、水温、有无水流按摩功能(喷射或漩涡)等[1,2,8-12]。而且,有报告的研究,这些条件还不尽相同。

问：为什么说收集到的研究没有办法得出科学的结论?

答：这些临床结局的研究包括了回顾性、前瞻观察性、和随机分组临床试验。多数回顾性研究来自单中心不能确定水中分娩与临床结局的因果关系。根据从第二产程待产到实际入水分娩(而不只是意向)、回顾性和前瞻性研究将结局进行分类[4,9,11,13-17]。其他还有些历史对照、个人观点和证词等观察性研究,而且往往发表在没有同行评审的刊物上。还有一点同样重要的是,文献中的水中分娩临床获益的生理机制上,缺乏动物实验和孕产妇的基础研究数据。

问：定义不统一会出现什么问题?

答：这样做的分析可能会不适当地排除或重新分配临床结局,从入水组分配到非入水组。这种"重组"结果可能高估入水组的有利性,低估其的不利性。当产妇水中分娩比非水中分娩所面临的产科风险低的结果呈现时,这种"张冠李戴"后的错误估算可起到叠加作用[9]。一份研究报告根据最终分娩情况将预期水中分娩的产妇分为两个小组进行分析：① 实际水中分娩组;② 实际没有水中分娩组,而不是将所有预期水中分娩只作为一个研究组分析[1]。这种方法获得的是实际水中分娩的相对优点和风险的结论,排除了预期水中分娩而没有入水的。

问：如果我们选择孕产妇做水中待产,哪些才是适合的人群?

答：大多数研究仅选择了 37 0/7~41 6/7 周间的单胎健康、头先露产妇,所以不能泛化到其他人群[2,8,10,18]。

问：分组不随机、参与研究人员不设盲会有什么后果?

答：参与研究的医护人员对于治疗和结局并未设盲,尤其在非随机研究中,临床结局的差异将会因此受到不同环境和不同分娩方式的影响。

问：目前水中分娩研究样本量有些什么特征?

答：大多数临床试验的样本量太小,无法检测出一些罕见的结局(例如一些严重的并发症)。

问：目前能获得的最高循证依据是什么? 存在的问题是什么?

答：随机对照试验（RCT）将是解决上述诸多问题的理想方案。2009年的Cochrane荟萃分析了12个设计合理、共有3 243位产妇参加的水中分娩相关的RCT。其中，9个RCT单纯研究了第一产程的水中待产（其中1个RCT比较了第一产程早期入池和晚期入池的不同），2个RCT包括了第一和第二产程，还有1个RCT只比较了第二产程与对照组的不同。而即使在这些RCT中，上文提及的诸多不足依然存在，例如（对罕见而严重结局）检出能力的不足、医护人员无法设盲而可能影响结果判定等。荟萃分析还发现，大多数研究样本量太小，导致结果偏倚的风险很大。这些因素限制了各项研究之间的比较，降低了研究结果的可信度和有效性[10]。

水中分娩的益处

问：支持者们认为水中待产和水中分娩有什么好处？

答：支持者们声称水中待产对产妇有积极效果。目前已知浸泡在水里会影响产妇的心血管生理功能，比如静水压力可促进静脉回流和血管外组织液流动，有助于缓解水肿。就因为这些效果，支持者们争辩说，水中待产和水中分娩有大把好处，可以降低围产期疼痛、可以增强幸福感和掌控感、可以减少会阴损伤等等；还有的拥护者认为水中待产和分娩降低了产妇的压力和应激相关激素的水平，这一点有利于新生儿更平稳地从宫内过渡到宫外环境。

问：研究结果支持第一产程的水中待产吗？

答：在纳入2009年Cochrane荟萃分析的随机对照试验（RCTs）中，研究了第一产程水中待产是否使产妇受益，结果不尽一致。虽然许多单独的随机对照试验未发现第一产程水中待产对产妇有益，但综合数据表明，与对照组相比，水中待产产妇最后出水转用椎管内分娩镇痛或宫颈旁阻滞镇痛比率较少（478/1 254相对于529/1 245；风险比[RR]为0.90；95％置信区间[CI]为0.82～0.99；6项试验）。然而，水中待产组与对照组产妇转用阿片类镇痛药方面的比较却没有差异（RR 0.85；95％ CI，0.46～1.56；4项试验）。水中待产组的第一产程时间缩短（平均差异－32.4分钟；95％ CI，－58.7～6.13）。然而，当考虑到每一种效应时，除了水中待产，很难确定其他因素，诸如医护体系，包括有无产科医师和其他医护人员以及检查的时间与频度等,是如何影响临床结局的。此外,荟萃分析结果[10]显示,水中待产组和对照组相比,会阴损伤的发生率或严重程度(RR,1.16;95% CI,0.99~1.35;5项试验),包括Ⅲ度和Ⅳ度撕裂(RR,1.37; 95% CI,0.86~2.17;5项试验),阴道助产率(RR,0.86;95% CI,0.71~1.05;7项试验)或剖宫产分娩率(RR,1.21;95% CI,0.87~1.65;8项试验)均无差异。

问: 第二产程水中分娩有什么利弊?

答: 个体前瞻性观察和回顾性研究报道,水中分娩的益处包括较少会阴切开术[4,12,17,19]和较少使用药物镇痛[9,17]。但是在产程长短[12,16,17]和会阴撕裂[1,4,9,12,16,17]方面的研究结果不一致。在Cochrane荟萃分析中的两个临床研究发现,唯一差异在于,其中1项试验中,第二产程纳入水中分娩组孕产妇的满意度较高[10]。

问: 研究显示新生儿从水中待产或分娩中获益吗?

答: 无论是Cochrane荟萃分析或是其他单独的临床实验均未报告水中待产或分娩对新生儿的任何益处[10]。在随后的荟萃分析中,将第二产程水中分娩的新生儿结局与常规分娩进行比较。共12项研究(2项随机试验、3项前瞻性和2项回顾性队列研究以及5项病例对照研究)的数据显示,水中待产或分娩的新生儿无益处[18]。最新和最大的荟萃分析以及系统回顾共包括了29项研究,虽然没有观察到新生儿益处,但作者指出没有足够的证据排除这种可能性[24]。

并发症

问: 母亲在水中待产和水中分娩到底安不安全?

答: 前瞻性观察和回顾性研究并未描述水中分娩产妇不良临床结局的发生率增高。2009年Cochrane荟萃分析发现,在第一产程水中待产母亲的感染率没有增加(RR,0.99;95% CI,0.50~1.96;5项研究)。在第二产程水中分娩产妇产后大出血率没有统计学差异(RR,0.14;95% CI,0.10~2.71;1项研究)。现有的证据还没有呈现水中待产和水中分娩产妇的不良临床结局增加。然而,这一结论还缺乏罕见的严重临床结局的考验,如严重的发病率和死亡率。

问：第一产程水中待产会有哪些新生儿并发症？

答：2009 年 Cochrane 荟萃分析表明，与对照组相比，水中待产母亲的胎儿出现胎粪污染羊水（RR，0. 95；95％ CI，0. 76～1. 19；5 项研究）或胎儿心脏异常率（RR，0. 75；95％ CI，0. 34～1. 67；3 项研究）风险没有增加。水中分娩组的新生儿感染风险（RR 2. 00；95％ CI 0. 50～7. 94；5 项试验）、新生儿重症监护病房入住率（RR，1. 06；95％ CI，0. 71～1. 57；3 项试验）或 5 分钟 Apgar 评分小于 7 分（RR，1. 58；95％ CI，0. 36～3. 93；1 项试验）的风险也没有增加。

问：第二产程水中分娩大家顾虑什么？

答：有人担心，水中分娩可能会导致潜在的严重新生儿并发症，如感染、误吸池水（溺水）和脐带撕脱[10]。个案报告和病例系列报道均有在水中分娩的新生儿发生严重不良结局的实例。主要感染菌为铜绿假单胞菌[25,26]和嗜肺军团菌[27-29]的病案中，其中 2 例是致命的[26,29]。重要的是，一些病例还表明存在其他导致感染的危险因素，包括浴缸消毒不足[29]、加热浸泡水温[27]、在预期使用前 2 周将浴缸充水[27,29]以及水源污染[29]。因此，提供水中分娩的机构必须制订严格的规章制度来保持维护浴缸清洁以及防控感染程序。

问：最严重的并发症是什么？

答：就并发症严重性而言，新生儿娩出时误吸池水是最引人关注的[26,30-34]，可能会并发低钠血症[30,34]和癫痫发作[30]。Alerdice 等人总结了在医院和家中进行水中分娩时新生儿呛水和溺水等不良结局的病例报告；其后，Byard 和 Zuccollo 报道了 4 例严重的水中分娩新生儿呼吸窘迫病例，其中 1 个新生儿死于铜绿假单胞菌引起的极重度脓毒血症[26]。尽管有人声称由于保护性"潜水反射"，新生儿娩出后在水中不会呼吸或吞咽，但是动物实验和大量有关胎粪吸入综合征的文献表明，宫内缺氧胎儿和窒息新生儿的潜水反射被抑制，由此可能导致呼吸和误吸周围液体[35]。此外，健康新生儿是否存在出生潜水反射及其激活时机也令人质疑[36]。可想而知，健康胎儿也可能存在误吸及并发后遗症的风险。

问：到底有哪些罕见严重并发症？

答：人们曾看到新生儿被抬出水面时发生脐带撕脱（或脐带断裂）。尽管多数情况下与增加新生儿发病率无关,但一些受累的新生儿需要进重症监护室[37],需要输血[38]。最近的1项回顾性研究发现,水中分娩的新生儿脐带撕脱发生率为3.1/1 000,新生儿重症监护病房入住率为1.9/1 000,输血率为0.4/1 000[38]。其中1项回顾性研究发现,水中分娩时每288例有1例脐带撕脱,而水外分娩时每1 361例有1例脐带撕脱[8]。目前,还没有以证据为基础的降低脐带撕脱率的指南。

问: 2009年Cochrane荟萃分析有什么不足?

答: 2009年Cochrane的综合随机试验,其中1项荟萃分析[18]或另外1项荟萃分析和系统回顾[24]未发现第二产程水中待产或水中分娩增加新生儿不良结局的发生率。Cochrane荟萃分析发现有关发病率和死亡率的数据不足,认为"没有足够的证据支持第二产程中使用水中分娩,因此无法说明确切的影响"[10]。荟萃分析中有关脐带撕脱伤、池水吸入和低钠血症的死亡率和发病率数据太少,加上结果的异质性,因此不能得出明确的结论[18]。从荟萃分析和系统回顾得出结论,虽然水下分娩并没有增加对新生儿的伤害,但现有证据不足以排除额外罕见但严重的不良临床结局的可能性[24]。此外,缺乏有关水中分娩和水外分娩之间长期预后比较的相关数据。

引证归纳

为了保障新生儿的健康和安全,ACOG和AAP对于那些在第一产程提供水中待产的医院和分娩中心,提出以下建议:

- 在第一产程水中待产可能与缩短待产时间和减少椎管内镇痛的使用有关,可以提供给低危产妇,其妊娠周数在37 0/7～41 6/7周之间。

- 没有足够的数据可以得出有关在第二产程和分娩期间水中分娩相对益处和风险的结论。因此,在获得这些数据之前,建议出水分娩,而不是水中分娩。

- 要求在水中待产的产妇应该被告知,这种选择对母婴利弊尚未得到充分的研究,以获得支持或反对其请求。她也应该被告知与这种选择相关的罕见但严重的新生儿并发症[39]。

- 本文献表达的观点不应被解释为阻碍进行精心设计的前瞻性研究以了解水中分娩对母婴利弊。
- 计划水中分娩的单位需要建立一系列严格的规章制度。其中包括：产妇适应证、浴缸和水池的保洁、防范感染的程序、包括医护人员在内的标准预防措施和个人防护设备、入水后适当的间隔时间监测母胎生命体征、出现母婴并发症等紧急情况下将产妇移出水中。

（荣　琦　郑勤田　林　锦　唐　琳　蔡贞玉　刘宇燕）

主 要 文 献

［1］ Immersion in Water During Labor and Delivery. ACOG Committee Opinion Number 594，April 2014

［2］ Immersion in water during labor and delivery. Committee Opinion No. 679. American College of Obstetricians and Gynecologists. Obstet Gynecol 2016；128：e231-236.

［3］ Grünebaum A，McCullough LB，Sapra KJ，et al. Early and total neonatal mortality in relation to birth setting in the United States，2006-2009. American Journal of Obstetrics & Gynecology. 2014 Oct 1；211(4)：390-e1.

参 考 文 献

［1］ Bovbjerg ML，Cheyney M，Everson C. Maternal and newborn outcomes following waterbirth：the Midwives Alliance of North America statistics project，2004 to 2009 cohort[J]. J Midwifery Womens Health 2016(61)：11-20.

［2］ Lukasse M，Rowe R，Townend J，et al. Immersion in water for pain relief and the risk of intrapartum transfer among low risk nulliparous women：secondary analysis of the Birthplace national prospective cohort study[J]. BMC Pregnancy Childbirth 2014(14)：60,2393-14-60.

［3］ Liu Y，Liu Y，Huang X，et al. A comparison of maternal and neonatal outcomes between water immersion during labor and conventional labor and delivery[J]. BMC Pregnancy Childbirth 2014(14): 160.

[4] Otigbah CM, Dhanjal MK, Harmsworth G, et al. A retrospective comparison of water births and conventional vaginal deliveries[J]. Eur J Obstet Gynecol Reprod Biol 2000(91): 15 - 20.

[5] Royal College of Midwives. Evidence based guidelines for midwifery-led care in labour: immersion in water for labour and birth[R]. London: RCM; 2012. Available at: https://www.rcm.org.uk/sites/default/files/Immersion%20in%20Water%20for%20Labour%20and%20Birth_0.pdf. Retrieved July 11, 2016.

[6] American College of Nurse-Midwives. Hydrotherapy during labor and birth[J]. Position Statement. Silver Spring (MD): ACNM; 2014. Available at: http://www.midwife.org/ACNM/files/ACNMLibraryData/UPLOADFILENAME/000000000286/Hydrotherapy-During-Labor-and-Birth-April-2014.pdf. Retrieved July 11, 2016.

[7] National Institute for Health and Care Excellence. Intrapartum care for healthy women and babies[R]. Clinical Guideline 190. London: NICE; 2014. Available at: https://www.nice.org.uk/guidance/cg190. Retrieved July 11, 2016.

[8] Burns EE, Boulton MG, Cluett E, et al. Characteristics, interventions, and outcomes of women who used a birthing pool: a prospective observational study[J]. Birth 2012(39): 192 - 202.

[9] Geissbuehler V, Stein S, Eberhard J. Waterbirths compared with landbirths: an observational study of nine years[J]. J Perinat Med 2004 (32): 308 - 314.

[10] Cluett ER, Burns E. Immersion in water in labour and birth[J]. Cochrane Database of Systematic Reviews 2009, Issue 2. Art. No.: CD000111. DOI: 10.1002/14651858.CD000111.pub3.

[11] Henderson J, Burns EE, Regalia AL, et al. Labouring women who used a birthing pool in obstetric units in Italy: prospective observational study [J]. BMC Pregnancy Childbirth 2014(14): 17.

[12] Thoeni A, Zech N, Moroder L, et al. Review of 1600 water births. Does water birth increase the risk of neonatal infection[J]? J Matern Fetal

Neonatal Med 2005(17)：357 - 361.

[13] Gilbert RE, Tookey PA. Perinatal mortality and morbidity among babies delivered in water：surveillance study and postal survey[J]. BMJ 1999 (319)：483 - 487.

[14] Carpenter L, Weston P. Neonatal respiratory consequences from water birth[J]. J Paediatr Child Health 2012(48)：419 - 423.

[15] Dahlen HG, Dowling H, Tracy M, et al. Maternal and perinatal outcomes amongst low risk women giving birth in water compared to six birth positions on land. A descriptive cross sectional study in a birth centre over 12 years[J]. Midwifery 2013(29)：759 - 764.

[16] Menakaya U, Albayati S, Vella E, et al. A retrospective comparison of water birth and conventional vaginal birth among women deemed to be low risk in a secondary level hospital in Australia[J]. Women Birth 2013 (26)：114 - 118.

[17] Zanetti-Daellenbach RA, Tschudin S, Zhong XY, et al. Maternal and neonatal infections and obstetrical outcome in water birth[J]. Eur J Obstet Gynecol Reprod Biol 2007(134)：37 - 43.

[18] Davies R, Davis D, Pearce M, et al. The effect of waterbirth on neonatal mortality and morbidity：a systematic review and meta-analysis[J]. JBI Database System Rev Implement Rep 2015(13)：180 - 231.

[19] Geissbühler V, Eberhard J. Waterbirths：a comparative study. A prospective study on more than 2,000 waterbirths[J]. Fetal Diagn Ther 2000(15)：291 - 300.

[20] Maude RM, Foureur MJ. It's beyond water：stories of women's experience of using water for labour and birth[J]. Women Birth 2007 (20)：17 - 24.

[21] Richmond H. Women's experience of waterbirth[J]. Pract Midwife 2003 (6)：26 - 31.

[22] Hall SM, Holloway IM. Staying in control：women's experiences of labour in water[J]. Midwifery 1998(14)：30 - 36.

[23] Cluett ER, Pickering RM, Getliffe K, et al. Randomised controlled trial of labouring in water compared with standard of augmentation for management of dystocia in first stage of labour[J]. BMJ 2004(328)：

314.

[24] Taylor H, Kleine I, Bewley S, et al. Neonatal outcomes of waterbirth: a systematic review and meta-analysis[J]. Arch Dis Child Fetal Neonatal Ed 2016(101): F357 - 365.

[25] Rawal J, Shah A, Stirk F, et al. Water birth and infection in babies[J]. BMJ 1994(309): 511.

[26] Byard RW, Zuccollo JM. Forensic issues in cases of water birth fatalities [J]. Am J Forensic Med Pathol 2010(31): 258 - 260.

[27] Collins SL, Afshar B, Walker JT, et al. Heated birthing pools as a source of Legionnaires' disease[J]. Epidemiol Infect 2016(144): 796 - 802.

[28] Franzin L, Cabodi D, Scolfaro C, et al. Microbiological investigations on a nosocomial case of Legionella pneumophila pneumonia associated with water birth and review of neonatal cases[J]. Infez Med 2004(12): 69 - 75.

[29] Fritschel E, Sanyal K, Threadgill H, et al. Fatal legionellosis after water birth, Texas, USA, 2014[J]. Emerg Infect Dis 2015(21): 130 - 132.

[30] Bowden K, Kessler D, Pinette M, et al. Underwater birth: missing the evidence or missing the point[J]? Pediatrics 2003(112): 972 - 973.

[31] Nguyen S, Kuschel C, Teele R, et al. Water birth — a near-drowning experience[J]. Pediatrics 2002(110): 411 - 413.

[32] Kassim Z, Sellars M, Greenough A. Underwater birth and neonatal respiratory distress[J]. BMJ 2005(330): 1071 - 1072.

[33] Mammas IN, Thiagarajan P. Water aspiration syndrome at birth-report of two cases[J]. J Matern Fetal Neonatal Med 2009(22): 365 - 367.

[34] Gilbert R. Water birth — a near-drowning experience[J]. Pediatrics 2002 (110): 409.

[35] Johnson P. Birth under water — to breathe or not to breathe[J]. Br J Obstet Gynaecol 1996(103): 202 - 208.

[36] Walker JJ. Birth underwater: sink or swim[J]. Br J Obstet Gynaecol 1994(101): 467 - 468.

[37] Cro S, Preston J. Cord snapping at waterbirth delivery [J]. Br J Midwifery 2002(10): 494 - 497.

［38］　Schafer R. Umbilical cord avulsion in waterbirth［J］. J Midwifery Womens Health 2014(59)：91－94.

［39］　Elective surgery and patient choice. Committee Opinion No. 578. American College of Obstetricians and Gynecologists［J］. Obstet Gynecol 2013(122)：1134－1138.

第九章
肩　难　产

🎠 制定机构

美国妇产科医师学会产科临床委员会（American College of Obstetricians and Gynecologists' Committee on Practice Bulletins — Obstetrics）

🎠 规范级别

临床指南

🎠 主要文献

Shoulder dystocia. Practice Bulletin No. 178(2017)
www. acog. org/More‐Info/Shoulder Dystocia

🎠 循证问答

背景

问：肩难产能预测吗？

答：肩难产是一个不可预测也不可预防的产科急症，会使孕妇与胎儿面临损伤危险。有研究显示，孕前、产前、产时的危险因素对肩难产的预测值非常低。

问：制定肩难产指南的主要目的是什么？

答：目前有几种处理肩难产的手法，有证据显示，对医务人员进行系统培训及模拟训练可改善母婴结局。本文旨在给临床医务人员提供有循证证据的信息，以更好地处理肩难产，减少肩难产的并发症。

问：肩难产的定义是什么？

答：肩难产一般是指当胎儿下降时其前肩嵌顿在耻骨联合上方，也可能是胎儿后肩嵌顿于母体骶骨岬。

问：肩难产多见于哪些情况？

答：胎儿双肩持续位于母体骨盆的前后径上的情形可能出现在：胎儿与母体阴道壁之间的阻力增加（如巨大儿），胎儿胸部与双顶径相比较大（如糖尿病患儿），以及在胎儿下降时躯干未发生内旋转（如急产）[1]。

问：如何诊断肩难产？

答：在胎头娩出后，常规手法牵引难于娩出胎儿肩部、需要使用额外的产科辅助手法协助娩出胎儿肩部时[2]，常诊断为肩难产。胎头嵌顿于母体会阴（龟缩征）是识别肩难产的典型表现，但非诊断指标。

问：肩难产的发生率是多少？

答：据报道，在头先露阴道分娩中，肩难产的发生率为 $0.2\%\sim3\%$[1,3]。这个数值的差别可能是由于研究人群的差异性、不同的实施者对肩难产的定义不同而造成。

母体并发症

问：肩难产本身的母体并发症有哪些？

答：据报道，肩难产会增加产后出血、会阴严重撕裂的风险。一个对 236 例肩难产的研究发现：产后出血的发生率是 11%，Ⅳ度会阴裂伤的发生率是 3.8%。

问：肩难产母亲产后出血和会阴撕裂的发生与操作者实施的解除肩难产的手法有关吗？

答：没有相关性[4]。

问：母体耻骨联合分离、经皮股神经损伤和肩难产有关吗？

答：与肩难产无关，但与母体大腿的过度屈曲相关[5]。

问：肛门括约肌损伤（Obstetrical Anal Sphincter Injuries，OASIS）与肩难产时的胎儿助产有关吗？

答：2 个最新的研究表明，那些需要对胎儿进行操作才能解除的肩难产会增加产科的风险。其中 1 个研究显示，任何一种对胎儿的操作都会增加肛门括约肌损伤（OASIS）的风险[6]，而另 1 个研究显示，在控制混淆因素后，对胎儿的操作方法或使用 4 个或更多的处理手法会增加肛门括约肌损伤（OASIS）的风险[7]。

问：在处理灾难性肩难产时所施用的一些"救命之举"会给母体增加哪些风险？

答：这会大大增加产妇的宫颈阴道严重裂伤、子宫破裂、尿道损伤以及膀胱损伤的发生率[8,9]。这些措施包括断锁骨法、耻骨联合切开术等。

新生儿并发症

问：肩难产新生儿都会有产伤吗？有哪些产伤？

答：经历肩难产后分娩的新生儿，大多数是没有产伤的。最常见的肩难产有关的新生儿近期并发症，包括臂丛神经损伤和锁骨、肱骨骨折[10]。

问：这些并发症会有后遗症吗？

答：一般没有远期不良结局[10]。一个涵盖了 2 018 例肩难产的多中心研究中，共发现 60 例 Erb 瘫，4 例 Klumpke 瘫，41 例锁骨或肱骨骨折，6 例缺血缺氧性脑病，总的新生儿产伤率是 5.2%[11]。

问：肩难产后短暂性和永久性臂丛神经损伤率是多少？哪些能恢复？哪些不能恢复？

答：报道的不尽相同，但在大多数的研究报道中，短暂性臂丛神经损伤率是 10%～20%[1]。由于大多数肩难产病例缺乏长期的新生儿随访，也缺乏对臂丛神经损伤康复的统一定义，所以很难准确判定肩难产时新生儿臂丛神经永久或顽固损伤的发生率。例如，一些研究人员报道完全康复率为 80%，而另一些研究者则认为新生儿臂丛神经损伤的康复率不足 50%[3]。另外，臂丛神经内存在不同的混合性损伤，很难去定义新生儿臂丛神经损伤的范围[3]。臂丛神经功能的康复取决于神经损伤的类型，神经损伤在 C5～C6 或 C5～C7 水平的，有 64% 的婴儿在 6 个月时完全康复，而神经损伤在 C5～T1 水平的，只有 14% 完全康复。在臂丛神经损伤中，偶然也伴有膈上瘫、霍纳综合征、面神经损伤[3]。还有并发寰枢椎骨折以及喉返神经损伤的罕见病例[12,13]。

问：肩难产会出现新生儿缺血缺氧性脑病、新生儿死亡吗？和什么有关？能预测吗？

答：少见，但还是有一些肩难产可能并发新生儿脑病甚至死亡。一个包含 6 238 例新生儿体重超过 3 500 g 的肩难产的研究发现,1%的糖尿病儿及 0.08%的非糖尿病儿发生了严重缺氧[14]。在一个 2 018 例肩难产的多中心研究中,6 例新生儿发生缺血缺氧性脑病,全都与处理肩难产时使用了 5 种以上手法相关,胎头娩出到其余胎体娩出的中位时间约为 10.75 分钟(波动范围 3～20 分钟)[11]。研究人员由此推论,需要多种手法及高的平均产程停滞时间,表明这些病例的处理难度极大。对此类少见病例目前没有更好的管理和预测方法。

问: 肩难产新生儿缺血缺氧性脑病、死亡与头身娩出间隔时间有关吗?

答: 仅凭肩难产的持续时间并不能准确预测新生儿缺血或死亡的发生。一系列与肩难产相关的新生儿死亡的研究发现,47% 的新生儿死亡病例,头身娩出时间间隔少于 5 分钟,只有 20%的病例头身娩出间隔超过 10 分钟[15],需要注意的是,有 25%的新生儿死亡病例,在分娩前已经出现了胎儿损害(异常胎心监护、异常头皮 pH 或胎粪污染)。尽管在头身娩出间隔较短的新生儿死亡病例中,胎儿损害的出现并没有增加,作者认为产时因素以及与肩难产相关的不同的损伤机制(如过度阴道刺激、压迫颈部减少大脑供血)可能是促成新生儿死亡的因素[15]。

临床考量

问: 可以准确预测肩难产吗?

答: 虽然有一些已知的肩难产的高危因素,但肩难产仍不能被准确预测与预防。临床工作人员需知晓肩难产的高危因素,以期早发现高风险分娩病例,同时需做好随时处理肩难产的准备。

问: 胎儿体重能预测肩难产吗?

答: 胎儿体重的增加、母体妊娠期糖尿病与肩难产的发生率增加相关[14,16-19],但大多数的肩难产仍发生在非糖尿病孕妇且体重正常的胎儿中。在对一个医疗机构的 221 例肩难产的研究发现,肩难产中有一半以上的新生儿体重低于 4 000 g,80%的孕妇没有糖尿病[20]。另一个研究发现孕母糖尿病和巨大胎儿对肩难产的预测准确率只有 55%[21]。

问: 除了胎儿体重以外,还有哪些可能相关的因素?

答：有研究显示一些产科的危险因素，其中包括：孕产妇体重过大、孕期体重增加过多、阴道手术助产、缩宫素的使用、多胎产、硬膜外镇痛、急产或第二产程延长[1,22,23]，以上因素可以单独或联合出现。

问：有这么多危险因素的发现，肩难产的预测性还会差吗？

答：尽管发现了这么多危险因素，肩难产的预测性还是很差[22,24]。

问：使用超声探测胎儿腹部径线与双顶径的差值能作为肩难产的一个预测指标吗？

答：这个方法尚未被证实有临床上的意义[26-28]。现有的关于评估腹部径线与双顶径差值这一预测指标的研究很少，且受到多方面影响，如研究本身的回顾性性质、孕晚期测量胎儿腹部轮廓较困难、肩难产病例很少、研究结果不具备普遍性。

问：产程异常可以预测肩难产吗？

答：只有4项研究特别评估了在发生肩难产或新生儿产伤的病例中产程的进展方式。在3/4的研究中，作者认为，无论是急产还是产程延长，没有哪一个特殊的产程进展方式可以准确预测肩难产与新生儿损伤[29-31]。最大的1项研究，对276例肩难产组与600例对照组匹配进行研究发现，包括孕产妇糖尿病和巨大儿的患者，产程进展方式都不能预测肩难产的发生[29]。类似的1个52例肩难产的回顾性研究显示，肩难产组与对照组比较，宫口扩张延缓、第二产程平均时间在两组间无差异[30]。1个80例肩难产的病例对照研究发现，急产是肩难产中最为常见的产程异常，但急产率及产程延长率在病例组和对照组间并无差异。另1个肩难产的研究确实发现活跃期异常与肩难产的发生明显相关，但该研究只包括了36例患者[32]。相较而言，最近1个在美国进行的、超过100 000孕妇参加的大型多中心研究显示，无论初产妇还是经产妇，第二产程延长与肩难产的发生无明显相关[33]。

问：胎儿体重大并有第二产程延长的时候，肩难产的可能性是否增加？还可以做阴道助产手术吗？

答：尽管产程异常本身并不是肩难产的预测指标，但一些导致第二产程延长的独立危险因素（比如胎儿出生体重）、第二产程延长的干预方式（如中位骨盆手术助产）与肩难产的发生相关，特别是当这些因素共同出现的时候[19]。所以，在以上危险因素同时存在时，谨慎采用阴道助产是合理的，医护人员还需高度警惕肩难产的发生，充分告知产妇可能面临的风险，保持警惕并为可能发生的肩难产做好准备。

问： 有肩难产史的产妇再发肩难产的可能性有多大？

答： 既往肩难产分娩史会增加再发肩难产的风险，是肩难产的高危因素。尽管报道的再发肩难产率波动于 1‰～16.7%[16,25,34-36]，大多数的研究显示再发肩难产率至少在 10%。实际的再发肩难产率并不清楚，因为当存在此类高风险复杂分娩史或婴儿损伤史时，医生和患者通常都不会选择阴道试产。

问： 既往有肩难产史是剖宫产的指征吗？

答： 在临产前需与孕妇认真讨论前次分娩事件。尽管没有可靠的指征来准确预测再发肩难产，但对于既往有肩难产史者，应仔细评估以下内容：胎儿体重和孕周、母体糖耐量试验、前次新生儿损害程度等，并需与孕妇讨论剖宫产的风险与潜在益处。由于大多数后续妊娠并不会出现再发肩难产，并不建议对于此类患者统一进行择期剖宫产。但在分娩前需认真制订分娩计划、考虑现有的临床信息、讨论未来妊娠计划并听取患者的意见。

问： 为预防肩难产，可疑巨大儿或糖尿病患者提前引产有益吗？

答： 鉴于巨大儿与糖尿病会增加肩难产的风险，有专门的研究评估对有以上情况的孕妇进行引产以减少并发症的有效性。回顾性队列研究的结果，对足月妊娠可疑巨大儿实施引产对肩难产发生率的影响是不一致的。一些报道指出引产增加了剖宫产率、并没有降低肩难产和新生儿发病率[38-42]。而另一些研究显示，引产组没有增加甚至轻微降低了剖宫产的风险，但肩难产率上两组间无差异[43,44]。

　　还有两个随机临床研究对足月妊娠可疑巨大儿进行引产的效果进行了研究，在 1 个研究里，包括了妊娠 38 周、超声估计胎儿体重介于 4 000 g 和 4 500 g，非糖尿病孕妇 273 例，随机分为计划引产组与期待组[41]。两组间剖宫产率相近，引产组剖宫产率是19.4%，而期待组是 21.6%。共有 11 例肩难产，5 例发生在引产组,6 例发生在期待组,所有病例都得到很好处理,且无臂丛神经损伤或其他产伤。另 1 个在欧洲进行的研究,共有 822 例孕妇,妊娠 37～38 周,超声估计胎儿体重超过孕周体重的 95 th 百分位数,随机分为 3 日内引产组和期待组[45]。在引产组里,肩难产的风险从 4%降低到 1%(RR,0.32;95% CI,0.12～0.85),重要的是,2 组中均没有臂丛神经损伤,剖宫产率相似,引产组剖宫产率是 28%,期待组是 32%(RR,0.89;95% CI,0.72～1.09)。1 项包含了以上研究以及另外两项未发表的研究的 Meta 分析中,共有 1,190 例有可疑巨大儿的孕妇(不同队列初产妇、经产妇、糖尿病、非糖尿病)[46],与期待组相比较,对可疑巨大儿引产组肩难产风险降低(RR,0.60;95% CI,0.37～0.98)、骨折风险降低(RR,0.20;95% CI,0.05～0.79),剖宫产风险没有变化(RR,0.91;95% CI,0.76～1.09),手术助产的风险也无变化(RR,0.86;95% CI,0.65～1.13),尽管臂丛神经损伤的发生率较小,但在两组间无差异(RR,0.21;95% CI,0.01～4.28)。

问：对糖尿病孕妇（包括胎儿发育正常或可疑大于胎龄儿)施行引产会减少肩难产吗？

答：在 1 个多时间序列队列研究中,将使用胰岛素治疗的糖尿病孕妇分为妊娠 38～39 周的引产组和期待组,巨大儿发生率以及剖宫产率在两组间无差异[30],期待组里超过妊娠 40 周分娩者肩难产发生率是 10%,而在妊娠 38～39 周引产组里肩难产率是 1.4%。在另外 1 项前瞻性研究中,通过将 1 337 例妊娠期糖尿病孕妇或妊娠前糖尿病孕妇与 1 227 例对照组进行比较,对在妊娠 37～38 周使用超声估计胎儿体重并由此来决定分娩方式的有效性进行探讨[47]。对估计胎儿体重大于胎龄儿但少于 4 250 g 的孕妇进行引产,对胎儿估计体重超过 4 250 g 的孕妇,采取剖宫产。使用这样的临床处理方案前,肩难产发生率是 2.8%,而使用此方案后肩难产发生率是 1.5%(OR,1.9;95% CI,1.0～3.5)。剖宫产率在使用前为 21.7%,使用后为 25.1%(P＜0.04)。

问：超声波估计胎儿体重准吗？ 通过超声估重决定分娩模式能降低肩难产发生率吗？

答：超声估重超过 4 250 g 且通过择期剖宫产分娩的胎儿中,将近一半(47%)的胎儿出生体重不足 4 000 g。尽管研究样本量不足,但通过超声估重决定分娩方式的临床处理方案仍无法消除产伤的风险(对照组与研究组比较:臂丛神经损伤为 2:1,骨折为 10:6[48])。

问：糖尿病孕产妇,除血糖控制外,超声估计胎儿体重作为确定分娩时机的办法可行吗?

答：这只是一个辅助指征。由于这些研究为非随机设计的对照研究,使用了多种干预方式且样本量不足,这些问题严重限制了此研究结论的有效性。另外,1 个系统性回顾研究显示,为预防肩难产,对妊娠期糖尿病或可疑巨大儿实施引产尚没有足够的证据支持[48]。

问：美国 ACOG 对可疑巨大儿引产是怎么建议的?

答：ACOG 推荐:如无临床指征,反对在妊娠 39 周前终止妊娠[49,50]。对于大于胎龄儿孕妇引产是否优于期待治疗以及在多少孕周引产目前仍不清楚[51]。现有研究做出的荟萃分析存在争议,所纳入的研究并不确定在妊娠 39 周后进行引产是否减少肩难产,还需进一步的研究。在新的研究结果出现前,美国 ACOG 不提倡仅因为可疑巨大儿而进行引产[52]。

问：为预防肩难产并发症,对可疑巨大儿择期剖宫产有益吗?

答：大多数阴道分娩的巨大儿并没有发生肩难产,同样,如果对所有可疑巨大儿都行剖宫产的话,剖宫产率的增加并未带来成比例的肩难产率的减少[53-55]。2 个研究报告对超声评估的巨大儿(4 500 g 及以上)实施预防性剖宫产的有效性进行分析,评价也考虑到了超声估重的敏感性与特异性。分析说明,每预防 1 例永久性损伤,需要进行 3 695 例剖宫产,为预防 1 例永久损伤需额外花费 870 万美元[56,57]。

问：为预防肩难产,合并糖尿病的孕妇择期剖宫产合理吗?

答：为避免 1 例永久性损害所需要进行的剖宫产例数以及花费比上述情况要少,但仍需实施 443 例剖宫产,额外花费 93 万美元,因而是不合理的。

问：何种情况下实施肩难产预防性剖宫产是合理的?

答：由于缺乏设计良好、执行到位的随机临床研究，在没有合并糖尿病的孕妇中，对体重小于 5 000 g 的可疑巨大儿进行预防性剖宫产的办法是不经济的。对非糖尿病孕妇估计胎儿体重超过 5 000 g 和糖尿病孕妇估计胎儿体重超过 4 500 g 的巨大儿者应考虑择期剖宫产。

问：臂丛神经损伤是发生了肩难产的证据吗？

答：出现了臂丛神经损伤并不能证明发生了肩难产。在过去的几十年，多项研究指出，不是所有的臂丛神经损伤都与肩难产有关，臂丛神经损伤的发生是多因素的[3,58,59]。一些严重臂丛神经损伤的病例并没有发生肩难产或有任何明确高危因素[60]。另外，略超过 50% 的臂丛神经损伤与并不复杂的阴道分娩相关[58]。当胎儿前肩嵌顿在耻骨联合上方，或头先露胎儿经困难剖宫产分娩，臂丛神经损伤也会发生在胎儿的后肩。

问：产科医生应如何处理肩难产？

答：尽管不同临床情况下肩难产的处理方式不同，但一些系统的临床管理途径可用于应对各种肩难产。无论采用何种手法及处理方法，母亲与婴儿的并发症还是不可预测，也可能在所难免。通常在初步牵引未成功娩出胎儿肩部时即可做出肩难产的诊断。在肩难产事件发生时，有效沟通非常重要，需记录肩难产诊断的时间和完成分娩的时间，要求额外的护士、产科医师以及麻醉医生的支援。在应急准备、采取手法解除肩难产时，不要让产妇用力，应让产妇采取有利于医务人员实施手法操作的体位，助产者在牵引胎头时须轴向牵引。

问：什么是轴向牵引？

答：是指产妇位于水平截石位，施加在胎儿脊柱颈胸段的牵引力矢量方向在 25°～45°。

问：为什么不能单独使用侧向牵引？

答：在没有产科处理肩难产辅助手法时，作用在胎头胎颈的侧向牵引力不可单独使用。在 4 个仅使用侧向牵引力的病例中，发生臂丛神经损伤 3 例，锁骨骨折 1 例[61]。

问：哪个手法最好？

答：至今仍没有一个随机对照研究比较肩难产的各种处理手法。但有一点是确定的，即无论哪种手法均有发生臂丛神经损伤的可能，因为所有的手法都可以增加臂丛神经的拉伸程度[3]。

问：怀疑有肩难产后，首选什么手法？

答：当怀疑有肩难产发生时，应首先选择 McRoberts 这一简单、易行、有效手法。McRoberts 法是：两个助手分别帮助产妇极度屈曲大腿并压向腹部，这样可使耻骨联合向头侧旋转，且可使腰骶部拉直，从而解除嵌顿的肩部[62,63]。

问：次选耻骨联合上加压法吗？怎么做？

答：是。助手在耻骨联合上方用手掌或拳头直接加压在胎儿前肩，使其下降（进入耻骨联合下方），侧向用力（从胎背压向胎儿面部或躯干方向）以使胎儿前肩旋转，向下加压同时侧向用力以解除前肩嵌顿。不同的是，应避免宫底加压，宫底加压不仅会加重肩难产，还可能引起子宫破裂[64]。

问：如果 McRoberts 法与耻骨联合上加压法失败，再考虑什么方法？

答：可考虑使用娩出后肩法。近来有证据表明娩出后肩法在处理肩难产上有很高成功率[11,31]。在计算机模型中，娩出后肩法所需要的力量最小，对臂丛神经的拉伸程度最低[65]。

问：上述这 3 种手法的成功率是多少？

答：在 4 分钟内，这 3 种手法能解除 95% 的肩难产[61]。

问：还有几种处理肩难产的旋转手法是什么？

答：其他几种报道过的旋转手法可娩出肩膀。它们可以替代后肩娩出法或后肩娩出法失败后使用。Rubin 法，是指助产者将一只手进入阴道放置在胎儿前肩的后部，向前朝向胎儿面部旋转。Woods 法，是将手放置在胎儿后肩的前方，即后肩的锁骨前方，向后旋转胎儿直到胎儿前肩进入母体耻骨联合后方。还有一种可利用的方法是后肩腋窝悬吊牵引法，即采用 12 或 14 号软导尿管放置在后肩腋窝下，用中等力量牵引悬吊的尿管帮助后肩娩出[66]。如果产妇没有麻醉的话，Gaskin 法，即四肢着床法也是有效的方法，这种方法是将产妇转成手膝位，轻柔向下牵引后肩（朝向母体骶骨的肩部）或向上牵引前肩。如果这些方法未成功的话，可重复操作。一个包括 231 例肩难产的研究在校正肩难产持续时间后发现（肩难产持续时间常可反映肩难产的严重程度），操作者所采用的手法与新生儿损伤无相关性。作者认为医护人员在处理肩难产时应使用更容易成功的手法[68]。

问：肩难产处理中应该包括会阴切开吗？

答：在过去，处理肩难产时提倡常规行会阴切开术，但缺乏证据支持[69]。是否行会阴切开术，应根据临床具体情况而定，一般应限于实施手法操作时需增加入口的情况。肩难产是骨性肩部嵌顿在耻骨联合上，而会阴切开术切开的只是阴道、会阴的软组织，并不能解除嵌顿的肩部，但无论是进行旋转手法还是娩出后肩法，会阴软组织切开后可能提供更大的空间以利于各种操作手法的实施[10,70]。

问：灾难性肩难产怎么办？

答：使用常规方法无法处理严重的肩难产，可能需要采用一些损伤更大的方法。Zavanelli 法可用于缓解灾难性肩难产（将胎头回纳入阴道后，胎儿再由剖宫产娩出）[71]，但此方法会明显增加胎儿并发症率及其死亡率及产妇的并发症率[72]。经腹部急救法也是一种解决方法，即先切开耻骨联合与子宫，手法解除胎儿前肩嵌顿后，胎儿经阴道分娩[73]。断锁骨法（将锁骨向外拉）可减小胎儿双肩峰间径，但可能实施困难，且可造成锁骨周围组织损害。

问：肩难产后，需要记录哪些事项？

答：推荐同步记录肩难产的处理过程，应记录事实、临床表现、肩难产的观察所见与处理程序。从临床角度来看，这些记录能够帮助医生充分准确地将分娩情况告知产妇及后续医疗保健人员，并有利于为产妇未来风险提供咨询和建议。推荐使用检查表或标准化记录表格，以确保记录分娩时的关键信息。参看提供的更多信息链接。

问：肩难产的模拟训练有哪些作用？

答：由于肩难产是一个高危/低频率事件，产科模拟训练是一个有效的准备方法。研究发现模拟训练可改善沟通、促进各种手法的熟练使用、保证全面的事件记录[75-81]。

问：有证据说明肩难产模拟训练有效吗？

答：有证据显示，在那些将肩难产模拟训练、团队培训作为临床常规的医疗机构中，肩难产时暂时臂丛神经损伤的发生有所减少。在对分娩室所有人员进行强制性肩难产模拟训练后，基于证据的肩难产处理频次增加、新生儿臂丛神经损伤率减低[82,83]。如果在模拟训练后能针对每一步骤给予理论指导及反馈，进行重复训练与总结报告，肩难产时发生臂丛神经损伤的风险明显降低，发生率在模拟训练前是 10.1%，在模拟训练中降到 4.0%，在训练后降到 2.6%（$P=0.03$）[84]。另 1 个研究发现，通过引入肩难产的培训，模拟训练以及标准肩难产处理常规，优先使用"不介入法"（包括避免产妇用力、不牵引胎头、在采用其他任何手法前先立即斜向旋转），显著降低了肩难产发生时臂丛神经损伤的风险（RR，0.28；95% CI，0.12~0.66）[85]。因为可能降低肩难产中臂丛神经损伤，推荐模拟训练和肩难产处理常规以改善团队沟通与各种肩难产处理手法的使用。

🍎 引证归纳

　　A 级证据建议（基于反复论证，具有一致性的科学证据得出的结论）：

　　缺

　　B 级证据建议（基于有限的或不一致的科学证据得出的结论）：

- 虽然有一些已知的肩难产的高危因素，肩难产仍不能被准确预测与预防。医护人员需了解肩难产的高危因素，以期早发现高风险分娩病例，并做好随时处理肩难产的准备。
- 对非糖尿病孕妇估计胎儿体重超过 5 000 g 和糖尿病孕妇估计胎儿体重超过 4 500 g 的巨大儿者，应考虑择期剖宫产。
- 当怀疑有肩难产发生时，应首先选择 McRoberts 这一简单、合理和有效的手法。
- 应同步记录肩难产的处理过程，包括肩难产中出现的重要情况、临床表现、处理方法及后续结果。
- 因为可能降低肩难产中臂丛神经损伤的发生率，推荐模拟训练和肩难产处理常规以改善团队沟通与各种肩难产处理手法的使用。

C 级证据建议(基于共识以及专家意见):

如果 McRoberts 法与耻骨联合上加压法失败,可考虑使用后肩娩出法。

(杨海澜 王 芸 蔡贞玉 胡灵群)

参 考 文 献

[1] Gherman RB, Chauhan S, Ouzounian JG, et al. Shoulder dystocia: the unpreventable obstetric emergency with empiric management guidelines [J]. Am J Obstet Gynecol 2006(195): 657 - 672. (Level III)

[2] Resnik R. Management of shoulder girdle dystocia[J]. Clin Obstet Gynecol 1980(23): 559 - 564. (Level III)

[3] American College of Obstetricians and Gynecologists. Neonatal brachial plexus palsy[J]. Washington, DC: American College of Obstetricians and Gynecologists; 2014. (Level III)

[4] Gherman RB, Goodwin TM, Souter I, et al. The McRoberts' maneuver for the alleviation of shoulder dystocia: how successful is it[J]? Am J Obstet Gynecol 1997(176): 656 - 661. (Level II - 2)

[5] Gherman RB, Ouzounian JG, Incerpi MH, et al. Symphyseal separation and transient femoral neuropathy associated with the maneuver[J]. Am J Obstet Gynecol 1998(178): 609 - 610. (Level III)

[6] Gachon B, Desseauve D, Fritel X, et al. Is fetal manipulation during shoulder dystocia management associated with severe maternal and neonatal morbidities[J]? Arch Gynecol Obstet 2016(294): 505 - 509. (Level II - 2)

[7] Gauthaman N, Walters S, Tribe IA, et al. Shoulder dystocia and associated manoeuvres as risk factors for perineal trauma [J]. Int Urogynecol J 2016(27): 571 - 577. (Level II - 2)

[8] O'Leary JA. Cephalic replacement for shoulder dystocia: present status and future role of the Zavanelli maneuver[J]. Obstet Gynecol 1993(82): 847 - 850. (Level III)

[9] Goodwin TM, Banks E, Millar LK, et al. Catastrophic shoulder dystocia

and emergency symphysiotomy[J]. Am J Obstet Gynecol 1997(177):
463 - 464. (Level III)

[10] Gherman RB, Ouzounian JG, Goodwin TM. Obstetric maneuvers for
shoulder dystocia and associated fetal morbidity [J]. Am J Obstet
Gynecol 1998(178): 1126 - 1130. (Level II - 2)

[11] Hoffman MK, Bailit JL, Branch DW, et al. A comparison of obstetric
maneuvers for the acute management of shoulder dystocia [J].
Consortium on Safe Labor. Obstet Gynecol 2011(117): 1272 - 1278.
(Level II - 2)

[12] Thompson KA, Satin AJ, Gherman RB. Spiral fracture of the radius: an
unusual case of shoulder dystocia-associated morbidity [J]. Obstet
Gynecol 2003(102): 36 - 38. (Level III)

[13] Habek D. Transient recurrent laryngeal nerve paresis after shoulder
dystocia[J]. Int J Gynecol Obstet 2015(130): 87 - 88. (Level III)

[14] Nesbitt TS, Gilbert WM, Herrchen B. Shoulder dystocia and associated
risk factors with macrosomic infants born in California[J]. Am J Obstet
Gynecol 1998(179): 476 - 480. (Level II - 3)

[15] Hope P, Breslin S, Lamont L, et al. Fatal shoulder dystocia: a review of
56 cases reported to the Confidential Enquiry into Stillbirths and Deaths in
Infancy[J]. Br J Obstet Gynaecol 1998(105): 1256 - 1261. (Level II - 3)

[16] Baskett TF, Allen AC. Perinatal implications of shoulder dystocia[J].
Obstet Gynecol1995(86): 14 - 17. (Level II - 2)

[17] Sandmire HF, O'Halloin TJ. Shoulder dystocia: its incidence and
associated risk factors[J]. Int J Gynaecol Obstet 1988(26): 65 - 73.
(Level II - 2)

[18] Bahar AM. Risk factors and fetal outcome in cases of shoulder dystocia
compared with normal deliveries of a similar birth weight[J]. Br J Obstet
Gynaecol 1996(103): 868 - 872. (Level II - 2)

[19] Benedetti TJ, Gabbe SG. Shoulder dystocia. A complication of fetal
macrosomia and prolonged second stage of labor with midpelvic delivery
[J]. Obstet Gynecol 1978(52): 526 - 529. (Level II - 3)

[20] Ouzounian JG, Korst LM, Miller DA, et al. Brachial plexus palsy and
shoulder dystocia: obstetrical risk factors remain elusive [J]. Am J

Perinatol 2013(30): 303 - 307. (Level II - 2).

[21] Acker DB, Sachs BP, Friedman EA. Risk factors for shoulder dystocia [J]. Obstet Gynecol 1985(66): 762 - 768. (Level II - 2)

[22] Ouzounian JG, Gherman RB. Shoulder dystocia: are historic risk factors reliable predictors[J]? Am J Obstet Gynecol 2005(192): 1933 - 1935; discussion 1935 - 1938. (Level II - 2)

[23] Poggi SH, Stallings SP, Ghidini A, et al. Intrapartum risk factors for permanent brachial plexus injury[J]. Am J Obstet Gynecol 2003(189): 725 - 729. (Level II - 2)

[24] Revicky V, Mukhopadhyay S, Morris EP, et al. Can we predict shoulder dystocia[J]? Arch Gynecol Obstet 2012(285): 291 - 295. (Level II - 2)

[25] Ouzounian JG, Gherman RB, Chauhan S, et al. Recurrent shoulder dystocia: analysis of incidence and risk factors[J]. Am J Perinatol 2012 (29): 515 - 518. (Level II - 3)

[26] Cohen B, Penning S, Major C, et al. Sonographic prediction of shoulder dystocia in infants of diabetic mothers[J]. Obstet Gynecol 1996 (88): 10 - 13. (Level II - 2)

[27] Miller RS, Devine PC, Johnson EB. Sonographic fetal asymmetry predicts shoulder dystocia[J]. J Ultrasound Med 2007(26): 1523 - 1528. (Level II - 2)

[28] Rajan PV, Chung JH, Porto M, et al. Correlation of increased fetal asymmetry with shoulder dystocia in the nondiabetic woman with suspected macrosomia[J]. J Reprod Med 2009(54): 478 - 482. (Level II - 2)

[29] McFarland M, Hod M, Piper JM, et al. Are labor abnormalities more common in shoulder dystocia[J]? Am J Obstet Gynecol 1995 (173): 1211 - 1214. (Level II - 2)

[30] Lurie S, Levy R, Ben-Arie A, et al. Shoulder dystocia: could it be deduced from the labor partogram[J]? Am J Perinatol 1995 (12): 61 - 62. (Level II - 2)

[31] Poggi SH, Spong CY, Allen RH. Prioritizing posterior arm delivery during severe shoulder dystocia[J]. Obstet Gynecol 2003(101): 1068 - 1072. (Level III)

［32］ Gemer O, Bergman M, Segal S. Labor abnormalities as a risk factor for shoulder dystocia［J］. Acta Obstet Gynecol Scand 1999(78): 735 - 736. (Level Ⅱ - 2)

［33］ Laughon SK, Berghella V, Reddy UM, et al. Neonatal and maternal outcomes with prolonged second stage of labor. Obstet Gynecol 2014 (124): 57 - 67. (Level Ⅱ - 2)

［34］ Smith RB, Lane C, Pearson JF. Shoulder dystocia: what happens at the next delivery［J］? Br J Obstet Gynaecol 1994(101): 713 - 715. (Level Ⅱ - 3)

［35］ Ginsberg NA, Moisidis C. How to predict recurrent shoulder dystocia ［J］. Am J Obstet Gynecol 2001(184): 1427 - 1429; discussion 1429 - 1430. (Level Ⅱ - 3)

［36］ Lewis DF, Raymond RC, Perkins MB, et al. Recurrence rate of shoulder dystocia［J］. Am J Obstet Gynecol 1995(172): 1369 - 1371. (Level Ⅱ - 2)

［37］ Bingham J, Chauhan SP, Hayes E, et al. Recurrent shoulder dystocia: a review［R］. Obstet Gynecol Surv 2010(65): 183 - 188. (Level Ⅱ - 2).

［38］ Combs CA, Singh NB, Khoury JC. Elective induction versus spontaneous labor after sonographic diagnosis of fetal macrosomia［J］. Obstet Gynecol 1993(81): 492 - 496. (Level Ⅱ - 2)

［39］ Friesen CD, Miller AM, Rayburn WF. Influence of spontaneous or induced labor on delivering the macrosomic fetus［J］. Am J Perinatol 1995(12): 63 - 66. (Level Ⅱ - 2)

［40］ Weeks JW, Pitman T, Spinnato JA 2nd. Fetal macrosomia: does antenatal prediction affect delivery route and birth outcome［J］? Am J Obstet Gynecol 1995(173): 1215 - 1219. (Level Ⅱ - 2)

［41］ Gonen O, Rosen DJ, Dolfin Z, et al. Induction of labor versus expectant management in macrosomia: a randomized study［J］. Obstet Gynecol 1997(89): 913 - 917. (Level Ⅰ)

［42］ Leaphart WL, Meyer MC, Capeless EL. Labor induction with a prenatal diagnosis of fetal macrosomia［J］. J Matern Fetal Med 1997(6): 99 - 102. (Level Ⅱ - 2)

［43］ Cheng YW, Sparks TN, Laros RK Jr, et al. Impending macrosomia:

will induction of labour modify the risk of caesarean delivery[J]? BJOG 2012(119): 402 - 409. (Level II - 2)

[44] Vendittelli F, Rivière O, Neveu B, et al. Does induction of labor for constitutionally large-for-gestational-age fetuses identified in utero reduce maternal morbidity? Audipog Sentinel Network[J]. BMC Pregnancy Childbirth 2014(14): 156. (Level II - 2)

[45] Boulvain M, Senat MV, Perrotin F, et al. Induction of labour versus expectant management for large-for-date fetuses: a randomised controlled trial. Groupe de Recherche en Obstetrique et Gynecologie (GROG)[J]. Lancet 2015(385): 2600 - 2605. (Level I)

[46] Boulvain M, Irion O, Dowswell T, et al. Induction of labour at or near term for suspected fetal macrosomia [J]. Cochrane Database of Systematic Reviews 2016, Issue 5. Art. No.: CD000938.

[47] Conway DL, Langer O. Elective delivery of infants with macrosomia in diabetic women: reduced shoulder dystocia versus increased cesarean deliveries[J]. Am J Obstet Gynecol 1998(178): 922 - 925. (Level II - 2)

[48] Witkop CT, Neale D, Wilson LM, et al. Active compared with expectant delivery management in women with gestational diabetes: a systematic review[J]. Obstet Gynecol 2009(113): 206 - 217.

[49] Medically indicated late-preterm and early-term deliveries. Committee Opinion number 560. American College of Obstetricians and Gynecologists[J]. Obstet Gynecol 2013(121): 908 - 910. (Level III)

[50] Nonmedically indicated early - term deliveries. Committee Opinion No. 561. American College of Obstetricians and Gynecologists[J]. Obstet Gynecol 2013(121): 911 - 915. (Level III)

[51] Caughey AB. Should pregnancies be induced for impending macrosomia [J]? Lancet 2015(385): 2557 - 2559. (Level III)

[52] Fetal macrosomia. Practice Bulletin number 173. American College of Obstetricians and Gynecologists[J]. Obstet Gynecol 2016(128): e195 - 209. (Level III)

[53] Gross SJ, Shime J, Farine D. Shoulder dystocia: predictors and outcome. A five - year review[J]. Am J Obstet Gynecol 1987(156): 334 - 336. (Level II - 3)

［54］ Langer O, Berkus MD, Huff RW, et al. Shoulder dystocia: should the fetus weighing greater than or equal to 4000 grams be delivered by cesarean section［J］? Am J Obstet Gynecol 1991(165): 831 - 837. (Level II - 2)

［55］ Delpapa EH, Mueller - Heubach E. Pregnancy outcome following ultrasound diagnosis of macrosomia［J］. Obstet Gynecol 1991(78): 340 - 343. (Level II - 3)

［56］ Rouse DJ, Owen J, Goldenberg RL, et al. The effectiveness and costs of elective cesarean delivery for fetal macrosomia diagnosed by ultrasound ［J］. JAMA 1996(276): 1480 - 1486. (Level III)

［57］ Rouse DJ, Owen J. Prophylactic cesarean delivery for fetal macrosomia diagnosed by means of ultrasonography — A Faustian bargain［J］? Am J Obstet Gynecol 1999(181): 332 - 338. (Level III)

［58］ Gherman RB, Ouzounian JG, Goodwin TM. Brachial plexus palsy: an in utero injury［J］? Am J Obstet Gynecol 1999(180): 1303 - 1307. (Level III)

［59］ Gilbert WM, Nesbitt TS, Danielsen B. Associated factors in 1611 cases of brachial plexus injury［J］. Obstet Gynecol 1999 (93): 536 - 540. (Level II - 3)

［60］ Torki M, Barton L, Miller DA, et al. Severe brachial plexus palsy in women without shoulder dystocia［J］. Obstet Gynecol 2012(120): 539 - 541. (Level II - 3)

［61］ Leung TY, Stuart O, Suen SS, et al. Comparison of perinatal outcomes of shoulder dystocia alleviated by different type and sequence of manoeuvres: a retrospective review［J］. BJOG 2011(118): 985 - 990. (Level II - 3)

［62］ Gherman RB, Tramont J, Muffley P, et al. Analysis of McRoberts' maneuver by x-ray pelvimetry［J］. Obstet Gynecol 2000(95): 43 - 47. (Level II - 3)

［63］ Gonik B, Stringer CA, Held B. An alternate maneuver for management of shoulder dystocia［J］. Am J Obstet Gynecol 1983(145): 882 - 884. (Level III)

［64］ Gross TL, Sokol RJ, Williams T, et al. Shoulder dystocia: a fetal - physician risk［J］. Am J Obstet Gynecol 1987(156): 1408 - 1418. (Level

Ⅱ-2)

［65］ Grimm MJ, Costello RE, Gonik B. Effect of clinician-applied maneuvers on brachial plexus stretch during a shoulder dystocia event: investigation using a computer simulation model［J］. Am J Obstet Gynecol 2010(203): 339 el-5. (Level Ⅲ)

［66］ Cluver CA, Hofmeyr GJ. Posterior axilla sling traction for shoulder dystocia: case review and a new method of shoulder rotation with the sling［J］. Am J Obstet Gynecol 2015(212): 784. el-7. (Level Ⅲ)

［67］ Bruner JP, Drummond SB, Meenan AL, et al. All-fours maneuver for reducing shoulder dystocia during labor［J］. J Reprod Med 1998(43): 439-443. (Level Ⅲ)

［68］ Spain JE, Frey HA, Tuuli MG, et al. Neonatal morbidity associated with shoulder dystocia maneuvers［J］. Am J Obstet Gynecol 2015(212): 353. el-5 (Level Ⅱ-2)

［69］ Sagi-Dain L, Sagi S. The role of episiotomy in prevention and management of shoulder dystocia: a systematic review［J］. Obstet Gynecol Surv 2015(70): 354-362.

［70］ Royal College of Obstetricians and Gynaecologists. Shoulder dystocia［J］. Green-top Guideline No. 42. London: RCOG; 2012. Retrieved February 7, 2017. Available at: https://www.rcog.org.uk/globalassets/documents/guidelines/gtg_42.pdf. Retrieved February 10, 2017. (Level Ⅲ)

［71］ Sandberg EC. The Zavanelli maneuver: a potentially revolutionary method for the resolution of shoulder dystocia［J］. Am J Obstet Gynecol 1985(152): 479-484. (Level Ⅲ)

［72］ Sandberg EC. The Zavanelli maneuver: 12 years of recorded experience ［J］. Obstet Gynecol 1999(93): 312-317. (Level Ⅲ)

［73］ O'Shaughnessy MJ. Hysterotomy facilitation of the vagi-nal delivery of the posterior arm in a case of severe shoulder dystocia［J］. Obstet Gynecol 1998(92): 693-695. (Level Ⅲ)

［74］ Zuckerwise LC, Hustedt MM, Lipkind HS, et al. Effect of Implementing a Standardized Shoulder Dystocia Documentation Form on Quality of Delivery Notes［J］. J Patient Saf 2016. (Level Ⅲ)

[75] Goffman D, Heo H, Pardanani S, et al. Improving shoulder dystocia management among resident and attending physicians using simulations [J]. Am J Obstet Gynecol 2008(199): 294. e1 - 294. e5. (Level II - 2)

[76] Deering S, Poggi S, Hodor J, et al. Evaluation of residents' delivery notes after a simulated shoulder dystocia[J]. Obstet Gynecol 2004(104): 667 - 670. (Level III)

[77] Goffman D, Heo H, Chazotte C, et al. Using simulation training to improve shoulder dystocia documentation [J]. Obstet Gynecol 2008 (112): 1284 - 1287. (Level II - 2)

[78] Deering S, Poggi S, Macedonia C, et al. Improving resident competency in the management of shoulder dystocia with simulation training[J]. Obstet Gynecol 2004(103): 1224 - 1228. (Level I)

[79] Crofts JF, Bartlett C, Ellis D, et al. Management of shoulder dystocia: skill retention 6 and 12 months after training[J]. Obstet Gynecol 2007 (110): 1069 - 1074. (Level II - 2)

[80] Crofts JF, Fox R, Ellis D, et al. Observations from 450 shoulder dystocia simulations: lessons for skills trainings[J]. Obstet Gynecol 2008 (112): 906 - 912. (Level III)

[81] Hunt EA, Shilkofski NA, Stavroudis TA, et al. Simulation: translation to improved team performance[J]. Anesthesiol Clin 2007(25): 301 - 319. (Level III)

[82] Crofts JF, Lenguerrand E, Bentham GL, et al. Prevention of brachial plexus injury - 12 years of shoulder dystocia training: an interrupted time - series study[J]. BJOG 2016(123): 111 - 118. (Level II - 2)

[83] Draycott TJ, Crofts JF, Ash JP, et al. Improving neonatal outcome through practical shoulder dystocia training[J]. Obstet Gynecol 2008 (112): 14 - 20. (Level II - 2)

[84] Grobman WA, Miller D, Burke C, et al. Outcomes associated with introduction of a shoulder dystocia protocol[J]. Am J Obstet Gynecol 2011(205): 513 - 517. (Level II - 3)

[85] Inglis SR, Feier N, Chetiyaar JB, et al. Effects of shoulder dystocia training on the incidence of brachial plexus injury[J]. Am J Obstet Gynecol. 2011(204): 322. e1 - 6. (Level II - 2)

第十章
延 迟 断 脐

🍑 制定机构

美国妇产科医师学会产科临床委员会（American College of Obstetricians and Gynecologists' Committee on Obstetric Practice，ACOG）

🍑 认同机构

美国儿科学会（American Academy of Pediatrics，AAP）
美国助产师学会（American College of Nurse-Midwives，ACNM）

🍑 规范级别

专家共识

🍑 文献导读

现代医学日新月异，随着新知识新技术新病原的出现，医学治疗也在不断变化。10 年前在学校里或课本上学到的知识，也许今天就已经过时了。延迟断脐就是这样一个例子。

在现代医学出现以前，人类和其他哺乳动物一样，胎儿娩出后，脐带动脉搏动停止后断脐。脐带动脉搏动可以长达 5 分钟，也就是说传统医学的断脐时间可以等待 5 分钟之久。在最近 200 年时间里，断脐的最佳时机一直是一个有争议的话题。传统医学中对产妇第三产程的保守治疗（expectant management）要求等待胎盘自动剥离（placenta separation）、自动娩出。近代医学在上世纪末，对第三产程主动干预（active management）成为主流。主动干预的主要 3 项措施为预防性宫缩剂的使用、即刻脐带结扎和可控性的牵拉脐带加速胎盘的娩出。

这些主动干预措施都是为了减少产妇产后大出血的发生[1]。

然而最近 10 年,断脐最佳时机的趋势又开始向传统医学靠拢,不再推荐即刻脐带结扎。虽然各大专业机构对具体的断脐时间指南推荐有所不同,但是大方向都是延迟断脐。作为普通的临床工作者,虽然我们要紧跟专业指南,但不应盲从,应该看各结论的循证医学证据水平。新指南的出现,也不例外。本文主要根据 ACOG/AAP/ACMN 2017 年 1 月的最新专家共识编写的[2],该指南涵盖了大量的荟萃分析,分别针对延迟脐带结扎对早产儿、足月儿和产妇的临床影响进行了阐述,数据清晰明了,简单易懂。延迟脐带结扎的操作非常直接简单,希望每一个读者看完本文后都能够被说服并运用到临床工作中去。

🌿 主要文献

McDonald SJ, Middleton P, Dowswell T, et al. Effect of timing of umbilical cord clamping of term infants on maternal and neonatal outcomes[J]. Cochrane Database of Systematic Reviews 2013, Issue 7. Art. No.: CD004074. DOI: 10.1002/14651858. CD004074. pub3.

Delayed umbilical cord clamping after birth. Committee Opinion No. 684 (2017)

🌿 循证问答

问:以前新生儿脐带结扎是如何操作的? 有什么依据?

答:20 世纪 50 年代中期以前,早期结扎是指出生后 1 分钟内结扎脐带,晚期结扎是指出生 5 分钟以后结扎脐带。一系列的关于出生后新生儿血容量变化的小型研究报道指出:出生后最初的 3 分钟内,有 80~100 ml 的血从胎盘转移至新生儿[1,2],其中大约 90% 的血容量转移在出生后婴儿最初的几次呼吸中就已经完成了[3]。因为这些早期观察性研究以及缺乏最佳断脐时机推荐指南,从出生到断脐的时间间隔越来越短,出生后就结扎脐带,通常为 15~20 s,成为操作常规。

问:国际上其他专业组织对脐带结扎的推荐指南是什么?

答:由于证据越来越多,对足月儿和早产儿延迟脐带结扎得到了许多专业机构的推荐。

例如,世界卫生组织建议:出生后无正压通气需要的足月儿或早产儿,不要早于出生后 1 min 内断脐;美国儿科学会发布的最新版本新生儿复苏指南建议:对于绝大多数有活力的足月儿和早产儿,断脐时间至少在出生后 30~60 s;英国皇家妇产科学院建议:对有活力的足月儿和早产儿,延迟断脐时间至少在出生后 2 min;美国助产师学院建议:对足月儿和早产儿,延迟断脐时间为出生后 2~5 min[6]。

问:延迟脐带结扎有什么顾虑?

答:延迟脐带结扎这一操作的普遍实施也引起了一些顾虑,如担心延误新生儿复苏时机,尤其是早产儿。但是胎盘仍持续着气体交换功能,危重或早产儿从持续的胎盘循环得到额外的血容量将获益最大。另一担心是延迟断脐会增加过度胎盘输血的可能。到目前为止,没有证据表明延迟断脐增加红细胞增多症或黄疸;但有一些研究表明,需要光疗治疗黄疸的足月儿小幅度增加。鉴于延迟脐带结扎对绝大多数新生儿有益,并和大多数专业机构一致,美国妇产科医师学会推荐,对活力好的足月儿和早产儿延迟脐带结扎时间至少为 30~60 s。

问:延迟脐带结扎对新生儿的直接益处?

答:生理学研究表明,足月儿出生后 1 min,大约有 80 ml 的血从胎盘输入新生儿,3 min 时可达到 100 ml[7-9]。出生后新生儿的初始啼哭有助于胎盘向新生儿输血[10]。通过多普勒超声评估脐带血流发现,延迟脐带结扎时,胎盘输血在新生儿初始呼吸时显著增加,认为可能与新生儿肺扩张产生的胸腔负压有关。额外增加的血液可提供 40~50 mg/kg 的生理性铁含量。这些额外增加的铁可减少或预防新生儿生后第一年内的铁缺乏性疾病发生[12]。婴幼儿时期铁缺乏与认知、运动和行为异常有关,这些疾病发生可能是不可逆的[13]。儿童铁缺乏在低收入国家普遍,高收入国家也较为常见,发生率为 5%~25%[13]。

胎盘向新生儿输血时间延长有利于免疫球蛋白和干细胞的供给,对于组织和器官修复是必需的。早产儿细胞损伤、炎症和器官功能损害更常见[14,15],因而免疫球蛋白和干细胞对早产儿益处可能更大。虽然具体获益程度需要更多研究,但是这些造血干细胞和多能干细胞的生理储备也可能对婴儿将来的生活有益。

问：延迟脐带结扎与早产儿结局相关的临床试验结论如何？

答：2012 年的一项荟萃分析,纳入了 15 个符合条件的研究,包括 738 名孕 24～36 周早产儿[4],该分析定义延迟脐带结扎时间至少在出生后 30 s,最长 180 s,还包括了一些在延迟脐带结扎的基础上采取挤压脐带的研究。发现与即刻断脐相比,延迟断脐与新生儿因贫血而需要输血的比率减少相关(7 项试验,392 名婴儿;相对风险(RR)：0.61;95％置信区间(CI)：0.46～0.81);与新生儿脑室内出血(经超声诊断,所有程度的脑室内出血)发生率下降相关(10 项试验,539 名婴儿;RR：0.59;95％ CI：0.41～0.85);与坏死性小肠结肠炎发生率下降相关(5 项试验,241 名婴儿;RR：0.62;95％ CI：0.43～0.90)。延迟断脐组新生儿胆红素峰值水平高于对照组,但对光疗的需求无统计学差异。临床结局中死亡、重度脑室内出血(3～4 级)和脑室周围白质软化等两组新生儿无统计学差异;但是很多研究受到数据报告不完整以及宽置信区间的影响。

关于出院后临床结局在 1 项小样本研究表明,婴儿出院后 7 个月(校正胎龄,58 名新生儿)Bayley II 平均分无统计学差异[4]。另 1 项研究表明,早于 32 周早产儿在 18～22 个月校正胎龄时,延迟断脐组与运动功能改善相关[15]。

问：延迟脐带结扎与足月儿临床结局相关的临床试验结论如何？

答：2013 年 Cochrane 分析了包括 3 911 名单胎孕妇及其新生儿在内的 15 个临床试验研究,评估断脐时机对足月新生儿结局的影响[5]。早期断脐定义为出生后 1 min 内结扎脐带,晚期断脐定义为 1 min 后或脐动脉停止搏动后结扎。作者发现早断脐组新生儿出生时(加权平均差异(wMD)：－2.17 g/dL;95％ CI：－4.06～－0.280)及出生后 24～48 h(平均差(MD)：－1.49 g/dL;95％ CI：－1.78～－1.21)的血红蛋白浓度明显低于晚断脐组。在婴儿 3～6 个月时,早断脐组铁缺乏发生率高于晚断脐组(RR 2.65;

95% CI,1.04～6.73)。红细胞增多症的发生率、黄疸的发生率两组间无统计学差异。但新生儿黄疸需要光疗治疗的比例在早断脐组低(早断脐组:2.74%,晚断脐组:4.36%;RR:0.62,95% CI:0.41～0.96)。作者认为,鉴于延迟脐带结扎对足月儿的益处,如果产科医护人员能够监测和治疗黄疸,总体上延迟脐带结扎是有益的。

问: 延迟脐带结扎对新生儿远期临床结局的影响?

答: 有关延迟脐带结扎对新生儿远期影响的研究数量有限。1项对4个月到4岁婴幼儿[13,17,18]的队列研究分析表明,在群体适应和精细动作能力评分较低的新生儿中,与晚断脐组相比,神经发育评分没有因断脐时间不同而有统计学差异[13]。

问: 延迟脐带结扎对母亲临床结局有何影响?

答: 选择立即断脐以及积极处理第三产程是减少产后出血的传统产科操作,因此有延迟脐带结扎会增加母亲产后出血风险的担心。然而最新研究数据并不支持这些顾虑。

　　一篇纳入了2 200多名孕产妇的5项临床试验综述报道,延迟脐带结扎与增加产后出血及失血量无关,与产后血红蛋白水平及输血需要无关[5]。但是当产后出血风险增加时(例如前置胎盘或胎盘早剥),延迟脐带结扎需与产妇的血流动力学稳定权衡(表10-1)。

表10-1　需要立即断脐或个体化处理的临床情况

产妇	出血、血流动力学不稳定或者两者兼有;
	异常胎盘(前置胎盘、胎盘早剥);
胎儿/新生儿	需要立即复苏;
	胎盘循环不完整(胎盘早剥、前置胎盘、脐带撕裂、胎儿生长受限且脐血流多普勒检查异常);

缩写:胎儿生长受限(Fetal growth restriction,FGR)

问: 哪些情况下不推荐延迟脐带结扎?

答: 能否实施延迟脐带结扎因医院和情形而异,最好由负责母、婴的双方团队共同做出决定。在某些情况下,脐带结扎的时间需要个体化(表 10-1)。例如,胎儿生长受限且脐带血流多普勒异常或子宫胎盘灌注异常时,产科团队与新生儿团队需沟通延迟脐带结扎的利弊。

问: 延迟脐带结扎的具体操作过程和方法?

答: 延迟脐带结扎是一个简单直接的过程:让胎盘有足够的时间向新生儿被动输送温暖的、含氧量高的血液。通常认为延迟脐带结扎时,将新生儿放置于与胎盘齐平或低于胎盘的水平位置,重力作用促进胎盘血流输注给新生儿[19,20]。但最近临床试验发现,将有活力的阴道产足月儿放置于母亲的腹部或胸前,与放置于阴道口位置的新生儿相比,血液输注量没有降低[21]。因此在等待脐带结扎时,即刻母婴皮肤接触是恰当的。剖宫产时,脐带结扎之前可以将新生儿放置于母亲的腹部或腿上,或由医生或助手抱在与胎盘水平持平的位置。

　　在延迟脐带结扎时,可以开展新生儿早期处理,如擦干、刺激初始呼吸或啼哭、经母婴皮肤接触或干毛巾覆盖新生儿等保暖措施。除非分泌物过多或阻塞气道,否则无须常规吸引。如果羊水粪染但新生儿出生时有活力,可以继续延迟脐带结扎。Apgar 评分计时可以有助于评估时间,出生和脐带结扎的时间间隔至少 $30 \sim 60$ s。

　　延迟脐带结扎不应该影响第三产程的积极处理,包括胎儿娩出后及时使用缩宫素以减少产后出血。如果胎盘循环不完整,如胎盘位置异常、胎盘早剥、脐带断裂等,应立即结扎脐带。同样,如果母亲血流动力学不稳定或新生儿需要立即复苏时,也应立即结扎脐带。这些情况下和新生儿科医师沟通是必要的。

问: 延迟脐带结扎对脐带血 pH 值的影响?

答: 延迟脐带结扎对脐血 pH 值测定结果的影响研究结论不一致。两项研究认为延迟脐带结扎会使脐动脉 pH 值轻微下降(约 0.03)[22,23]。另一项包括 116 名新生儿的大样本的研究发现,延迟脐带结扎不影响脐动脉 pH 值测定结果,但延迟脐带结扎组的脐动脉 pO_2 增加[24]。以上研究的对象都是针对出生时不需要复苏的新生儿。但对于需要复苏的新生儿,延迟脐带结扎对脐动脉血pH值结果的影响仍需要进一步研究。

问: 脐带挤压和延迟脐带结扎一样吗?

答: 挤压或撸脐带被认为是增加胎盘灌注的一种快速方法,操作时间通常少于 10~15 s。在某些情况下挤压或撸脐带似乎让人更感兴趣,当新生儿需要立即复苏或产妇血流动力学不稳定时,延迟 30~60 s 断脐显然时间太长。但脐带挤压的研究不像延迟脐带结扎的研究那样严谨。

最近一项包含 501 例早产儿 7 个临床研究荟萃分析[25]对脐带挤压与立即断脐(6 项研究)或晚断脐(1 项研究)进行了比较。具体脐带挤压的方法在每个研究中都不一致:如脐带挤压的次数、受挤压脐带的长度、脐带结扎是发生在脐带挤压前还是脐带挤压后。

此荟萃分析发现脐带挤压组的新生儿血红蛋白水平更高,脑室内出血发生率降低,且没有增加不良结局。由于样本数太少,脐带挤压和延迟脐带结扎的亚样本研究没有得出结论。随后又有一些研究发表。最近的一项有关足月儿的研究发现,脐带挤压与延迟脐带结扎对新生儿血红蛋白和铁蛋白的影响相似[26];另一项研究发现妊娠 32 周前剖宫产婴儿,脐带挤压组与延迟脐带结扎组比较,脐带挤压组与血红蛋白增高和改善血压相关,但该差异没有在阴道分娩婴儿中发现[27]。

一项小型研究发现,早产儿脐带挤压与延迟脐带结扎,远期临床结局(2 岁和 3.5 岁)神经系统发育没有差异[28]。

目前这个领域的研究非常活跃,有几项针对极早产儿的评估脐带挤压与延迟脐带结扎益处和风险的研究正在进行。目前尚无足够的证据支持或否定对足月儿或早产儿挤压脐带。

问: 多胎妊娠的情况下推荐延迟脐带结扎吗?

答: 多数延迟脐带结扎的研究对象不包括多胎妊娠,因此,多胎妊娠延迟脐带结扎的安全性或有效性没有得到证实。

多胎妊娠增加了早产风险,增加了婴儿本身的风险,因此这些多胎婴儿从延迟脐带结扎可能获益更大。理论上延迟脐带结扎的过程中有不利血流动力学变化的风险存在,尤其是单绒毛膜多胎。

目前没有足够证据推荐或反对在多胎妊娠分娩时延迟脐带结扎。

问：延迟脐带结扎对脐带血储存的影响？

答：最近延期脐带结扎对脐带血储存的影响[30]在一个公共脐带血库的环境下被评估。作者发现延迟脐带结扎显著降低捐献脐带血中的血液量和有核细胞数。符合筛查标准的收集比率下降，立即脐带结扎组 39％符合标准率，延迟 60 s 脐带结扎组只有 17％符合标准。如果孕产妇及家属计划保存脐带血，生后立即结扎脐带收集的脐血量会增多。但是如果事先无捐献脐带血的意愿，延迟脐带结扎增加新生儿血容量带来的益处，超过脐带血储存的益处（将来潜在益处）。有储存脐带血意愿的家庭应该进行相应的咨询[29]。

问：延迟脐带结扎未来的研究方向？

答：延迟脐带结扎与即刻脐带结扎对足月儿和早产儿益处的随机对照试验研究很多，但在特殊情况下，脐带结扎的理想时机还需要进一步研究。例如，需要复苏的新生儿，可以从胎盘输血中受益很多，但他们又需要立即得到复苏。这样就提出一个问题，是立即断脐还是延迟断脐？也许这种情况下脐带挤压可以带来独一无二的益处？是否可以床旁复苏同时维持胎盘循环的可行性是一个重要的问题。产后使用缩宫素时机和脐带结扎的最佳时机需要进一步研究。多胎妊娠以及存在新生儿红细胞增多症危险因素的妊娠，脐带结扎时机也需进一步研究。最后延迟脐带结扎增加的干细胞和血浆输注，对婴儿即刻和长期的免疫影响、宿主防御以及修复能力的影响是未来研究的另一个重要领域。

🍎 引证归纳

延迟脐带结扎显示对足月儿和早产儿均有益；因此除非新生儿或产妇存在立即结扎脐带的指征，均推荐至少延迟 30～60 s 结扎脐带。延迟脐带结扎可以提高足月儿出生时的血红蛋白水平，增加最初几个月的铁贮备，对将来生长发育可能有益。延迟脐带结扎的足月儿黄疸需要光疗的比率有小幅度升高，因此实施延迟脐带结扎的产科医护人员应确保有监测和治疗新生儿黄疸的条件。

同样研究支持早产儿延迟至少 30～60 s 结扎脐带。延迟脐带结扎与改善早产儿结局显著相关：包括过渡期血液循环改善、红细胞量增加、输血可能性减少、坏死性小肠结肠炎和脑室内出血发生率降低。

从产妇的结局来看，延迟脐带结扎不增加产后出血量，不增加产妇输血的风险，产后血红蛋白水平也不受影响。

美国妇产科医师学会产科委员会就出生后脐带结扎的时机提出以下建议：

- 对足月儿延迟脐带结扎可以提高新生儿出生时的血红蛋白水平，增加其最初几个月的铁贮备，对其生长发育有良好的影响。
- 对早产儿延迟脐带结扎有明显益处，包括改善过渡期心肺循环、增加红细胞血容量、减少输血需要、降低坏死性小肠结肠炎和脑室内出血发生率。
- 鉴于延迟脐带结扎对绝大部分新生儿有益，并与其他专业机构保持一致，美国妇产科医师学会推荐：对活力良好的足月和早产儿，至少脐带延迟结扎 30～60 s。
- 延迟脐带结扎使需要光疗治疗黄疸的足月儿发病率有小部分增加，所以产科医护人员在采纳实施延迟足月儿脐带结扎时应确保具备监测和治疗新生儿黄疸的条件。

（张惠欣　荣　琦　蔡贞玉）

参 考 文 献

［1］ Yao AC，Moinian M，Lind J. Distribution of blood between infant and placenta after birth［J］. Lancet 1969(2)：871 - 873.

［2］ Linderkamp O. Placental transfusion：determinants and effects［J］. Clin Perinatol 1982(9)：559 - 592.

［3］ Philip AG，Saigal S. When should we clamp the umbilical cord［J］Neoreviews 2004(5)：e142 - 154.

［4］ Rabe H，Diaz-Rossello JL，Duley L，et al. Effect of timing of umbilical cord clamping and other strategies to influence placental transfusion at preterm birth on maternal and infant outcomes［J］. Cochrane Database of Systematic Reviews 2012，Issue 8. Art. No.：CD003248. DOI：

10. 1002/14651858. CD003248. pub3.

[5] McDonald SJ, Middleton P, Dowswell T, et al. Effect of timing of umbilical cord clamping of term infants on maternal and neonatal outcomes[J]. Cochrane Database of Systematic Reviews 2013, Issue 7. Art. No. : CD004074. DOI: 10. 1002/14651858. CD004074. pub3.

[6] American College of Nurse Midwives. Delayed umbilical cord clamping. Position Statement[J]. Silver Spring (MD): ACNM; 2014. Available at: http: //www. midwife. org/ACNM/files/ACNMLibraryData/ UPLOADFILENAME/000000000290/Delayed-Umbilical-Cord-Clamping- May - 2014. pdf. Retrieved September 1, 2016.

[7] Linderkamp O. Blood rheology in the newborn infant[J]. Baillieres Clin Haematol 1987(1): 801 - 825.

[8] Linderkamp O, Nelle M, Kraus M, et al. The effect of early and late cord-clamping on blood viscosity and other hemorheological parameters in full-term neonates[J]. Acta Paediatr 1992(81): 745 - 750.

[9] Yao AC, Lind J. Effect of early and late cord clamping on the systolic time intervals of the newborn infant[J]. Acta Paediatr Scand 1977(66): 489 - 493.

[10] Bhatt S, Alison BJ, Wallace EM, et al. Delaying cord clamping until ventilation onset improves cardiovascular function at birth in preterm lambs[J]. J Physiol 2013(591): 2113 - 2126.

[11] Boere I, Roest AA, Wallace E, et al. Umbilical blood flow patterns directly after birth before delayed cord clamping[J]. Arch Dis Child Fetal Neonatal Ed 2015(100): F121 - 125.

[12] Pisacane A. Neonatal prevention of iron deficiency[J]. BMJ 1996(312): 136 - 137.

[13] Andersson O, Lindquist B, Lindgren M, et al. Effect of delayed cord clamping on neurodevelopment at 4 years of age: a randomized clinical trial[J]. JAMA Pediatr 2015(169): 631 - 638.

[14] Sanberg PR, Park DH, Borlongan CV. Stem cell transplants at childbirth[J]. Stem Cell Rev 2010(6): 27 - 30.

[15] Sanberg PR, Divers R, Mehindru A, et al. Delayed umbilical cord blood clamping: first line of defense against neonatal and age-related disorders

［J］. Wulfenia 2014(21): 243－249.

［16］ Mercer JS, Erickson-Owens DA, Vohr BR, et al. Effects of placental transfusion on neonatal and 18 month outcomes in preterm infants: a randomized controlled trial［J］. J Pediatr 2016(168): 50－55. el.

［17］ Andersson O, Hellstrom-Westas L, Andersson D, et al. Effect of delayed versus early umbilical cord clamping on neonatal outcomes and iron status at 4 months: a randomised controlled trial［J］. BMJ 2011 (343): d7157.

［18］ Andersson O, Domellof M, Andersson D, et al. Effect of delayed vs early umbilical cord clamping on iron status and neurodevelopment at age 12 months: a randomized clinical trial［J］. JAMA Pediatr 2014(168): 547－554.

［19］ Yao AC, Lind J. Effect of gravity on placental transfusion［J］. Lancet 1969(2): 505－508.

［20］ Yao AC, Hirvensalo M, Lind J. Placental transfusion-rate and uterine contraction［J］. Lancet 1968(1): 380－383.

［21］ Vain NE, Satragno DS, Gorenstein AN, et al. Effect of gravity on volume of placental transfusion: a multicentre, randomised, non-inferiority trial［J］. Lancet 2014(384): 235－240.

［22］ Wiberg N, Kallen K, Olofsson P. Delayed umbilical cord clamping at birth has effects on arterial and venous blood gases and lactate concentrations［J］. BJOG 2008(115): 697－703.

［23］ Valero J, Desantes D, Perales-Puchalt A, et al. Effect of delayed umbilical cord clamping on blood gas analysis［J］. Eur J Obstet Gynecol Reprod Biol 2012(162): 21－23.

［24］ De Paco C, Florido J, Garrido MC, et al. Umbilical cord blood acid-base and gas analysis after early versus delayed cord clamping in neonates at term［J］. Arch Gynecol Obstet 2011(283): 1011－1014.

［25］ Al-Wassia H, Shah PS. Efficacy and safety of umbilical cord milking at birth: a systematic review and meta-analysis［J］. JAMA Pediatr. 2015 (169): 18－25.

［26］ Jaiswal P, Upadhyay A, Gothwal S, et al. Comparison of two types of intervention to enhance placental redistribution in term infants:

randomized control trial[J]. Eur J Pediatr 2015(174): 1159 - 1167.

[27] Katheria AC, Truong G, Cousins L, et al. Umbilical cord milking versus delayed cord clamping in preterm infants[J]. Pediatrics 2015(136): 61 - 69.

[28] Rabe H, Sawyer A, Amess P, et al. Neurodevelopmental outcomes at 2 and 3. 5 years for very preterm babies enrolled in a randomized trial of milking the umbilical cord versus delayed cord clamping. Brighton Perinatal Study Group[J]. Neonatology 2016(109): 113 - 119.

[29] Allan DS, Scrivens N, Lawless T, et al. Delayed clamping of the umbilical cord after delivery and implications for public cord blood banking[J]. Transfusion 2016(56): 662 - 665.

第十一章
新生儿 Apgar 评分

🌀 制定机构

美国妇产科医师学会产科临床委员会（American College of Obstetricians and Gynecologists-Committee on Obstetric Practice）

美国儿科学会（American Academy of Pediatrics — Committee on Fetus and Newborn）

🌀 规范级别

专家共识

🌀 主要文献

The Apgar Score. Committee Opinion Number 644，October 2015

🌀 文献导读

1952 年,美国哥伦比亚大学麻醉医师 Virginia Apgar 创立了新生儿评分系统。虽然 Apgar 评分有这样或那样的局限性,饱受争议和批评,但现在仍然是被广泛应用和引用的新生儿评分系统。即使有人提出改良版本、延伸版本,在临床上运用的仍是我们几十年前在课本上学到的评分系统,没有本质的变化和区别。

对于新生儿科医生、产科医生、护士、助产士,掌握好 Apgar 评分是一项基本功,不能含糊和马虎。Apgar 分值已然成为临床通用语言,无论医生还是患者来自哪一个国家,一旦说起新生儿 Apgar 具体分值,就能够马上了解新生儿的临床状况。Apgar 评分虽然是由不同的人来打分,但是它有非常好的客观性,和心率、呼吸频率、血氧饱和度一样,有详细的评分标准。Apgar 评分是我们医护人员的好朋友,临床试验的数据收集、教学查房工具、文章发表、质量改进项目都要用到 Apgar 评分。可以说 Apgar 评分的重要性和准确性,无论怎样强调都不为过。

🍎 循证问答

问:Apgar 评分系统的产生?

答:1952 年,Virginia Apgar 医生设计了一个评分系统,用于评估新生儿出生后 1 min 的临床状态,以及评估建立新生儿呼吸所需要的迅速干预措施[1]。1958 年她发表了包括大数据患者的第二个研究报告[2]。此评分系统为出生后新生儿提供了一个标准化的评估方法。本指南修订自 2006 年美国妇产科医师学会和美国儿科学会的规定说明、第二版《新生儿脑病和神经并发症》以及最新版新生儿复苏指南内容。

问:Apgar 评分的具体内容?

答:Apgar 评分包括 5 个部分:① 肤色;② 心率;③ 反射;④ 肌张力;⑤ 呼吸,每项评分可以为 0 分、1 分或 2 分。因此,Apgar 评分可以对新生儿窒息的临床表现进行量化,如:发绀或苍白、心动过缓、反射弱、肌张力降低、呼吸暂停或喘息样呼吸。所有新生儿在出生后 1 min 和 5 min 被评分,如果总评分低于 7 分,每间隔 5 min 需重复评分一次,直至 20 min[3]。

问:Apgar 评分与新生儿复苏的关系?

答:新生儿复苏指南中陈述:Apgar 评分对于传达新生儿出生后的整体情况以及对复苏的反应信息非常有用。但是,新生儿复苏必须在 Apgar 1 分钟评分前开展。所以 Apgar 评分不能用于决定是否开展初步复苏、需要哪些复苏步骤以及何时复苏。

如果 10 min 以后 Apgar 评分仍为 0 分,这时 Apgar 评分可用于决定是否继续复苏步骤。因为极少数 10 min Apgar 评分为 0 分的新生儿可以存活并有正常的临床神经发育结局[3-5],2011 年新生儿复苏指南指出"如果确认 10 min 仍无心率,终止复苏这一决定是恰当的"。

问：Apgar 评分与新生儿窒息的关系？

答：美国妇产科医师学会与美国儿科学会联合发表的 2014 年《新生儿脑病和神经并发症》第二版中定义：对于足月儿及晚期早产儿 5 分钟 Apgar 评分，7～10 分为正常，4～6 分为中度异常，0～3 分为低分。5 分钟或更长时间 Apgar 评分为 0～3 分，是病理状态的非特异性表现，也可以是"脑部病变的第一个征兆"[6]。但是持续性的单一的低 Apgar 评分并不是分娩时胎儿窘迫的特异性指标。此外，尽管 Apgar 评分被广泛应用于临床结局研究，但是其使用不当会导致对窒息的错误定义。窒息定义为严重气体交换障碍，长时间气体交换障碍导致渐进性低氧血症、高碳酸血症和严重的代谢性酸中毒。"窒息"这个术语描述的是疾病的渐进过程，包括损伤的不同严重程度和不同的持续时间，而不是疾病的终点，因此窒息不应该被应用于分娩事故，除非有实验室数据支持的特异性证据表明在分娩时或出生后新生儿立即出现气体交换障碍。

问：Apgar 评分的局限性？

答：了解 Apgar 评分的局限性很重要。Apgar 评分是评估新生儿在某一个时间点的生理状况，具有主观性。其受很多因素影响，如产妇镇静或麻醉剂的使用、先天畸形、胎龄、创伤和不同评估人员的个体差异[6]。此外，新生儿生化功能紊乱如发生在 Apgar 评分之前，也可对 Apgar 评分发生影响。评分中的肌张力、肤色、反射都具有主观性，同时在一定程度上与新生儿生理成熟度相关。此外，Apgar 评分还受到正常的生理过度-从胎儿生理状态转化到新生儿生理状态-的影响。如果新生儿出生后数分钟内，初始氧饱和度较低，无须立即给予氧疗。新生儿复苏指南上指出不同时间新生儿的目标氧饱和度为：1 min 时 60%～65%；5 min 时 80%～85%[3]。无任何窒息迹象的健康早产儿可能会仅仅因为发育未成熟而获得一个较低的 Apgar 评分[7,8]。Apgar 低分概率与出生体重成反比，低分并不能预测任何一个新生儿的发病率或死亡率[8,9]。综上所述，单独用 Apgar 评分诊断窒息是不合理的。

问：Apgar 评分受到新生儿复苏的影响，有什么改进方法？

答：5 分钟 Apgar 评分，尤其是 1～5 分钟的评分变化，是评估新生儿对复苏措施反应的有效指标。新生儿复苏指南上指出,如果 5 分钟 Apgar 评分低于 7 分,应每 5 min 重复评估一次,直至 20 min[3]。但是,复苏过程中的 Apgar 评分数值的含义,与有自主呼吸新生儿的评分数值含义不一样[10]。迄今为止对在复苏过程中的新生儿 Apgar 评分,还没有可接受的公认标准。因为诸多 Apgar 评分因素,在复苏过程中受到了改变。有人提出了包括复苏干预的辅助评分手段,但其前瞻可靠性还有待研究。为了正确描述这些新生儿的临床情况、提供精确的数据和病例记录,现在提倡另一延伸版本的 Apgar 评分表(表 11-1)。这一延伸 Apgar 评分版本可能更适用于延迟脐带结扎的新生儿,出生时间(胎儿完全娩出时)、脐带结扎时间以及复苏开始等时间均可记录在表格中。

问: 在诊断分娩时缺血缺氧性病例时,除了 Apgar 评分还需要什么临床指标?

答: 单独的 Apgar 分值不能被用于诊断窒息或评估窒息结局的证据。其他因素,包括不良胎心率和脐动脉血气异常、临床大脑功能检测、神经影像学研究、新生儿脑电图、胎盘病理报告、血液学检查以及多系统器官功能障碍等都应该作为诊断分娩时缺血缺氧性病例的考量[5]。当一级(正常)或二级(中度)胎心率有如下表现:5 分钟 Apgar 评分达 7 分或更高时,或/并且具有正常的脐动脉血 pH 值(±1 个标准差),这些综合临床表现与急性缺氧缺血性病例不符[6]。

问: Apgar 评分与临床结局有何关系?

答: 1 分钟 Apgar 评分 0~3 分与新生儿临床结局预后无相关性。5 分钟 Apgar 评分 0~3 分,在大人群数据研究中与新生儿死亡率相关,但不能预测个体远期神经功能障碍[11,12]。多项流行病学调查一致显示:绝大多数低 Apgar 评分数值的患儿不会发展成脑瘫。但是,5 分钟 Apgar 评分低数值的患儿脑瘫的概率显著增加,其脑瘫患病率是 5 分钟数值 7~10 分新生儿的 20~100 倍[9,13-15]。尽管个体风险有所不同,10 分钟、15 分钟、20 分钟 Apgar 评分 0~3 分的患儿不良神经系统疾病的概率也有所增加[16]。当新生儿 5 分钟 Apgar 评分为 5 分或低于 5 分时,应尽可能留脐带血完善脐动脉血气分析,并保留胎盘做病理学检查[17]。

表11-1 Apgar评分表

孕周___周

Apgar评分

体征	0	1	2	1分钟	5分钟	10分钟	15分钟	20分钟
肤色	青紫或苍白	身体红,四肢青紫	全身红					
心率	无	<100次/min	>100次/min					
反射	无反应	有些动作(做鬼脸)	哭或主动躲避					
肌张力	松弛	四肢略屈曲	活动活跃					
呼吸	无	哭声微弱,肺气不足	正常,哭声响					
			合计					

复苏

评价	分钟	1	5	10	15	20
	氧气					
	PPV/NCPAP					
	ETT					
	胸外按压					
	肾上腺素					

注:Apgar评分记录表延申版本。在表格适当的位置以及根据特定的时间间隔记录得分。额外的复苏方法运用适当应该在 Apgar 评分的相同时间间隔用打勾记录在案。评价空格用来列出其他的相关因素,包括母亲服药史和/或婴儿在记录 Apgar 得分间隔中对复苏的反应。

缩写词:ETT气管插管,PPV/NCPAP正压通气/经鼻持续气道正压通气。

问： Apgar 评分有哪些其他方面的应用？

答： 从产科的角度对低 Apgar 评分的病例进行监测评估很重要。个案病例回顾可帮助明确未来教学项目的重点、围产期保健系统改进的具体需要。对 Apgar 评分数值趋势的分析也可以评估质量改进措施的效果。

❦ 引证归纳

　　Apgar 评分描述新生儿出生后的状况，合理运用可作为标准化评估的工具[18]。同时也提供了一项记录胎儿到新生儿过渡的机制。Apgar 评分不能预测个体死亡率及不良神经系统结局。基于流行病学研究，5 分钟和 10 分钟 Apgar 评分低于 5 分时，脑瘫风险显著增加，且神经系统受损程度与脑瘫的风险相关。然而大多数 Apgar 评分低的新生儿不会发展为脑瘫。Apgar 评分受许多因素影响，包括胎龄、产妇用药、复苏、心肺和神经系统情况。若 5 分钟 Apgar 评分为 7 分或更高，则围产期缺血缺氧情况引起的新生儿脑病可能性不大。

（王慧琴　尹晓光　周　燕　郭本标　荣　琦）

参 考 文 献

［1］ Apgar V. A proposal for a new method of evaluation of the newborn infant[J]. Curr Res Anest Anal. 1953(32)：260 - 267.

［2］ Apgar V, Holaday DA, James LS, et al. Evaluation of the newborn infant；second report[J]. J Am Med Assoc. 1958(168)：1985 - 1988.

［3］ American Academy of Pediatrics and American Heart Association[M]. Textbook of Neonatal Resuscitation. 6th ed. Elk Grove Village, IL：American Academy of Pediatrics and American Heart Association；2011.

［4］ American College of Obstetrics and Gynecology, Task Force on Neonatal Encephalopathy, American Academy of Pediatrics. Neonatal Encephalopathy and Neurologic Outcome[M]. 2nd ed. Washington, DC：American College of Obstetricians and Gynecologists；2014.

［5］ Jain L, Ferre C, Vidyasagar D, et al. Cardiopulmonary resuscitation of apparently stillborn infants：survival and long-term outcome［J］. J

Pediatr. 1991(118): 778 - 782.

[6] Kasdorf E, Laptook A, Azzopardi D, et al. Improving infant outcome with a 10 min Apgar of 0[J]. Arch Dis Child Fetal Neonatal Ed. 2015 (100): F102 - F105.

[7] Catlin EA, Carpenter MW, Brann BS IV, et al. The Apgar score revisited: influence of gestational age[J]. J Pediatr. 1986(109): 865 - 868.

[8] Hegyi T, Carbone T, Anwar M, et al. The Apgar score and its components in the preterm infant[J]. Pediatrics. 1998(101): 77 - 81.

[9] Ehrenstein V. Association of Apgar scores with death and neurologic disability[J]. Clin Epidemiol. 2009(1): 45 - 53.

[10] Lopriore E, van Burk GF, Walther FJ, et al. Correct use of the Apgar score for resuscitated and intubated newborn babies: questionnaire study [J]. BMJ. 2004(329): 143 - 144.

[11] Casey BM, McIntire DD, Leveno KJ. The continuing value of the Apgar score for the assessment of newborn infants[J]. N Engl J Med. 2001 (344): 467 - 471.

[12] Li F, Wu T, Lei X, et al. The Apgar score and infant mortality[J]. PLoS One. 2013(8): e69072.

[13] Moster D, Lie RT, Irgens LM, et al. The association of Apgar score with subsequent death and cerebral palsy: a population-based study in term infants[J]. J Pediatr. 2001(138): 798 - 803.

[14] Nelson KB, Ellenberg JH. Apgar scores as predictors of chronic neurologic disability[J]. Pediatrics. 1981(68): 36 - 44.

[15] Lie KK, Grøholt EK, Eskild A. Association of cerebral palsy with Apgar score in low and normal birthweight infants: population based cohort study[J]. BMJ. 2010(341): c4990.

[16] Freeman JM, Nelson KB. Intrapartum asphyxia and cerebral palsy[J]. Pediatrics. 1988(82): 240 - 249.

[17] Malin GL, Morris RK, Khan KS. Strength of association between umbilical cord pH and perinatal and long term outcomes: systematic review and meta-analysis[J]. BMJ. 2010(340): c1471.

[18] Papile LA. The Apgar score in the 21st century[J]. N Engl J Med. 2001 (344): 519 - 520.

第十二章
妊娠期心脏骤停

制定机构

美国心脏协会(American Heart Association，AHA)

心肺复苏和心血管急症医学科学与临床建议的国际共识(Cardiopulmonary Resuscitation and Emergency Cardiovascular Care Science With Treatment Recommendations)

复苏医疗清单国际联络委员会(International Liaison Committee on Resuscitation worksheets)

规范级别

临床指南

主要文献

Cardiac arrest in pregnancy：a scientific statement from the American Heart Association. Circulation. 2015

循证问答

问：这份声明的主要内容是什么?

答：这是来自美国心脏协会的关于孕产妇复苏的第一份科学声明。这份文件将为读者提供全面的关于孕产妇复苏最新及详尽的信息、指南及推荐。

问：孕产妇复苏涉及其他亚专科吗?

答：孕产妇复苏是一个涉及许多亚专科医生和联合医疗服务提供者的紧急情况;本文件将为所有参与复苏,特别是孕产妇复苏的医护人员提供相关信息。

问：该声明是怎么生成的？

答：选择具有孕产妇复苏专业知识和相关专业领域的作者参与本声明。书写组的选择与美国心脏协会（AHA）的利益冲突管理政策一致。纳入本声明的相关文献是通过用于 2010 年关于"心肺复苏和心血管急症医学科学与临床建议"（附英文注解）的国际共识以及 2010 年"复苏医疗清单国际联络委员会"（附英文注解）、PubMed、Embase 以及 AHA 掌握复苏参考文库的过程的最新搜索策略来确定的。搜索还包括对参考书目的审查和关键文章的手动搜索。参与者自愿撰写与他们的专业知识和经验相关的章节。最后文件分发给所有参与者，并达成一致意见。从这一过程产生的建议，各指定配予一个推荐种类和证据级别。

问：该文件获得过哪些委员会的批准？

答：最终文件提交独立同行评议，并获得 AHA 紧急心血管医疗委员会和科学顾问和协调委员会的批准。

问：孕产妇的复苏会比非妊娠妇女的复苏困难吗？

答：孕产妇心脏骤停是一个复杂的临床情况。孕产妇的复苏涉及多专业和复杂的临床决定。多数这类临床决断属于先见之明并已趋于统一，孕产妇复苏相关的前瞻性研究也不太可能在未来提供更多的数据。

问：孕产妇心脏骤停发病率高吗？

答：尽管孕产妇心脏骤停很罕见，但其发生率似乎有上升的趋势。随着高危女性妊娠数量的上升，与妊娠相关的严重并发症（包括心脏骤停）的发生率也在上升。

问：有充分的管理孕妇心脏骤停的科学证据吗？

答：编写小组承认目前缺乏管理孕产妇心脏骤停的科学证据。大多数的建议是证据级别 C，这也强调了仍需要进一步研究。

问：那为什么还要制定这些建议？

答：这个专家小组采用多专业、多专家的方法，结合临床经验和以前发表的直接或间接数据以及专家共识来制定这些建议。

问：制定该建议有什么意义？

答：专家小组认识到，如果没有一个有组织的方式处理孕产妇心脏骤停，则极可能发生混乱。因此，制订和实施本文件所载的建议将有利于孕产妇复苏的临床实践。这项科学声明将帮助医疗保健提供者准备和提供孕产妇心脏骤停最好的临床实践。

问：孕产妇心脏骤停反应计划的支柱是什么？

答：新达成的院内和院外的基础生命支持和高级心脏复苏方法应该作为孕产妇心脏骤停反应计划的支柱。

- 基础生命支持（basic life support，BLS）
- 高级心脏复苏（advanced cardiovascular life support，ACLS）

问：还应该注意什么？

答：还应特别注意手动使子宫左斜位、困难的气道以及适当使用濒死剖宫产。

- 子宫左斜位（left uterine displacement，LUD）
- 濒死剖宫产（perimortem cesarean delivery，PMCD）

问：除颤和药物治疗可以用于孕产妇吗？

答：救生干预措施，如除颤和药物治疗，不应因妊娠状态而不予使用。

问：为应对孕产妇心脏骤停，医疗机构应怎么做？

答：医疗保健界必须积极准备应对孕产妇心脏骤停。每个机构都需建立孕产妇心脏骤停委员会，并制订和实施相应的应急预案。

问：孕产妇心脏骤停复苏团队包括哪些亚专科团队？应如何做？

答：孕产妇心脏骤停委员会将联合成人复苏团队与产科、新生儿疾病、重症监护、麻醉、急诊科及院内快速反应团队，并包括护理、呼吸治疗、社会工作和神职人员在内的辅助医疗团队，共同贯彻落实指南和建议。培训、模拟演练和案例评审应成为常规。

院内快速反应团队（Emergency medical service，EMS）

问：该声明覆盖了孕产妇复苏的哪些方面？

答：这个科学的声明覆盖了孕产妇复苏的各个方面：前期护理、BLS、ACLS 和复苏后护理。此外，在线的附录有专门的章节讨论孕产妇死亡率和孕期心脏骤停的原因及具体的治疗方法。该声明还向读者提供了相关的资源、现场医疗设备和流程图。

🐛引证归纳

重危产妇

孕产妇抢救队员：

应熟悉孕妇妊娠期的生理变化，其对复苏技术的影响及可能的并发症（I类，C级）

医疗机构：

● 应该运用有效的产科危急值（modified obstetric early warning score，MEOWS）对患病的孕妇进行风险分层（I类，C级）

表 12‑1   患病孕妇风险分层表

日期（Date）								
时间（Time）								
收缩压（Systolic BP）								
<80	3							
80～89	2							
91～139	0							
140～149	1							
150～159	2							
>160	3							
呼吸频率（Respiratory rate）								
<10	3							
10～17	0							
18～24	1							
25～29	2							
>30	3							

心率(Heart rate)

<60	3						
60~110	0						
111~149	2						
>150	3						

吸氧浓度保持>96%(Fio2 to keep sat >96%)

室内空气(Room air)	0						
24%~39%	1						
>40%	3						

温度(Temperature)

<34	3						
34.1~35.0	1						
35.1~37.9	0						
38.0~38.9	1						
>39.0	3						

意识(Consciousness)

警戒(Alert)GCS=15	0						
无警戒(Not Alert)<15	3						

● 有孕妇的医院病房里应确保设立了合适的预案,包括应对孕产妇心脏骤停及新生儿复苏

病情不稳定危重孕产妇[1]:

● 患者须左侧卧位放置以解除对主动脉、下腔静脉的压迫(Ⅰ类,C级)

- 推荐使用 100% 氧气面罩给氧,以治疗或预防低氧的发生(Ⅰ类,C级)
- 应建立膈以上静脉通道,确保静脉治疗不会被妊娠子宫阻塞(Ⅰ类,C级)
- 应调查并处理诱发因素(Ⅰ类,C级)

心脏骤停抢救

胸外按压:

- 胸外按压应每分钟至少 100 次,深度至少 5 cm,在下次按压前应完全弹回,尽量减少间断,按压-通气比 30∶2[2](Ⅱa类,C级)
- 尽量减少间断并限制在 10 秒内,除非深度气道管理或应用除颤设备等特殊情况(Ⅱa类,C级)
- 患者应以仰卧位进行胸外按压(Ⅰ类,C级)
- 没有文献支持在妊娠期应用机械胸外按压,在此不建议使用

孕产妇体位[1]:

- 对心脏骤停的孕妇进行复苏期间,当触摸判断患者的子宫位于脐上部分时,应对患者进行持续的手动子宫左侧倾斜位(LUD),以解除主动脉、下腔静脉压迫(Ⅰ类,C级)
- 子宫很难触及时(例如,病态肥胖),如果技术上允许,也应尝试进行手动 LUD(Ⅱb类,C级)

胸外按压部位:

复苏者应将一只手的后掌置于患者胸部(胸骨下半部)中心(中线),并将另一只手的后掌放在第一只手的上面,双手平行叠加(Ⅱa类,C级)

围产期剖宫产:

由于围产期剖宫产(perimortem Caesarean delivery,PMCD,类似即刻剖宫产)可能是优化母婴条件的最好方法,这一操作应首选在孕妇发生心脏骤停的地方进行(见后文)。住院孕妇心脏骤停不应该转移地点进行剖宫产。操作应在心搏停跳地点进行(Ⅰ类,C级)。有些情况下仍需要转移至能够进行剖宫产的机构(例如,发生在院外的心脏骤停或心脏骤停发生在没有能力施行剖宫产的院内)。

除颤:

- 目前推荐除颤的条款对孕妇与非孕妇是相同的。没有修改妊娠期电击设置的推荐[1](Ⅰ类,C级)

- 应以 120~200J 双向电击能量给予患者除颤(I 类,B 级),如第一次电击没有起效,且装置允许这一操作的话,接下来可升级能量(I 类,B 级)[3]
- 给予电击后应立即继续按压(IIa 类,C 级)[3]
- 在住院部职工缺乏 ECG 节律确认技术或不常使用除颤设备的部门,如产房,可考虑使用自动外部除颤仪[3](IIb 类,C 级)
- 除颤垫的默认位置应在胸的前面和侧面(IIa 类,C 级)。侧垫/翼应放置在胸部组织下方。这是孕妇的一个重要考虑
- 推荐使用粘合电击电极片以达到一致的电极放置(IIa 类,C 级)。

基础生命支持(步骤是同时进行,而不是序贯的)

- 迅速通知孕产妇心脏骤停反应小组[1,4-6](Ia 类,C 级)
- 记录确诊无脉的时间(Ia 类,C 级)
- 高质量的 CPR、子宫左倾移位及使用坚硬的背板[7-10](Ia 类,C 级)
- 当节律分析指示应该使用除颤仪时,应立即自动除颤[4,6](Ia 类,C 级)
- 实行恰当的 BLS 气道管理
  - 第一反应团队的一名成员应进行 100%面罩给氧,氧流量至少达 15 L/min(IIb 类,C 级)
  - 更倾向于双手面罩给氧(IIa 类,C 级)
  - 医院应该建立符合所有 BLS 要求的第一反应人员,包括针对孕妇而推荐的修改。最少需要 4 个成员应对妊娠患者的 BLS 复苏,所有的医院职员都应该能够胜任第一反应人员的职责(I 类,C 级)

高级心脏复苏

抢救团队:

- 建立呼叫反应系统能一步激活孕产妇心脏骤停团队,通知所有成员并将所需设备无延误地带至现场(I 类,C 级)
- 一个理想的孕产妇心脏骤停团队应该包括[11](I 类,C 级):
  - 一个成人的复苏团队(原则上应该由重症治疗医师及护士、和/或急诊医师及护士、和/或内科医师及护士或其他服务热线比如普外科及创伤外科,并带有呼吸治疗或相当的人员(如护士或医生)以及根据机构政策的药房代表等)

- 产科：1 名产科护士，1 名产科医师
- 麻醉人员：产科麻醉医师（如果有）或麻醉医师；助理麻醉医师或有资质的麻醉护士（如果有）
- 新生儿团队：1 名护士，1 名医师，1 名新生儿呼吸治疗师或者相当的人员（如护士或医生）
- 在没有产科/新生儿科服务的中心，建议心脏骤停委员会与院内快速反应团队讨论发生孕产妇心脏骤停情况下的应急预案

- 由于有多个团队参与，孕产妇心脏骤停期间的组织领导是复杂的。领导者有赖于骤停发生的地点以及当地机构的具体做法。总的来说，需要一个团队领导者负责成人复苏，一个团队领导者负责产科医疗，一个团队领导者负责新生儿/胎儿医疗。一种协调多个亚专科的方法是由心脏骤停团队领导者指派产科治疗、胎儿/新生儿临床处理和气道/通气管理的领导者。所有团队领导必须能有效沟通，共同决定心脏骤停的处理（I 类，C 级）

通气给氧：

低氧是引起心脏骤停一个必须考虑的原因。相对于非妊娠患者，妊娠患者氧储备更低而代谢需求更高，因此，有必要进行早期通气支持（I 类，C 级）。

气道管理：

- 应由具有丰富经验的喉镜操作者实施气管内插管（I 类，C 级）
  - 建议首先选用内径 6.0～7.0 mm 的气管导管（I 类，C 级）
  - 气管插管最好不要超过 2 次（IIa 类，C 级）
  - 上气道放置是对于插管失败比较好的援救方案（I 类，C 级）
  - 如果气道控制失败而面罩通气又不可能，应遵循目前的指南进行紧急气管切开（呼叫帮助，获取设备）
- 应避免长时间的困难的气管插管尝试以防止缺氧，避免胸外按压间断过长、气道损伤及出血（I 类，C 级）
- 不推荐常规使用环状软骨压迫（III 类，C 级）
- 除了临床评估，连续的二氧化碳波形可作为最可靠的确定和监测气管导管的正确位置的方法（I 类，C 级）以及对气管插管患者监测 CPR 质量、优化胸外按压和检测自主循环恢复（IIb 类，C 级）。充分的胸

外按压或自主循环恢复一致的指征包括增加的呼出气 CO_2 水平或水平 >10 mmHg（IIa 类，C 级）

- 高级气道放置期间应尽量避免中断胸外按压（I 类，C 级）

抗心律失常：

- 对于难治性的（电击-抵抗型）心室纤颤及心动过速，应给予胺碘酮 300 mg 快速推注，如需要，可再给予 150 mg（IIb 类，C 级）
- 并不要求为适应孕妇的生理改变而改变药物剂量。尽管孕期药物的分布及清除体积有所改变，当前还缺乏数据对现行推荐进行改进（IIb 类，C 级）
- 在心脏骤停情况下，不能因为担心胎儿致畸的风险而不使用药物（IIb 类，C 级）
- 妊娠期生理改变也许会影响药物的药理学，但是目前还没有科学证据指导。因此，在 ACLS 期间推荐使用常规的药物和剂量（IIb 类，C 级）

其他药物使用：

- 成人心脏骤停情况下，应考虑每 3～5 分钟骨髓腔（intraosseous，IO）内使用 1 mg 肾上腺素。鉴于加压素对子宫的作用以及两种药物的等效性，肾上腺素应作为首选药物（IIb 类，C 级）
- 目前 ACLS 药物的推荐使用剂量不需要改变（IIa 类，C 级）

胎儿评估：

- 复苏期间不要进行胎儿评估（I 类，C 级）
- 为了尽可能无延迟无障碍地进行 PMCD，胎儿监护应该被去掉或移开

分娩

围濒死期剖宫产：

- 心脏骤停期间，如果孕妇（伴有宫底高度在脐平或之上）在常规复苏方法及手动子宫移位不能达到 ROSC，建议在复苏进行的同时，准备娩出胎儿（I 类，C 级）
- 为了婴儿及母亲，进行 PMCD 的最佳时间是个复杂的决定，需要考虑诸如心脏骤停原因、母亲病理及心脏功能、胎儿孕周以及资源（例如，可能会延迟到有资质的职员到场才开始操作）。心脏骤停到分娩时

间越短,结局越好(I 类,B 级)

- 对经过 4 分钟复苏处理仍未获得 ROSC 的母亲,应强烈考虑 PMCD (IIa 类,C 级)
- 如果母亲不可能生存时(由于致命损伤或者延长无脉),这一处理应立即启动;团队不需要等待开始 PMCD(I 类,C 级)
- 当实施 PMCD 时,推荐:
  - 处理院内的心跳骤停孕产妇,患者不应该被转送至手术室进行 PMCD
  - 团队不应该等待外科设备才开始这一处理,仅一把手术刀即可(IIa 类,C 级)
  - 团队不应该花时间在冗长的消毒程序。仅需非常简单的消毒剂泼倒,或完全省略这一步骤(IIa 类,C 级)
  - PMCD 过程中需持续进行手动 LUD,直到胎儿娩出(IIa 类,C 级)。应小心避免损伤执行手动 LUD 的复苏者
- 如果子宫难以评估(例如,病态肥胖),会导致确定子宫大小的困难。这种情况,产科医师应使用他或她对子宫的尽可能准确的评估来酌情考虑 PMCD。对于这些患者,床边超声也许有助于指导决定(IIa 类,C 级)

阴道分娩:

如果宫口开全,而且胎头在合适的低位,可以考虑阴道助产(I 类,C 级)

新生儿抢救

抢救团队:

- 应尽早通告新生儿复苏小组即将发生的分娩和病况详情,以便有更多的准备时间(I 类,C 级)
- 以下关键信息应提供给新生儿复苏团队的领队:孕龄、胎儿数量以及分娩方式(I 类,C 级)
- 对于多胎妊娠的情况,建议每个胎儿由分开的复苏小组进行复苏(I 类,C 级)

快速反应团队

- 如果资源允许,应对孕产妇心脏骤停的 EMS 适当补充工作人员以确保 BLS 及 ACLS 的实施,包括胸外按压、LUD、有指征的电除颤以及

困难气道的管理(I 类,C 级)

- 如果可能,应转运到准备好实施 PMCD 的中心。但不应为了转运到一个有更多能力的中心,而延长>10 分钟的转运时间(IIb 类,C 级)
- EMS 和接收心脏骤停妊娠患者的急诊室必须建立起最佳沟通机制和行动计划。急诊室应能迅速启动孕产妇心脏骤停团队,所需特殊设备在患者到达急诊室时就应到位(I 类,C 级)

医疗清单(Point-of-Care Instruments, POCI)

相关机构应该创建现场医疗清单来帮助指导及支持产科危象中的关键干预步骤(I 类,B 级)

复苏后即刻处理

- 如果患者仍然妊娠,应该取左侧卧位,前提是不干扰诸如监测、气道管理以及静脉通道的其他处理。如果患者不能左侧倾斜位,手动 LUD 应该持续进行(I 类,C 级)
- 除非需要手术,患者应转入 ICU(I 类,C 级)
- 应确保具备如上讨论的最佳应急预案(I 类,C 级)
- 多学科医疗必须持续进行(I 类,C 级)
- 应持续考虑心脏骤停原因,并进行相应处理(I 类,C 级)

体温:

- 对孕妇目标体温的管理,需考虑个体的基础体温情况(IIb 类,C 级)
- 如果用于孕妇,目标体温的管理应遵循与非妊娠患者同样的方案(IIb 类,C 级)
- 整个目标体温的管理过程中,需持续进行胎儿监护(I 类,C 级)

复苏后胎儿处理

- 心脏骤停后胎儿评估应包括持续的胎心监护(I 类,C 级)
- 若出现胎儿情况不安全的迹象,应进行母亲及胎儿的全面重新评估(I 类,C 级)
- 如果出现不安全的胎儿情况,应考虑分娩(I 类,C 级)

医疗法律事务

- 医院的孕产妇心脏骤停委员应该评审所有的孕产妇心脏骤停及危重症病例(I 类,C 级)
- 发现的缺陷应该被纠正(I 类,C 级)

针对性策略

所有涉及孕产妇复苏的利益相关者/专家应该在每一个机构内建立起孕产妇心脏骤停委员会,以确保实施指南、训练以及模拟演练(Ⅰ类,C级)

知识技能培训

- 定期的多学科模拟演练也许有助于机构安全体系的最佳化(Ⅱa类,C级)
- 若没有本地机构提供孕产妇复苏的特殊课程,应提供院内职员相应的课程(Ⅱa类,C级)
- 未来目标是建立国内及国际孕产妇复苏的方案(Ⅰ类,C级)

完善系统

- 应建立孕产妇危重症/心脏骤停事件和相关处理及结局的登记中心 *(Ⅰ类,C级)
- 应开展针对孕产妇复苏的标准化训练课程(Ⅰ类,C级)

(高 慧 王 芸 蔡贞玉)

参 考 文 献

[1] Vanden Hoek TL, Morrison LJ, Shuster M, et al. Part 12: cardiac arrest in special situations: 2010 American Heart Association guidelines for cardiopulmonary resuscitation and emergency cardiovascular care [published correction appears in Circulation. 2011; 123: e239 and Circulation. 2011; 124: e405] Circulation. 2010; 122(suppl 3): S829 - S861. doi: 10.1161/CIRCULATIONAHA.110.971069.

[2] Berg RA, Hemphill R, Abella BS, et al. Part 5: adult basic life support: 2010 American Heart Association guidelines for cardiopulmonary resuscitation and emergency cardiovascular care [published correction appears in Circulation. 2011; 124: e402] Circulation. 2010; 122(suppl3): S685 - S705. doi: 10.1161/CIRCULATIONAHA.110.970939.

[3] Link MS, Atkins DL, Passman RS, et al. Part 6: electrical therapies: automated external defibrillators, defibrillation, cardioversion, and pacing: 2010 American Heart Association guidelines for cardiopulmonary resuscitation

and emergency cardiovascular care[published correction appears in Circulation. 2011；123：e235] Circulation. 2010；122（suppl3）：S706 - S719. doi：10. 1161/CIRCULATIONAHA. 110. 970954.

[4] Field JM, Hazinski MF, Sayre MR, et al. Part 1：executive summary：2010 American Heart Association guidelines for cardiopulmonary resuscitation and emergency cardiovascular care. Circulation. 2010；122（suppl3）：S640 - S656. doi：10. 1161/CIRCULATIONAHA. 110. 970889.

[5] Sandroni C, Ferro G, Santangelo S, et al. In-hospital cardiac arrest：survival depends mainly on the effectiveness of the emergency response. Resuscitation. 2004；62：291 - 297. doi：10. 1016/j. resuscitation. 2004. 03. 020.

[6] Kaye W, Mancini ME. Teaching adult resuscitation in the United States：time for a rethink. Resuscitation. 199；37：177 - 187.

[7] Andersen LØ, Isbye DL, Rasmussen LS. Increasing compression depth during manikin CPR using a simple backboard. Acta Anaesthesiol Scand. 2007；51：747 - 750. doi：10. 1111/j. 1399 - 6576. 2007. 01304. x.

[8] Perkins GD, Smith CM, Augre C, et al. Effects of a backboard, bed height, and operator position on compression depth during simulated resuscitation. Intensive Care Med. 2006；32：1632 - 1635. doi：10. 1007/ s00134 - 006 - 0273 - 8.

[9] Perkins GD, Kocierz L, Smith SC, et al. Compression feedback devices over estimate chest compression depth when performed on a bed. Resuscitation. 2009；80：79 - 82. doi：10. 1016/j. resuscitation. 2008. 08. 011.

[10] Noordergraaf GJ, Paulussen IW, Venema A, et al. The impact of compliant surfaces on in-hospital chest compressions：effects of common mattresses and a backboard. Resuscitation. 2009；80：546 - 552. doi：10. 1016/j. resuscitation. 2009. 03. 023.

[11] Hui D, Morrison LJ, Windrim R, et al. The American Heart Association 2010 guidelines for the management of cardiac arrest in pregnancy：consensus recommendations on implementation strategies. J Obstet Gynaecol Can. 2011；33：858 - 863. * For those interested in joining the registry, please email us at eccscience@heart. org.

第十三章
产科重症监护

🐝 制定机构

美国妇产科医师学会产科临床委员会（American College of Obstetricians and Gynecologists' Committee on Practice Bulletins — Obstetrics）

🐝 规范级别

临床指南

🐝 主要文献

Critical care in pregnancy. Practice Bulletin No. 170（2016）

🐝 循证问答

背景

最近的病例统计数据指出，在美国有 0.1％～0.8％的产科患者住进传统的重症监护病房（Intensive Care Unit，ICU）[1-9]。在这些患者中，死亡率高达2％～11％。虽然生存率优于未经选择的人群，但孕产妇死亡率明显高于其他发达国家。此外，1％～2％的孕妇不是在传统ICU，而是在专业产科重症监护病房接受治疗[10,11]。因而，总体来看，美国每年有 1％～3％的孕妇，40 000～120 000 名妇女，需要重症监护治疗（基于每年 4 000 000 的分娩量）。

基本概念

问： ICU 医护人员如何训练重症操作技能？

答： 除了在非常大的分娩中心能够掌握核心的重症操作技能外，其他医护人员很少有机会进一步熟练或保持这些技能，虽然也有替代培训方法可行。有些技能可以在相应场合下监督培训(例如,气道处理技术可以在手术室内由麻醉医师监督操作),其他技能可以通过电子资源或网络进行训练(心电图的判读),还有一些则通过医学模拟培训来进行。

问:ICU 医疗团队的患者管理模式是什么样的?

答:在开放的 ICU 病房,任何医生都可以开医嘱或进行诊疗操作,患者的管理或者会诊不必由专科重症医疗医生来完成。而在封闭的 ICU 病房,只有重症医疗主治医生才能开医嘱及管理患者。在混合或过渡模式的 ICU 病房,允许所有的医生开医嘱,但要求有一个现任重症医疗医生会诊、查房。

问:ICU 按医护人员配置分哪两种? 对病患转归有什么影响?

答:重症医疗也可按医生配备将 ICU 分为高强度(Closed ICU/High-intensity ICU,必须配备重症医疗医生咨询)或低强度(Open ICU/Low-intensity ICU,重症医疗医生可有可无)两种[13]。

与低强度的 ICU 医生人员配备相比,高强度的 ICU 医生人员配备使 ICU 病房和医院死亡率降低,使患者在 ICU 和医院的住院时间减少。虽然针对产科重症监护患者的数据有限,但是,这些研究结果也可能同样适用于这一人群[14,15]。

问:产科 ICU 有哪些医护人员组成? 产科 ICU 团队和普通外科 ICU 医疗团队有何不同?

答:重症治疗需要多学科合作来达到最好结局[16]。通常 ICU 团队包括医生、护士、药剂师和呼吸治疗师。在产科的 ICU 团队,还需要包括产科医生、母胎医学专科医生、产科护士、新生儿医生。

问:ICU 有哪些专业类型? 产科重症患者可以去任何一类 ICU 吗?

答:产科医生将患者转送到 ICU 时,需要熟悉医院 ICU 的类型,比如普通内科/外科 ICU,或者心胸或神经内科或神经外科专科 ICU,也需要知道产科医生在 ICU 的作用[17]。

问:成人重症医疗分几级?

答:美国重症医学会(American College of Critical Care Medicine)描述了三级成人重症医疗,第一级给予最高级别治疗。替代传统 ICU 的是高医疗依赖性病房,如次重症监护病房、心脏病患者遥控监护病房,以及长期使用呼吸机患者的专用病房[10, 11, 18]。

问：入住 ICU 的标准是什么？

答：因为 ICU 病床有限,所以应该保留给那些入住 ICU 能够获益的患者。

问：产科患者符合特定疾病的诊断便可进入 ICU 吗？

答：大多数产科患者入住 ICU 是根据分诊时的客观参数,符合特定标准的便可入住 ICU,而不是取决于疾病的诊断。

问：重症监护病房入住标准是如何制订的？有哪些指标？

答：重症监护病房住院指标由专家共识来制订,并经过美国联合委员会（正式全称为医疗保健组织审查联合委员会）审核,是公认的必行标准。

　　这些指标包括患者生命体征、实验室、影像和体检的特异性异常结果。这些标准都列于下面的图表"非妊娠期患者 ICU 入住客观参数"中。妊娠患者化验值的主要正常变量列于另一表格"妊娠期变化的主要生理和化验数值"中。

ICU 入住标准

问：和非妊娠妇女相比,孕妇妊娠期间有哪些生理变化？ICU 入住指标有哪些？

答：孕产妇 ICU 入住标准需要参考女性非妊娠期入住指标,结合孕产妇的一些主要生理和化验标准值而确定表 13-1。

表 13-1　ICU 入住病例

产科重症的处理和治疗对妇产科医生极具挑战性,重症患者的情况每次都不一样。下面是 3 个不同的病例,虽然病情不同,但是主要的处理方法和治疗过程,可以参考附上的美国妇产科医师学会指南。

病例 1（产前并发症）：

25 岁南美裔孕妇,G1P0,妊娠 27 周,有长期严重的系统性红斑狼疮病史,19 岁时肾脏功能衰竭,接受了哥哥捐肾移植手术。孕期血肌酐上升到 309 μmol/L,出现移植肾脏器官排斥,血小板下降。转诊到具有孕产妇Ⅳ级医疗保健功能的大型综合医院。入住 ICU 之后,行血液透析。产科评估后认为,孕妇继续妊娠的危险性大,虽然 27 周的胎儿早产能生存,但早产并发症多,权衡利弊后,决定给予倍他米松以促进胎儿肺成熟,48 小时之后剖宫产分娩。

续　表

病例 2(产中意外)：

孕妇,26 岁,G2 P1001,妊娠 30＋4 周,主诉胸痛、气短,被救护车紧急送到了急诊室。血压 138/103 mmHg,心率 135 次/min,呼吸 40 次/min,血氧饱和度 98％(氧气面罩,持续吸氧状态下)。胸部 CT 血管造影,证实肺栓塞。随后产科会诊,发现孕妇腹部板状硬,胎心监测可见晚期减速,考虑是胎盘早剥,全麻即刻剖宫产。新生儿 Apgar 评分 1 分钟 0 分,气管插管抢救新生儿,五分钟 Apgar 评分 2 分。由于在手术室抢救及时,新生儿经过气管插管心肺复苏抢救,心跳恢复正常,次日拔管。

术中母亲持续心动过速,血压偏低。放置动脉导管,并送检血样。剖宫产手术于 1 小时内完成,出血不多。术毕患者清醒后拔管。但出手术室前发现阴道大量出血,子宫收缩不良。除了持续滴注缩宫素,还给了麦角新碱和欣母沛加强宫缩,但患者仍出血不止。检验结果回报 PT/PTT 升高、INR 为 6,又输了血细胞、血浆、血小板和冷沉淀等各种血制品,仍未止住出血。产科医生决定做子宫动脉栓塞。患者全麻插管后,送到了放射科手术室做介入治疗。在继续输血和血制品纠正凝血功能障碍的同时,放射科医生介入手术中看到有多处出血点,几乎把所有给子宫供血的动脉都做了栓塞。介入手术结束时,患者的凝血功能恢复正常,未再出血。但考虑有继续出血和子宫坏死的可能性,暂时没有拔管,给予镇静止痛。

详细情况见：大会诊：羊水栓塞 vs 胎盘早剥

病例 3(产后并发症)：

41 岁非裔孕妇,体重 53 kg,G1P0,妊娠期有糖尿病和高血压,妊娠 35 周早产分娩 1 男活婴。产后 6 天,在家中突发头痛,到达诊所时已经失明,当时在诊所检查,血压 220/120 mmHg,伴随阴道大量出血,立即送医院急诊室,患者很快发生抽搐,并发弥散性血管内凝血,尿量很少。妇科检查除外了胎盘残留,影像学检查排除了脑出血。给予 $MgSO_4$ 控制抽搐和降压药紧急降压处理之后转到 ICU,给予输注新鲜冰冻血浆等系列治疗。诊断是产后严重的高血压合并子痫。

病例 4(产前意外)：

(ICU)病例：非裔孕妇,37 岁,妊娠 34 周,咳嗽咳痰 2 周,从门诊紧急转到产房。端坐位、烦躁、防重复吸入面罩吸氧状态中(no breathing mask)。患者已经气急得不能说话! 血氧饱和度 70％～80％,心率 130 次/min,血压 180/95 mmHg。决定马上进手术室,以便控制气道,解决氧合问题,行即刻剖宫产。开通静脉、监护、消毒、铺巾,产科医师手术刀在握后给予诱导、气管插管。这时患者突然心脏骤停! 大量泡沫样分泌物从气管导管涌出,充满蛇形管,先后清理了 3 次。马上启动心肺复苏,胸外按压,给予肾上腺素,40 秒内产妇心跳恢复。此后 SpO_2 一直保持在 100％,未再出现泡沫样痰,血流动力学平稳。术中插了肺动脉导管,测量肺动脉舒张压 32 mmHg。

重危患者转院

问: 病例1(产前并发症)在基层医院,没有新生儿监护病房(NICU)怎么办? 需要转院吗? 产前转院还是产后转院?

答: 任何需要重症监护治疗的产科患者,所住医院必须要有产科成人 ICU 和新生儿 ICU。

美国妇产科医师学会和儿科医师学会均已发布了围产期转院标准的指南,并和联邦紧急医疗救护与工作条例准则保持一致[19]。这些指南一般建议产前转院,而不是将新生儿转院。对转出医院和接收医院的责任也做了相应的规定。

如果产妇转院不安全或不可能,或许有必要安排新生儿转院。如果产妇分娩迫在眉睫,应该等到生产结束后再转院。

讨论

病例1转诊到具有孕产妇上级医疗保健功能的大型综合医院,不仅有利于孕产妇内科并发症的诊治,也有益于对早期早产儿的临床处理。

问: 如果病例2发生于基层医院,需要转至上级医院,途中需要哪些特殊转院监护?

答: ● 危重患者转院时,最基本的监护应该包括持续脉搏血氧饱和度和心电图监测,以及定期评估生命体征[19,20]。所有的危重患者都应该有静脉通道。

● 患者如果已经有动脉或中心静脉导管或其他有创监测装置,转换医院时也需要监护。

● 机器辅助呼吸的患者,转院前必须确定及固定气管插管位置,保障充足的氧合与通气。

讨论

目前尚无具体数据来指导转院途中对危重产妇的产科监护。

问: 产前转运过程中,需要胎心和宫缩的监护吗?

答: 监测胎心和宫缩是可行的,但其作用不明[21]。

问: 转运途中遇到胎儿宫内窘迫应该怎么办?

答: 有时,转院途中发现胎儿宫内窘迫,可以通知接收医院提前做好治疗及接生的准备。一些简单易行的方法,包括保持子宫左倾位、给产妇吸氧都应视作转院途中的常规。

问: 在病例 4 手术完成后,送 ICU 有依据吗?

答: 如果患者需要循环或呼吸支持,应转入 ICU。产科应根据病情和分级医疗指南来决定病患的收治单位。对于产科病房或产科次重症监护病房的医疗水平,这些指南也给予了限定和区分。

产后出血和高血压是产科患者进入 ICU 最常见的原因[1-7,9,22-36]。其中大多数只需要相对简单的干预、监测和支持疗法。

讨论

这个病例急性左心衰、肺水肿,施行即刻剖宫产,心脏骤停,复苏成功,带有桡动脉插管、右颈内静脉、肺动脉漂浮导管监测,肺动脉舒张压 32 mmHg,气管插管,正压机械辅助呼吸。

病例 2:羊水栓塞是产科中最危险的重症之一,死亡率在 60%～80%,第一小时内的死亡率是 50%。关键处理是利用所有可能方法来支持患者的血压,保持血氧饱和度,控制出血。暂时稳定下来之后应转到重症监护病房,严密监测生命体征和其他器官系统情况,继续生命支持疗法,通常需要 24 小时以上才能真正稳定下来。羊水栓塞救治后评估脑部中枢神经系统功能也非常重要。

问: 病例 1,长期严重系统性红斑狼疮,多系统损伤,肾移植后失败,能不能入住产科 ICU? 产科 ICU 全部是产科并发症吗?

答: 大约 20%～30%的产科 ICU 患者是由于非产科原因入住 ICU,如败血症[1,5,7,11]。约 75%入住 ICU 的产科患者是产后患者[5,6,25]。这可能是由于特定的产后原因,如产后出血或一些不确定因素。

出于对胎儿监护的考虑,产科医生可能不太愿意转送孕妇到 ICU,ICU 医生也不太愿意接收孕妇。

讨论

这位孕妇妊娠期肌酐上升到 309 μmol/L,并出现移植肾脏器官排斥、血小板下降。转诊到具有孕产妇 IV 级医疗保健功能的大型综合医院 ICU 之后,行血液透析。产科评估后认为,孕妇继续妊娠的危险性大,虽然妊娠 27 周胎儿早产并发症多,但权衡利弊后,决定给予倍他米松以促进胎儿肺成熟,48 小时之后剖宫产分娩。狼疮病是全身性自身免疫性疾病,可能累及身体很多不同器官系统。

该患者在慢性病基础上合并器官移植后排斥、肾脏功能失常，所以围产期需要不同的专科医师会诊处理和治疗。

问： 围产期败血症确诊后，是马上使用抗生素还是等到入住 ICU 再开始？败血症的诊治原则是什么？

答： 败血症的导向治疗不应延迟至入住 ICU 才开始，而应该在感染性休克一经诊断之时，立即开始治疗[37-39]。

诊治原则应该是稳定病情、维持静脉通路、管理出入量，并给予抗生素治疗败血症。广谱抗生素治疗应在诊断严重败血症或休克后 1 小时内开始[37]。应进行微生物学检查，包括血培养，但不应延迟抗生素治疗。

问： 如果病例 1 给予倍他米松促进胎儿肺成熟过程中，胎心监护出现不确定的胎儿心率模式，怎么办？是否应刻剖宫产分娩？

答： 大多数情况下，胎心监护出现不确定的胎儿心率模式时，倾向于通过母体吸氧疗法和循环支持来进行胎儿宫内复苏，而非立即剖宫产分娩。

出于对胎儿监护的考虑，产科医生可能不太愿意转送孕妇到 ICU，ICU 医生也不太愿意接收孕妇。

转送过程本身对危重患者相当危险，患者需要继续现有监测，维持生命体征。如果胎儿可存活，在转送时或许有必要进行胎心监护，尤其是在患者已临产的情况下。

问： 病例 2 和病例 4 需要入住 ICU 继续正压机械辅助呼吸，但病例 1 和病例 3 没有气管插管也需要去 ICU 吗？

答： 是否入住 ICU 取决于当地的医疗水平。下列患者应在 ICU 中治疗：

- 呼吸支持，包括气道维持和气管内插管
- 气胸的治疗
- 心血管支持，包括使用升压药
- 肺动脉导管（插入、维护和解读）
- 心电图异常，需要干预治疗，包括心脏复律或除颤治疗

讨论

病例 3：严重的子痫前期或子痫不仅具有高血压对心血管系统的

风险,还常常使中枢神经系统受损,或合并凝血功能障碍、DIC,是产妇死亡的重要原因之一。为了控制血管内外循环体液平衡和维持肾脏及其他重要脏器的灌注,常常需要有创动脉压或中心静脉监测或是其他侵入性的监测方法,大部分医院产房都没有这种设备或是专业护士,所以需要在重症监护病房内监护,需要产科医生和 ICU 专科医生协作诊治。

问:这 4 位孕产妇到了 ICU 后,应该是产科医生还是重症监护病房医生主管患者?

答:产科患者转移到 ICU 后,产科医生的责任将取决于 ICU 模式(开放或关闭)和患者的状态(产前或产后)。无论主治医生是谁,患者的医疗必须由重症监护病房医生、产科医生和新生儿科医生协商决定,并且应该涉及患者或家属或两者共同参与。

问:病例 3 送到 ICU 后,产科医生还有什么主要责任? 还需要做什么?

答:产科医生对于产后 ICU 患者的责任可能包括阴道或腹腔内出血的评估、源于产科感染的诊断以及某些治疗持续时间的判定,例如用于预防子痫的硫酸镁治疗和母乳喂养的可行性,特别是各种药物与母乳喂养的兼容性。有些问题可能需要外科处理,包括二次开腹探查、腹部或阴道切口的重新闭合。在某些情况下,产科医生和新生儿医生也需要尽力使危重的母亲与她的婴儿母婴同室。

讨论

病例 3 需要产后使用硫酸镁,产科医生具有丰富的经验,而 ICU 医生并不一定熟悉这个药物的使用方法、注意事项和常见副作用。

问:病例 1 入住 ICU 后,团队医疗中的各方如何合作? 如何决定诊疗计划?

答:多学科诊疗对危重产科患者至关重要。当孕妇转移到 ICU 时,医疗团队应评估其状况或疾病的预期病程,包括可能的并发症,制订适宜的分娩计划。医疗团队、患者家属及意识清醒的患者应该清楚该计划。因为每项诊疗都是利弊的权衡,可能随着妊娠的进程而改变,所以定期重新评估至关重要。

讨论

病例 1 所患的系统性红斑狼疮是全身性自身免疫性疾病,可能累及身体很多不同器官系统。该患者在慢性病基础上合并器官移植后排斥、肾脏功能失常,所以围产期需要不同专科医师会诊处理和治疗,重症监护病房为其诊疗提供了最佳的临床平台。

问: 病例 2 和病例 4 都是产后意外入住 ICU,可能会遇到什么问题?

答: 如果产后必须转入 ICU,即使产科医护已竭尽全力,但患者和家属可能仍会质疑为何转科。产妇不佳结局通常伴随着愤怒、不满或法律诉讼,发生产后并发症或需要重症监护医疗时,产科医生可能首先遇到上述问题。虽然不良事件的披露和审查超出了本文讨论的范围,但是产科医生可以通过各种渠道获得帮助,以渡过这一困难时期。

问: 病例 1 产前入住 ICU,产科医生应如何做分娩计划?

答: 分娩计划应早在分娩即将到来之前做出,并且必须包括关于优选的分娩地点、分娩方式(阴道分娩还是剖宫产)、是否需要镇痛或麻醉,以及儿科医生是否能随叫随到,还必须有备选计划,以防原计划不能落实。

问: 如果临产产妇需要重症监护怎么办?

答: 如果临产产妇需要重症监护,重要的是酌情安排诊疗。如果胎儿在存活期之前,或者预期 ICU 住院时间很长,产房可能不是最佳选择。然而,在产程的活跃期,如果产科病房能够提供足够的产妇支持,产房可能是最好的选择。在 ICU 阴道分娩,优点包括重症医疗措施及工作人员的齐备;缺点是阴道分娩的空间狭窄、难以容纳儿科人员和设备以及重症医疗医护人员不熟悉产科干预和管理。影响的决定因素包括患者不稳定程度、所需干预、人员配备、专业技术、预计的 ICU 住院时间和分娩的可能性。

问: ICU 中阴道分娩都需要器械助产吗?

答: 在 ICU 中分娩可能会增加阴道器械助产。部分是因为具有经喉插管的患者不能关闭声门而影响宫缩时的屏气用力,因此,第二产程可能需要器械助产。此外,ICU 患者通常合并心脏或神经系统疾病,因而建议第二产程用阴道器械助产分娩。

问: 入住 ICU 的产妇气管插管,还用硬膜外分娩镇痛吗?

答: 虽然可能由于患者神智改变或气管插管的原因,难以评估疼痛,但依然需要足够的镇痛。优先选择区域性镇痛,但是常常由于凝血障碍、血流动力学的不稳定性或患者体位困难而无法实施。静脉给予阿片类药物可用于代替区域性镇痛,但止痛效果较差。疼痛控制不佳可能导致血流动力学紊乱,必须有所预估和给予治疗。

问:病例 1 能在 ICU 中剖宫产吗?

答:与传统手术室相比,在 ICU 中行剖宫产术十分复杂且弊端重重。缺点包括没有足够的空间容纳麻醉、手术和新生儿复苏的设备以及人员不熟悉操作,此外,ICU 在医院中具有最高的医源性感染率,而且增加耐药菌感染风险。ICU 中的剖宫产应仅限于不能安全或快速地到达手术室或产房的情况,或限于母亲濒死期的剖宫产手术。

问:在 ICU 里,孕妇或精神恍惚或神志不清或药物镇静或气管插管,如何评估胎龄?

答:确认胎龄对于确定胎儿是否具有足够的胎龄以确定存活率至关重要。如果可能,应当获得产前医疗记录,以建立最准确的预产期。在孕龄不确定的情况下,应该进行及时的超声评估以建立最佳预估,以此记录胎龄的大概范围。

问:产科有哪些药物可以影响 ICU 的常规处理?

答:使用产科药物可能对重症患者极具挑战,必须仔细监测已知的副作用,并根据个体情况权衡利弊。常见药物相关副作用的实例包括:β受体激动剂导致的心动过速和血压降低、吲哚美辛对血小板功能和对肾脏血流灌注的影响以及硫酸镁对心脏功能的负性肌力作用。

问:病例 1 有早产风险,产科根据孕妇情况,认为继续妊娠的具有高危险性且妊娠 27 周早产并发症多,是否能给予倍他米松以促进胎儿肺成熟?如果并发败血症,产前还能使用皮质类固醇激素促胎肺成熟吗?

答:推荐妊娠 24 0/7 周到 33 6/7 周之间的孕妇使用单一疗程的皮质类固醇激素,包括胎膜早破和多胎妊娠的孕妇。皮质类固醇激素也可考虑用于妊娠 23 周以上、7 天内有早产风险的孕妇,无论胎膜状况如何[43,44]。

妊娠 34 0/7 周到 36 6/7 周之间的孕妇,如果在 7 天内有早产风险,并且没有接受过产前皮质类固醇激素治疗,可以考虑使用倍他米松。产前使用皮质类固醇激素在 ICU 不是禁忌证,即使合并有败血症。

问:ICU 中有很多药物需要使用,是否应该为了胎儿而限制孕妇使用必要的药物?

答:妊娠经常影响药物作用或血清水平。药物穿过胎盘可能影响胎儿,例如,镇静或副交感神经药物可以影响胎儿心率监护图形。然而不应该为了胎儿而限制孕妇使用必要的药物。

问:病例 3 如果产前反复或持续癫痫,需要影像学检查脑 CT 或 MRI,胎儿怎么办?

答:必要的影像学诊断不应基于对胎儿的潜在影响而受限。行诊断性影像检查时,应该尽量控制胎儿的辐射暴露量。

问:病例 1 胎儿监测的变化对重症监护中的孕妇有何意义?

答:孕妇在 ICU 时,经常运用胎儿监测。由于胎儿心率监测反映了子宫胎盘血液循环和母体酸碱状态,胎儿心跳基线变异性或新发生减速的变化可以作为母体末端器官状态紊乱的早期预警系统。胎儿监测的变化应该促使重新评估产妇平均动脉压、缺氧、酸血症或妊娠子宫压迫下腔静脉的问题。纠正上述异常可能改善胎心监护图形,应竭尽全力实施宫内复苏以改善胎儿情况。

问:ICU 孕妇需要非产科手术时是否应于术中行胎儿监测?

答:关于孕妇实施非产科手术时是否需要胎心监测,目前尚无数据支持来给以特别建议。但是在进行非产科手术之前,应向产科咨询。产科医生更了解孕妇生理和解剖,更有资格讨论手术对母胎健康的影响。是否使用胎儿监测应该因人而异,如果使用,也要看胎龄、手术类型和可用的设施。最终每个病例都需要团队合作(麻醉、产科和外科),尽可能保证母胎安全。

问:是否实施孕妇濒死期剖宫产?时机怎么掌握?

答:虽然没有关于孕妇濒死期剖宫产分娩的明确指南,但是,如果母亲丧失生命体征已经超过 15～20 分钟,胎儿存活的可能性微乎其微。

当复苏的努力失败时,没有足够的数据支持何时行剖宫产。基于少数病例报告,孕妇在妊娠晚期心脏停搏后约 4 分钟,应考虑剖宫产分娩以利母婴抢救[45,46]。

🦷 引证归纳

A 级证据建议(基于研究具有重复性,较为一致的结论):

● 妊娠改变正常的实验室数值和生理参数

● 大约 75％的产科 ICU 患者是产后进入 ICU 病房

● 出血和高血压是从产科转入 ICU 的最常见原因

B 级证据建议(基于研究证据有限或不一致):

● ICU 中的剖宫产应限于不能安全或迅速到达手术室或产房的情况,或限于孕妇濒死期剖宫产

● 败血症的治疗不应等待转入 ICU 之后进行,应在诊断为感染性休克后立即开始

C 级证据建议(基于共识和专家意见):

● 与重症监护医师可有可无的模式相比,高强度 ICU 医生人员配备降低了 ICU 和住院死亡率,缩短了 ICU 和医院的住院时间

● ICU 中对孕妇的医疗决定应由重症医疗专业医师、产科医师、专科护士和新生儿医师协作决定

● 任何需要 ICU 监护的孕妇都应在具有产科成人 ICU 和新生儿 ICU 的医疗单位中进行诊治

● 不应基于胎儿考虑而限制孕妇必要的用药

● 不能基于胎儿考虑而限制必要的影像学诊断,在诊断测试中应尽量限制胎儿的辐射暴露

(俞国贤　刘宇燕　胡灵群　蔡贞玉)

参 考 文 献

[1] Panchal S, Arria AM, Labhsetwar SA. Maternal mortality during hospital admission for delivery: a retrospective analysis using a state-maintained database[J]. AnesthAnalg 2001(93): 134 - 141. (Level

II-2)

［2］ Keizer JL, Zwart JJ, Meerman RH, et al. Obstetric intensive care admissions: a 12 - year review in a tertiary care centre［J］. Eur J Obstet Gynecol Reprod Biol 2006(128): 152 - 156. (Level III)

［3］ Umo-Etuk J, Lumley J, Holdcroft A. Critically ill parturient women and admission to intensive care: a 5 - year review［J］. Int J Obstet Anesth 1996(5): 79 - 84. (Level III)

［4］ Hazelgrove JF, Price C, Pappachan VJ, et al. Multicenter study of obstetric admissions to 14 intensive care units in southern England［J］. Crit Care Med 2001(29): 770 - 775. (Level II - 3)

［5］ Lapinsky SE, Kruczynski K, Seaward GR, et al. Critical care management of the obstetric patient［J］. Can J Anaesth 1997(44): 325 - 329. (Level III)

［6］ Selo-Ojeme DO, Omosaiye M, Battacharjee P, Kadir RA Risk factors for obstetric admissions to the intensive care unit in a tertiary hospital: a case-control study［J］. Arch Gynecol Obstet 2005 (272): 207 - 210. (Level II - 2)

［7］ Munnur U, Karnad DR, Bandi VD, et al. Critically ill obstetric patients in an American and an Indian public hospital: comparison of case-mix, organ dysfunction, intensive care requirements, and outcomes ［J］. Intensive Care Med 2005(31): 1087 - 1094. (Level II - 3)

［8］ Brace V, Penney G, Hall M. Quantifying severe maternal morbidity: a Scottish population study［J］. BJOG 2004(111): 481 - 484. (Level II - 2)

［9］ Heinonen S, Tyrvainen E, Saarikoski S, et al. Need for maternal critical care in obstetrics: a population-based analysis［J］. Int J Obstet Anesth 2002(11): 260 - 264. (Level III)

［10］ Ryan M, Hamilton V, Bowen M, et al. The role of a high-dependency unit in a regional obstetric hospital［J］. Anaesthesia 2000 (55): 1155 - 1158. (Level III)

［11］ Zeeman GG, Wendel GD Jr, Cunningham FG. A blueprint for obstetric critical care［J］. Am J Obstet Gynecol 2003(188): 532 - 536. (Level III)

［12］ Martin JA, Hamilton BE, Sutton PD, et al. Births: final data for 2005 ［J］. Natl Vital Stat Rep 2007(56): 1 - 103. (Level II - 3)

[13] Pronovost PJ, Angus DC, Dorman T, et al. Physician staffing patterns and clinical outcomes in critically ill patients: a systematic review[J]. JAMA 2002(288): 2151 - 2162. (Level III)

[14] Jenkins TM, Troiano NH, Graves CR, et al. Mechanical ventilation in an obstetric population: characteristics and delivery rates[J]. Am J Obstet Gynecol 2003(188): 549 - 552. (Level III)

[15] Plante LA. Mechanical ventilation in an obstetric population[J]. Am J Obstet Gynecol 2003(189): 1516. (Level III)

[16] Brilli RJ, Spevetz A, Branson RD, et al. Critical care delivery in the intensive care unit: defining clinical roles and the best practice model. American College of Critical Care Medicine Task Force on Models of Critical Care Delivery. The American College of Critical Care Medicine Guidelines for the Definition of an Intensivist and the Practice of Critical Care Medicine[J]. Crit Care Med 2001(29): 2007 - 2019. (Level III)

[17] Chang SY, Multz AS, Hall JB. Critical care organization[J]. Crit Care Clin 2005(21): 43 - 53, viii. (Level III)

[18] Nasraway SA, Cohen IL, Dennis RC, et al. Guidelines on admission and discharge for adult intermediate care units[J]. American College of Critical Care Medicine of the Society of Critical Care Medicine. Crit Care Med 1998(26): 607 - 610. (Level III)

[19] American Academy of Pediatrics, American College of Obstetricians and Gynecologists. Guidelines for perinatal care[J]. 6th ed. Elk Grove Village (IL): AAP; Washington, DC: ACOG; 2007. (Level III)

[20] Warren J, Fromm RE Jr, Orr RA, et al. Guidelines for the inter-and intrahospital transport of critically ill patients[J]. American College of Critical Care Medicine. Crit Care Med 2004(32): 256 - 262. (Level III)

[21] Elliott JP, Trujillo R. Fetal monitoring during emergency obstetric transport[J]. Am J Obstet Gynecol 1987(157): 245 - 247. (Level III)

[22] Afessa B, Green B, Delke I, et al. Systemic inflammatory response syndrome, organ failure, and outcome 8 Practice Bulletin No. 170 in critically ill obstetric patients treated in an ICU[J]. Chest 2001(120): 1271 - 1277. (Level III)

[23] Bouvier-Colle MH, Salanave B, Ancel PY, et al. Obstetric patients

treated in intensive care units and maternal mortality. Regional Teams for the Survey[J]. Eur J Obstet Gynecol Reprod Biol 1996(65): 121 - 125. (Level III)

[24] Collop NA, Sahn SA. Critical illness in pregnancy. An analysis of 20 patients admitted to a medical intensive care unit[J]. Chest 1993(103): 1548 - 1552. (Level III)

[25] Gilbert TT, Smulian JC, Martin AA, et al. Obstetric admissions to the intensive care unit: outcomes and severity of illness. Critical Care Obstetric Team[J]. Obstet Gynecol 2003(102): 897 - 903. (Level II - 3)

[26] Graham SG, Luxton MC. The requirement for intensive care support for the pregnant population[J]. Anaesthesia 1989(44): 581 - 584. (Level III)

[27] Karnad DR, Guntupalli KK. Critical illness and pregnancy: review of a global problem[J]. Crit Care Clin 2004(20): 555 - 576, vii. (Level III)

[28] Kilpatrick SJ, Matthay MA. Obstetric patients requiring critical care. A five-year review[J]. Chest 1992(101): 1407 - 1142. (Level III)

[29] Kwee A, Bots ML, Visser GH, et al. Emergency peripartum hysterectomy: a prospective study in the Netherlands[J]. Eur J Obstet Gynecol Reprod Biol 2006(124): 187 - 192. (Level III)

[30] Mabie WC, Sibai BM. Treatment in an obstetric intensive care unit[J]. Am J Obstet Gynecol 1990(162): 1 - 4. (Level III)

[31] Mahutte NG, Murphy-Kaulbeck L, Le Q, et al. Obstetric admissions to the intensive care unit[J]. Obstet Gynecol 1999(94): 263 - 266. (Level III)

[32] Monaco TJ Jr, Spielman FJ, Katz VL. Pregnant patients in the intensive care unit: a descriptive analysis[J]. South Med J 1993(86): 414 - 417. (Level III)

[33] Say L, Pattinson RC, Gulmezoglu AM. WHO systematic review of maternal morbidity and mortality: the prevalence of severe acute maternal morbidity (near miss)[J]. Reprod Health 2004(1): 3. (Level III)

[34] Soubra SH, Guntupalli KK. Critical illness in pregnancy: an overview [J]. Crit Care Med 2005(33): S248 - 255. (Level III)

[35] Wen SW, Huang L, Liston R, et al. Severe maternal morbidity in

Canada, 1991 - 2001. Maternal Health Study Group, Canadian Perinatal Surveillance System[J]. CMAJ 2005(173): 759 - 764. (Level II - 2)

[36] Zhang WH, Alexander S, Bouvier-Colle MH, et al. Incidence of severe pre-eclampsia, postpartum haemorrhage and sepsis as a surrogate marker for severe maternal morbidity in a European population-based study: the MOMS-B survey. MOMS-B Group[J]. BJOG 2005 (112): 89 - 96. (Level II - 3)

[37] Dellinger RP, Levy MM, Carlet JM, et al. Surviving Sepsis Campaign: international guidelines for management of severe sepsis and septic shock: 2008. International Surviving Sepsis Campaign Guidelines Committee[J]. Crit Care Med 2008(36): 296 - 327. (Level III)

[38] Rivers E, Nguyen B, Havstad S, et al. Early goal-directed therapy in the treatment of severe sepsis and septic shock. Early Goal-Directed Therapy Collaborative Group [J]. N Engl J Med 2001 (345): 1368 - 1377. (Level I)

[39] Guinn DA, Abel DE, Tomlinson MW. Early goal directed therapy for sepsis during pregnancy[J]. Obstet Gynecol Clin North Am 2007(34): 459 - 479, xi. (Level III)

[40] Disclosure and discussion of adverse events. ACOG Committee Opinion No. 380. American College of Obstetricians and Gynecologists [J]. Obstet Gynecol 2007(110): 957 - 958. (Level III)

[41] Weber DJ, Sickbert-Bennett EE, Brown V, et al. Comparison of hospital wide surveillance and targeted intensive care unit surveillance of healthcare-associated infections[J]. Infect Control Hosp Epidemiol 2007 (28): 1361 - 1366. (Level II - 3)

[42] Edwards JR, Peterson KD, Andrus ML, et al. National Healthcare Safety Network (NHSN) Report, data summary for 2006, issued June 2007. NHSN Facilities[J]. Am J Infect Control 2007(35): 290 - 301. (Level II - 3)

[43] Periviable birth. Obstetric Care Consensus No. 3. American College of Obstetricians and Gynecologists[J]. Obstet Gynecol 2015(126): e82 - 94. (Level III)

[44] Antenatal Corticosteroid Therapy for Fetal Maturation. Committee

Opinion No. 677. American College of Obstetricians and Gynecologists [J]. Obstet Gynecol 2016(128): e187 - 194.

[45] Katz VL, Dotters DJ, Droegemueller W. Perimortem cesarean delivery [J]. Obstet Gynecol 1986(68): 571 - 576. (Level III)

[46] Katz V, Balderston K, DeFreest M. Perimortem cesarean delivery: were our assumptions correct[J]? Am J Obstet Gynecol 2005(192): 1916 - 1920; discussion 1920 - 1921. (Level III)

第十四章
新生儿病房分级

🍃 制定机构

美国儿科学会（American Academy of Pediatrics，AAP）

🍃 主要文献

Levels of neonatal care. Pediatrics. 2012 Sep 1；130(3)：587 - 97.（Reaffirmed 2017）

🍃 规范级别

临床指南

🍃 文献导读

该指南原文发表于 2012 年,是对 2004 年美国儿科学会（American Academy of Pediatrics，AAP)新生儿病房定义的更新,2015 年 11 月 AAP 对该指南做了进一步重申。

新生儿病房在美国有许许多多的名称,包括 nursery、special care nursery、critical care nursery、neonatal intensive care unit 等,不单单是患者,就是业内医疗人员也常常混淆。按照本指南标准,将新生儿病房进行统一清晰的分级,不仅有助于业内医疗人员了解所在医院新生儿病房的功能范围,也给孕妇选择就诊带来了方便。

本文进一步阐述确认了在 III 级医疗机构出生的婴儿,其死亡率、并发症和远期临床结局都优于在低级别医疗机构出生的新生儿。对于产科医生而言,患者出现任何高危风险,针对其所在医疗机构新生儿病房的功能范围,医师要及时做出准备或给孕妇提供合适的建议。如有转运需要,则尽早做出安排和协调。而孕妇本人选择性就诊时,应根据自身身体状况对医疗机构做出相应的最佳选择。

循证问答

背景

问：为什么要进行新生儿病房分级？

答：回顾美国新生儿病房分级（Level of Neonatal Care）现状。2004年，AAP划分了新生儿病房级别[1]。自2004年AAP首次发表以来，来自美国国内和国际上的新数据都支持：有明确定义的围产期护理保健区域系统、以人群为基础的结局评估，以及用合适的流行病学方法来调整风险的重要性。

问：这一修改后的版本对新生儿病房级别划分有哪些新意？

答：更新部分包括：① 为比较不同健康结局、资源使用和保健费用提供了基础；② 为公共卫生提供了标准化命名；③ 为儿科医师和其他相关卫生保健人员提供了新生儿保健的统一定义；④ 为致力于改善围产期保健的相关机构，包括各医院、州卫生部以及州、区域和国家组织提供了统一服务标准。

问：TIOP-I是什么？

答：新生儿重症监护病房提高了包括早产儿和有严重内科或外科疾患的新生儿在内的高危婴儿的预后[2-4]。这些改进多数都可以归因于1976年3月份由March of Dimes提出的报告《为了改善妊娠的结局》（Toward Improving the Outcome of Pregnancy，TIOP-I），报告中广泛阐述了围产期护理区域化系统的概念和实施[5]。TIOP-I报告将产妇和新生儿分级保健的标准分为3级，建议将高危患者转诊到更高一级的中心，并提供适当的资源和人员，以应对新生儿管理需要增加的复杂性。

问：TIOP-I发表后的趋势？

答：自从30多年前最初的TIOP-I报告发表以来，已经有了去区域化的迹象：① 新生儿重症监护病房（Neonatal Intensive Care，NICU）和新生儿学专家数量的增加与高危婴儿比例不一致；② 同一地区小NICU和大NICU同时扩增[6-11]；③ 各州未能达到2010年健康的目标，即90%的低出生体重儿（Very Low Birth Weight，

VLBW,体重 <1 500 g)分娩在 III 级设施医疗机构[12,13]。

问:去区域化的危害性及原因?

答:从 1990~2010 年,在去区域化的环境中,早产率总体增长了 13%
(10.6%~12.0%)。原因多种多样,包括早期剖宫产的增加、多胞
胎、高龄产妇以及各种妊娠并发症[14-20]。大部分早产率的增加
(>70%)可归因于晚期早产[21]。晚期早产儿可能会有各种严重的
并发症,需要专业和先进的新生儿管理[22,23]。专业人员的增
加[24,25]及新型新生儿治疗方法(例如,气泡持续正气道压力),扩大
了 II 级新生儿病房的管理范围。已有人提出担心: II 级 NICU 扩
大了治疗范围,但并没有足够证据显示有利的临床结局[26]。在美
国,婴儿死亡大多数为极早期早产儿在出生后的头几天中死
亡[27,28],区域系统的改善可能可以降低极早期早产婴儿的死亡率。

文献回顾

问:在 2004 年,AAP 如何将新生儿病房分级?

答:在 2004 年,AAP 定义了新生儿病房分级,包括 3 级不同级别,其中有
2 级级别进一步细分。I 级中心提供基本护理;II 级中心提供新生儿
专业管理,并进一步细分为 IIA 和 IIB 中心;III 级中心可以为患有严
重疾病的新生儿提供亚专科管理,并细分为 IIIA、IIIB 和 IIIC。

问:2004 年 AAP 声明发表后,有哪些关于 VLBW 的文献?

答:一项包括从 1978~2010 年发表的文献荟萃分析清楚地显示了在 III
级中心出生的极低出生体重儿和< 32 周胎龄早产儿的预后有明显
改善。Lasswell 等人回顾了 41 个美国和其他英语国家的国际研究:
总共> 113 000 名极低出生体重儿,非 III 级医院出生的 VLBW 与
III 级医院出生的 VLBW 相比,新生儿期或出院前死亡率增加了
62%(adjusted odds ratio-aOR,1.62;95% CI,1.4~1.83)[29]。

问:有哪些关于<32 周胎龄或超低出生体重(Extremely low birth
weight,ELBW)婴儿的文献?

答:对< 32 周胎龄出生婴儿和超低出生体重(ELBW)婴儿(<1 000 g)
研究的子集比较显示了相似的效果(aOR,1.55;95% CI,1.21~
1.98;aOR,1.64;95% CI,1.14~2.36)。如果只包括较高质量研究
的数据,结论也是一致的(极低出生体重儿,aOR,1.60;95% CI,

1.33～1.92；< 32 周胎龄婴儿，aOR，1.42；95% CI，1.06～1.88；超低出生体重儿，aOR，1.80；95% CI，1.31～2.36)[29]。

问：这些文献告诉我们什么？

答：近几十年发表的文献表明，新生儿病房级别对 VLBW 死亡率的影响没有随时间发生变化；在 I 级或 II 级医疗机构出生的 VLBW 婴儿死亡风险一直都高于在 III 级医疗机构出生的婴儿。表 14-1、表 14-2 和表 14-3 总结了这些研究的结果[29]。

问：为什么很难准确评估 VLBW 的临床结局？

答：在 Lasswell 等文献中指出：准确评估极低出生体重儿临床结局的证据收集困难，部分是因为获得适当的标准化评估手段困难。各项新生儿病房级别临床研究的差异性提示我们需要一个高质量的标准来比较，该标准包括：① 有明确界限划分的地理区域内人口研究；② 清楚的定义医疗"干预"和常规医疗管理；③ 对于混杂因素适当调整，如孕产妇的社会风险因素和种群风险因素、孕期和围产期风险以及分娩时病情严重程度。

目前新生儿病房分级划分的争议

问：为什么对新生儿病房分级划分有争议？

答：对于发育极不成熟的早产儿及有复杂外科疾患的婴儿提供高级新生儿医疗服务，大家意见一致。但是哪些机构有资格提供此类服务，以及采用何种最有效的标准来评判这些机构的资质一直存在争论。总的来说争论来源于下列需要：如何比较各医疗机构的医疗经验（现由患者数量或者病例数衡量）、地点比较（院内分娩/院外分娩、大型区域围产中心或者高级专科儿童医院），以及复杂病例比较（包括死产、产房内婴儿死亡和复杂先天畸形）[30]。

问：VLBW 在不同级别医疗机构出生，死亡率有差异吗？

答：Phibbs 等人对 48 237 名加州 VLBW 婴儿进行了一项以人口为基础的回顾性队列研究，研究在不同级别和患者数量的 NICU 中新生儿死亡率的差异。当与高患者数、高等级的 NICU 相比时，等级为 IIIB、IIIC 和 IIID 且年入院患者<100 名的医疗中心死亡比值比为 1.19（范围，1.04～1.37）；等级为 IIIA、年入院患者 26～50 名的医疗中心死亡比值比为 1.78；I 级医疗中心且年入院患者<10

表 14-1 与 VLBW 相关的较佳和高质量文献 Meta 分析，文献质量根据混杂干扰因素调整后分类

文献来源	病房级别比较	死亡数/活产数		调整后 OR (95% CI)	Z 值	P 值
		低级别	III 级病房			
调整混杂：病例混合						
Paneth et al,1982	II 比 III	602/1 083	423/869	1.32(1.08~1.62)	2.68	0.01
Gortmaer et al,1985[a]	I 和 II 比 III	706/2 717	506/2 382	1.30(1.14~1.48)	3.95	<0.001
Sanderson et al,2000	II+比 III	15/88	292/2 038	1.23(0.70~2.17)	0.71	0.48
Bode et al,2001[b]	II 比 III	929/2 266	2517/14 479	2.06(1.82~2.33)	11.39	<0.001
Kamath et al,2008	I 和 II 比 III	757	1 459	1.85(1.22~2.31)	5.44	<0.001
合并评估		2 254/6 154	3 740/19 766	1.56(1.22~1.98)	3.61	<0.001
异质性检验：Q=31.56;P<0.001						
调整混杂：扩展						
Verloove-Vanhorick et al,1988	II 比 III	83/359	125/482	1.90(1.11~3.24)	2.36	0.02
Cifuentes et al,2002	II 比 III	1414	2 472	2.37(1.65~3.40)	4.68	<0.001
Bacak et al,2005	I 和 II 比 III	232/545	50/1 127	1.50(1.11~2.02)	2.66	0.01
Howell et al,2008	I 和 II 比 III/IV	1 626/11 781		1.23(0.89~1.70)	1.25	0.21

续表

文献来源	病房级别比较	死亡数/活产数		调整后 OR (95% CI)	Z 值	P 值
		低级别	III 级病房			
合并评估		315/904	696/1 609	1.66(1.24~2.23)	3.42	<0.001
异质性检验：Q=7.60；P=0.06						
总括：所有交加和高质量的 VLBW 研究c		2 569/7 058	4 435/21 377	1.60(1.33~1.92)	4.96	<0.001
异质性检验：Q=39；P<0.001						

病例混合指调整了人口学和/或社会经济学变量等混杂因素；扩展指调整了病例混合和孕产期/围产期危险因素以及婴儿疾病的严重程度。CI 指可信区间。数据标记大小指研究人群样本量大小。

a 纳入的数据是城市人口数据和黑白种族以及出生体重(750~1 000 g 和 1 001~1 500 g)分层合并报告的数据。

b 纳入的数据是以出生日期和出生体重(1980~1984、1985~1989，和 1990~1994)和出生体重(500~1 000 g 和 1 001~1 500 g)分层合并报告的数据。

c 在 Cifuentes et al[13] 和 Kamath et al[16] 的研究中没有原始的死亡数据，且在 Howell et al[15] 的研究中医院水平没有分层，这些研究没有被纳入在合并人在合并的死亡/出生数中。

Favors Lower-Level hospitals 支持低级别病房医院
Favors Level III Hospitals 支持 III 级病房医院
Adjusted Odds Ratio (95% CI) of Neonatal or Predischarged Mortality 新生儿或出院前死亡率调整后 OR(95% CI)

表 14－2　与 ELBW 相关的较佳和高质量文献 Meta 分析

文献来源	病房级别比较	死亡数/活产数		调整后 OR (95% CI)	Z 值	P 值
		低级别	III 级病房			
Gortmaker et al,1985[a]	I 和 II 比 III	245/44 215	249/515	1.33(1.08~1.72)	2.19	0.03
Sanderson et al,2000[b]	II 十 比 III	15/36	249/669	1.78(0.90~3.51)	1.66	0.10
Bode et al,2001[c]	II 比 III	763/1 100	1 696/6 243	2.71(2.32~3.18)	12.44	<0.001
Bacak et al,2005	I 和 II 比 III	232/545	570/1 127	1.50(1.11~2.02)	2.66	0.01
Kamath et al,2008	I 和 II 比 III	757	1 459	1.85(1.43~2.31)	5.44	<0.001
总括		1 255/2 123	2 764/8 754	1.80(1.31~2.46)	3.66	<0.001

异质性检验：
Q=28.40；P<0.001d

CI 指可信区间。数据标记记大小指研究人群样本量大小。
a 纳入的数据是城市人口数据和以黑白种族分层合并报告的数据。
b 纳入的数据是以出生体重(500~749 g 和 750~1 000 g)分层合并报告的数据。
c 纳入的数据是以出生日期间隔(1980~1984,1985~1989.和 1990~1994)分层合并报告的数据。

Favors Lower-Level hospitals 支持低级别病房医院
Favors Level III Hospitals 支持 III 级病房医院
Adjusted Odds Ratio (95% CI) of Neonatal or Predischarged Mortality 新生儿或出院前死亡率调整后 OR(95% CI)

表14-3 与极早早产儿(<32周)相关的较佳和高质量文献 Meta 分析

文献来源	病房级别比较	死亡数/活产数		调整后 OR (95% CI)	Z值	P值
		低级别	III级病房			
Lee et al,2003[a]	院外比院内出生	89/506	274/2 454	1.75(1.14~2.68)	2.56	0.01
Johensson et al,2004	II比III	136/1 320	131/924	1.41(0.98~2.13)	1.63	0.10
Palmer et al,2005	院外比院内出生	15/148	88/746	1.00(0.56~1.78)	0.00	>0.99
总括		240/1976	493/4124	1.42(1.06~1.88)	2.38	0.02

异质性检验:
Q=2.31;P=0.31

CI指可信区间。数据标记记大小指研究人群样本量大小。院内出生婴儿指那些出生在III级水平的医院的婴儿;院外出生婴儿是指出生在低级别医院后来转运到III级病房医院的婴儿。
a 纳入的数据是以孕周(<26周,27~29周,和30~31周)分层合并报告的数据。

Favors Lower-Level hospitals 支持低级别病房医院
Favors Level III Hospitals 支持III级病房医院
Adjusted Odds Ratio (95% CI) of Neonatal or Predischarged Mortality 新生儿或出院前死亡率调整后 OR(95% CI)

名的医疗中心的死亡比值比为 2.72。同时作者也发现 VLBW 婴儿在等级为 IIIB、IIIC 或 IIID 中心的出生率从 1991 年的 36％降低到了 2000 年的 22％。作者估计在城市地区将 VLBW 初生儿（约 92％的 VLBW 初生儿）转移至等级为 IIIC 或 IIID 且年入院患者＞100 名的医疗中心，在 2000 年可能阻止了 21％的 VLBW 死亡[30]。在另一个二级数据分析中，Chung 等人发现加州地区，围产服务的去区域化现象造成了 20％VLBW 的分娩发生在 I 级和 II 级医院，而低患者数量的医院有最高的死亡比值比[31]。

问： VLBW 死亡率与出生率及病房数量相关吗？

答： 一项包括 1991～1999 年出生于德国下萨克森地区的 4 379 名 VLBW 婴儿的研究，评估了新生儿死亡率与每年出生数和新生儿监护病房数量的关系[32]。发现了 NICU 年入院患者 VLBW 婴儿＜36 名的医疗中心中死亡比值比增加；婴儿死亡率最受影响的人群为出生胎龄儿小于 29 周。

问： 使用 NICU 患者数量作为新生儿管理质量的指标有效吗？

答： 其他评估 NICU 患者数量的研究建议，应谨慎使用 NICU 患者数量作为新生儿管理质量的有效指标。在 1995～2000 年期间，通过进入 VON 数据库包括 94 110 名 VLBW 婴儿的研究，Rogowski 等评估了用 NICU 患者数量作为质量指标的潜在有效性，并与其他基于医院特色和患者临床结局的指标进行比较[33]。他们发现在医院死亡率的变化中，仅 9％的变化可以用年入院患者量来解释，7％的死亡率变化可以用不同医院特征来解释。他们推荐：就选择性转诊的质量指标而言，临床结局的直接评估比 NICU 患者数量更有用。

问： 小样本人群的临床研究是什么结论？

答： 一些基于小样本人群出生医院的研究中，评估了不同新生儿病房级别、患者数量以及种族差异对 VLBW 婴儿死亡率的影响。Morales[34] 和 Howell[35] 的研究分别表明：新生儿病房级别和患者数量分别与死亡率相关，如果所有 VLBW 婴儿在高患者数量医院中分娩会减少黑人和白人的 VLBW 死亡率差异。Rogowski 等进一步提出，通过协作式质量改进项目和循证选择性转诊，可以改善那些有较差临床结局医院的医疗质量[36]。

问：新生儿转院后的临床结局？

答：有几项研究对出生于 III 级医疗中心（院内出生）和出生于低级别医疗中心但很快转院至高级别医疗中心（III 级或儿童医院，院外出生）的婴儿短期临床结局进行了比较。许多研究都是回顾性研究，因为被转院的婴儿存活下来的可能性高而给人死亡率较低的印象[24]，造成选择性偏差。在一项随机安慰剂对照研究吗啡预镇痛对新生儿结局的二级数据分析中，Palmer 等人根据出生地点，将在妊娠 23～32 周出生的 894 名婴儿进行了新生儿死亡率的比较。院外出生的婴儿更有可能发生严重脑室内出血（$P = 0.000\ 5$），并且将疾病严重程度调整后，这一高风险可能性仍然存在。但是根据产前皮质类固醇激素使用调整后，分娩中心地点不同的影响不再显著[37]。

问：其他因素对评估临床结局的影响？

答：评估和调整混杂变量以及"病例组合"提出了另一系列的挑战，因为这些因素在不同人群中不尽相同[34-36,38]。例如在美国，种族和医疗保险对出生预后的影响可能比单一族群和有全民医疗保健国家的影响更大[39]；还有其他有潜在可能的混杂因子缺乏有效的评估手段，例如父母对新生儿进一步复苏的意愿。Arad 等在两家医院的对比研究中发现：父母因为宗教信仰不同而有不同的新生儿复苏意愿，宗教信仰在两家医院之间分配不均，在 III 级医院尝试新生儿复苏少于 II 级医院[40]，导致 II 级医院的高婴儿存活率。提示了我们需要更多的综合性研究来控制干扰因素。

问：什么样的临床结局数据对新生儿病房分级有帮助？

答：可以用数值测量的临床结局，如 VLBW 死亡率（特别是胎儿死亡率、出院后死亡率及远期体格检查和神经发育结局），为如何使用新生儿病房分级及围产期区域化的证据提供重要信息。一些根据胎龄、出生体重来划分新生儿病房的研究非常有帮助，因为胎龄是胎儿成熟的较好指标[41-44]。虽然有一些研究包括死产和胎儿死亡，但是胎儿死亡的计量和监控在每一项研究有很大的区别[3]。先天性畸形常常被排除在围产期区域化的研究之外，但对不同患者疾患风险提供不同级别医疗管理时,应该把先天性畸形考虑进去[45]。

问:还有其他哪些方面需要进一步研究?

答:还有有效性和经济效益研究:将昂贵技术集中化,在少数几个地点对罕见疾病提供专业医疗管理,以及产前转运的效率和费用等的研究。

新生儿病房分级的重要性

问:为什么新生儿病房分级这么重要?

答:为公共卫生提供标准的专业术语。自2004年以来,通过使用美国出生证明上标准化专业术语,加强了不同医疗机构之间临床结局互相比较[46]。

问:NICU的定义?

答:美国疾病控制和预防中心下属的国家健康统计中心与各州合作使用新修订的美国标准出生证明[46]。2003年修订的出生证明将"NICU"定义为"医院设施或单位,可以为新生儿提供持续的机械呼吸支持设备和人员"。定义还包括了关于产前相关治疗和产后肺表面活性剂使用信息,有助于监测这些相关新生儿治疗技术在出生时以人群为基础的使用[47]。

问:VLBW的NICU入院率?

答:在对16个州使用新修订的出生证明的分析中,Barfield等发现:大约77.3%的VLBW被收入住NICU;NICU入住率每州有所不同,从加利福尼亚州的63.7%到北达科他州的93.4%不等。

在西班牙裔母亲的VLBW中,71.8%入住NICU,而非西班牙裔黑人母亲的婴儿的79.5%入住NICU和非西班牙裔白人母亲的80.5%的婴儿入住NICU。多变量分析表明,VLBW中早产、多胎妊娠和剖宫产有更高的NICU入住率[13]。每州之间NICU的VLBW入住率差异在一定程度上可以解释全国范围内VLBW的临床结局差异。

问:新生儿病房分级定义的差异性?

答:尽管有TIOP - I指南方针,对于单一新生儿病房分级定义的使用,儿科医生和其他卫生保健专业人员在定义、标准和州卫生部执行方面有差异。

　　Blackmon 等人对包括哥伦比亚特区政府等所有 50 个州的网站进行了深度的综述回顾,评估在州这一级别使用定义和术语水平、功能和使用标准、法规遵从性和基金评估,以及新生儿病房分级对 AAP 文献的引用。作者发现,州与州之间对新生儿病房提供的新生儿医疗管理分级的定义、标准、依从性和监管机制都有很大的差异,建议应就国家层面有统一的途径[48]。

问:州(出生)证明需要(CON)对 NICU 病房的作用?

答:Lorch 等对包括哥伦比亚特区 50 个州进行了评估,鉴定州(出生)证明需要(certificate of need,CON)的法规情况,这些法规可被视为一种调节 NICU 病房升级和床位扩张的机制。

　　30 个州通过 CON 项目来规范 NICU 的建设,而不通过 CON 项目的州则有更多的 NICU 机构和更多的 NICU 床位(RR,2.06;95% Cl,1.74~2.45;和 RR,1.96;95% Cl,1.89~2.03)。在大都市地区,不通过 CON 项目的州在所有出生体重婴儿亚群中有高婴儿死亡率[49]。

问:VLBW 出生的现状?

答:卫生资源和服务管理局妇幼保健局与各州第五机构合作,记录在 III 级医院或亚专科围产诊所 VLBW 婴儿的出生比率。2009 年,只有 5 个州实现了至少 90% 的 VLBW 出生在高危医疗机构的目标[12]。然而,对于高危医疗机构的解读和报告在各州之间可能不一致,因为有一些州对高危医疗机构定义不明确,或者包括了 II 级医疗机构。最近,一些州与国家机构合作,在定义和规范围产期保健机构方面采取了更明确的行动[50]。

问:统一服务标准的发展情况怎么样?

答:通过质量改进项目的合作、卫生服务研究人员和公共卫生官员的努力,衡量新生儿管理质量的标准将继续改进[51,52]。质量改进项目开始在各个层面上蓬勃发展,以改善孕产妇结局和围产期母儿健康,最好能防止早产。质量改进项目包括医疗人员层面上的质量改进活动、医院级别的绩效指标以及区域、州和国家绩效指标[53]。

自 20 世纪 70 年代引入围产期区域化以来,像"March of Dimes"这样的组织推动了新生儿病房分级标准定义的发展,1993 年(TIOP - II)重申其重要性[54],并在 2010 年新 TIOP(TIOP - III)中提出了针对预防早产的高质量医疗管理的概念。

新生儿病房分级定义

问:分级定义基本上包括什么?

答:此次更新后的分级包括基础管理(I 级)、专业管理(II 级)和亚专科重症监护(III 级、IV 级)。

这些对医疗人员、物理空间、设备、技术和医疗机构的定义,可以作为对不同风险疾患患者提供高质量医疗管理的凭证[55]。

每个级别定义都反映了所需能力、功能标准和医护人员类别的最低要求。目前在 2009 年的"围产期"目录中,共有 148 个专业管理单位和 809 个亚专科管理单位自我识别。

问:什么是 I 级新生儿病房?

答:是健康新生儿婴儿室。

医护人员配备:儿科医师、家庭医师、高级新生儿护士和其他高级执业注册护士。

病房功能:为每一次分娩提供新生儿复苏;为稳定的足月儿评估并提供产后护理;对妊娠 35~37 周出生婴儿实施初步稳定医疗管理,并在生理稳定后提供常规新生儿护理;对妊娠 35~37 周出生的有疾患婴儿实施初步稳定医疗管理,直到转移至更高级别的新生儿病房。

问:什么是 II 级新生儿病房?

答:是特殊新生儿病房。

医护人员配备:儿科医师、新生儿科医师、高级新生儿护士和其他高级执业注册护士。

病房功能:对胎龄≥32 周的新生儿和体重≥1 500 g 的新生儿进行新生儿管理,患儿在生理上不成熟或有中等程度疾患,但这些问题预计很快就会解决,并且没有紧急情况下的临床亚专科服务的需要;为重症监护后的康复期婴儿提供医疗管理;可提供短暂的机械通气(<24 小时)或 CPAP 或两者都有;对妊娠 32 周之前出生,

体重小于 1 500 g 婴儿实施初步稳定医疗管理,直到转移至新生儿重症监护病房。

问:什么是 III 级新生儿病房?

答:是新生儿重症监护病房。

医护人员配备:儿科医师、新生儿科医师、高级新生儿护士和其他高级执业注册护士、小儿内科亚专科医师、小儿麻醉医师、小儿外科和小儿眼科医师。

病房功能:提供持久生命支持;对胎龄＜32 周和体重＜1 500 g 的婴儿,以及其他所有胎龄和出生体重患有严重疾病的婴儿提供全方位的医疗管理;提供及时、方便的全范围的儿科亚专科医疗人员,包括小儿内科、小儿外科、小儿麻醉和小儿眼科医师;提供全范围的呼吸支持,包括常规和/或高频通气及吸入性一氧化氮;执行先进的成像技术,在紧急情况下可进行图像解读,包括计算机断层扫描、磁共振成像和超声心动图。

问:什么是 IV 级新生儿病房?

答:是区域性 NICU。

医护人员配备:所有 III 级新生儿病房的医护人员,包括儿科医师、新生儿科医师、高级新生儿护士和其他高级执业注册护士、小儿内科亚专科、小儿麻醉医师、小儿外科和小儿眼科医师。

病房功能:在 III 级病房的基础上为复杂先天或后天性外科疾病患儿进行手术修复的医疗机构;机构内有全范围的小儿内科亚专科专业、小儿外科亚专科医师和小儿麻醉医师;可执行新生儿转运并可推广宣传教育。

问:III 级医疗机构优于 II 级医疗机构的地方有哪些?

答:● III 级医疗机构具有 24 小时医疗人员(新生儿科医师、新生儿护士、呼吸治疗师)和可以提供生命支持的医疗设备。

● 医疗机构可提供高级呼吸支持、生理监测设备、实验室、影像设备,还有儿科营养师及儿科药剂师支持、社会工作者及人文关怀工作者。

● III 级医疗机构能够提供超过 24 小时的辅助呼吸,包括传统的机械通气、高频通气、吸入性一氧化氮。

- III级医疗机构应有全范围的小儿内科和小儿外科亚专科医疗人员迅速到院或参加预定的咨询会议。
- III级医疗机构有小儿眼科服务以及对早产儿视网膜病变监测、治疗和随访等一整套方案[57]。
- III级医疗机构有能力进行大型外科手术或在有密切合作的相关机构进行手术，最好为地理位置接近的医疗机构。
- III级医疗机构应该有能力在紧急情况下解读高级成像技术结果，包括CT、MRI和超声心动图。
- III级医疗机构应该收集相关数据在内部评估并与其他级别新生儿病房相比较。

问：III级医疗机构的主要功能范围？

答：功能范围应基于每一个地区的地理因素、人口规模和人力资源。当遇到需要转运的婴儿，却由于地理条件限制导致陆地转运困难时，III级医疗机构可以提供直升机或固定机翼的航空转运[56]。根据临床情况，将患儿转送至上级医疗机构或儿童医院，以及经治疗后转移至下级医疗机构。有全范围的小儿内科和小儿外科亚专科医疗人员通过远程医疗技术和/或电话进行咨询。

问：III级医疗机构建议由小儿外科专家（包括小儿麻醉医师）来进行所有的新生儿外科诊疗吗？

答：是的。证据显示相对复杂度低的外科手术，如阑尾切除术或幽门肌切开术，小儿外科医师实施的手术临床结局优于普通外科医师[58]。

问：IV级医疗机构与III级医疗机构相比需具备哪些额外的功能？

答：IV级医疗机构具备III级医疗机构的所有功能以及额外的复杂和危重新生儿方面的丰富经验，并且能够24小时不间断地提供小儿内科和小儿外科亚专科服务。具有手术修复复杂疾患的能力（例如，需要体外循环的先天性心脏畸形手术，伴有或不伴有体外膜肺）。

问：为什么要集中在IV级医疗机构处理复杂的新生儿先天性心脏畸形？

答：虽然目前没有具体的数据支持，人们始终认为：将复杂的新生儿先天性心脏畸形婴儿的临床管理集中在指定的IV级医疗机构，可以达到最佳临床结局,并帮助这些医疗机构获得所需专业知识及经验。Burstein 等人最近的一项研究表明:NICU 和 PICU 与专门的儿科心脏 ICU 相比,术后并发症和死亡率没有差异,但该研究没有分别评估新生儿期和新生儿期后时间段。需要更多的证据来评估新生儿病房分级对复杂先天性心脏畸形新生儿的并发症和死亡率的风险[59]。

问:所有的 IV 级医疗机构都需要担当区域中心医疗机构吗?

答:不是所有的 IV 级医疗机构都需要担当区域中心医疗机构的任务。然而围产期保健服务的区域内管理要求合作协调来促进亚专科服务,执行继续教育以保持竞争力;协助转运和反转运的机会;收集远期临床结局数据,以评估围产期保健服务实施的有效性以及新疗法的安全性和功效[60]。

问:建立 IV 级医疗机构的意义是什么?

答:当责任集中在一个同时具有围产期和新生儿亚专科服务的区域中心时,这些功能可以最大化。在某些情况下,可以通过儿童医院与地理位置接近的亚专科围产期医疗机构合作,达到区域内协调[61]。

问:新生儿医疗服务还需要考虑其他哪些因素?

答:目前证据表明,家庭和文化因素对照顾重症新生儿很重要[62-65]。应考虑的因素包括以家庭和患者为中心的医疗管理、侧重文化背景的医疗管理、以家庭为单位的医疗教育,以及在有临床和社会指征情况下的转运至 II 级医疗机构及靠近家庭当地的医疗机构的反转运机会[64-67]。

引证归纳

问:围产期保健的区域化管理系统的建立有何优点?

答:研究表明在 III 级医疗机构外出生的 VLBW 和/或极早早产儿出院前死亡率风险明显增加,VLBW 和/或极早早产儿都应在 III 级医疗机构出生,除非因地理限制或孕母身体状况不允许。确保每个新生儿在最适合他/她卫生保健需求的医疗机构中出生并接受适宜的医疗管理,以便在可能情况下达到最佳健康状况。

问:新生儿病房分级对 VLBW 婴儿的建议?

答：研究表明在 III 级医疗机构外出生的 VLBW 和/或极早早产儿出院前死亡率风险明显增加，VLBW 和/或极早早产儿都应在 III 级医疗机构出生，除非因地理限制或孕母身体状况不允许。

问：新生儿病房分级管理制度包括几级？各级所司何职？

答：拥有新生儿科的医疗机构，应和所在州卫生部门合作，依据地理情况和人口基数方面的数据，将新生儿病房分级如下[55]：

I 级：具备新生儿科专业的医护人员和设备，熟练掌握新生儿窒息复苏技术、评估及提供健康新生儿的相关医疗管理，为妊娠 35～37 周的生理稳定的新生儿提供医疗管理，为那些患病的新生儿或者＜35 周胎龄的早产儿提供适合他们的新生儿管理，以稳定病情直至转运。

II 级：有相应的新生儿科人员和设备为以下婴儿提供相应的医疗管理：胎龄≥32 周和出生体重≥1 500 g 伴有生理不成熟情况，如早产儿呼吸暂停、体温维持困难、经口喂养困难；中等程度疾患预计在短期内迅速解决，没有亚专科医疗服务的紧急需求，或者是那些从重症监护病房转出的康复期患儿。II 级医疗机构能够提供持续正压通气呼吸支持，并可提供短期的机械通气呼吸支持（少于 24 小时）。

III 级：为有严重高危因素的患儿和危重患儿提供持续的生命支持和综合性医疗管理。包括出生体重＜1 500 g 或胎龄＜32 周的早产儿。III 级医疗机构可以提供危重的小儿内科和小儿外科治疗。III 级医疗机构可以常规提供持续辅助通气呼吸支持；可便捷地得到全方位的小儿内科亚专业支持；有 CT、MRI、超声心动图等先进成像技术以及紧急情况下对图像结果解读；有专业的儿童眼科医疗团队并有对早产儿视网膜病监测、诊疗及随访方案，有小儿外科亚专科及儿科麻醉医师在本机构或有密切联系的相关机构实施手术。III 级医疗机构可以根据患儿的临床指征，促成将患儿转至上级医院或儿童医院，或转回下级医疗机构。

IV 级：IV 级医疗机构具有 III 级医疗机构的所有医疗水平，在院内对严重的先天或后天性畸形能够实施外科修复手术。IV 级医疗机构可以协调整个转运系统，并为下辖的医疗机构推广继续教育。

问：该新生儿病房分级标准提供了哪些具体方面的定义？

答：为新生儿提供住院治疗的医疗机构，其具体功能按照明确定义统一分级，定义内容涵盖装备、人员、设施、辅助设备、培训和后勤部门（包括转运），以满足每一级别医疗机构分级的需求。

问：特殊人群的新生儿病房分级需求？

答：应收集包括死亡率、并发症和远期预后的以人群为基础的临床结局数据，为那些需要各种各样特定治疗，包括外科疾患的病患儿，提供特定的新生儿病房分级参考标准。

（王慧琴　尹晓光　张　舒　童　玲　杨　娜　张艳丽　宁辛未　周　燕　黄经纬　郭本标　荣　琦）

参 考 文 献

［1］ Stark AR, American Academy of Pediatrics Committee on Fetus and Newborn［J］. Levels of neonatal care. Pediatrics. 2004(114)：1341 - 1347.

［2］ Bode MM, O'shea TM, Metzguer KR, et al. Perinatal regionalization and neonatal mortality in North Carolina，1968 - 1994［J］. Am J Obstet Gynecol. 2001(184)：1302 - 1307.

［3］ MacDorman MF, Kirmeyer S. Fetal and perinatal mortality, United States，2005［J］. Natl Vital Stat Rep. 2009(57)：1 - 19.

［4］ Clement MS. Perinatal care in Arizona 1950 - 2002：a study of the positive impact of technology, regionalization and the Arizona perinatal trust［J］. J Perinatol. 2005(25)：503 - 508.

［5］ March of Dimes, Committee on Perinatal Health. Toward Improving the Outcome of Pregnancy：Recommendations for the Regional Development of Maternal and Perinatal Health Services［R］. White Plains，NY：March of Dimes National Foundation；1976.

［6］ Richardson DK, Reed K, Cutler JC, et al. Perinatal regionalization versus hospital competition：the Hartford example［J］. Pediatrics. 1995 (96)：417 - 423.

［7］ Yeast JD，Poskin M，Stockbauer JW，et al. Changing patterns in regionalization of perinatal care and the impact on neonatal mortality［J］. Am J Obstet Gynecol. 1998(178)：131－135.

［8］ Goodman DC，Fisher ES，Little GA，et al. Are neonatal intensive care resources located according to need? Regional variation in neonatologists，beds，and low birth weight newborns［J］. Pediatrics. 2001(108)：426－431.

［9］ Howell EM，Richardson D，Ginsburg P，et al. Deregionalization of neonatal intensive care in urban areas［J］. Am J Public Health. 2002 (92)：119－124.

［10］ Haberland CA，Phibbs CS，Baker LC. Effect of opening midlevel neonatal intensive care units on the location of low birth weight births in California［J］. Pediatrics. 2006(118). Available at：www. pediatrics. org/cgi/content/full/118/6/e1667.

［11］ Dobrez D，Gerber S，Budetti P. Trends in perinatal regionalization and the role of managed care［J］. Obstet Gynecol. 2006(108)：839－845pmid：17012444.

［12］ US Department of Health and Human Services，Health Resources and Service Administration，Maternal and Child Health Bureau［S/OL］. National Performance Measure ♯ 17. Available at：https：//perfdata. hrsa. gov/mchb/TVISReports/. Accessed July 12，2012.

［13］ Centers for Disease Control and Prevention (CDC). Neonatal intensive-care unit admission of infants with very low birth weight—19 States，2006［J］. MMWR Morb Mortal Wkly Rep. 2010(59)：1444－1447.

［14］ Martin JA，Hamilton BE，Ventura SJ，et al. Births：final data for 2009 ［J］. Natl Vital Stat Rep. 2011(60)：1－70.

［15］ Yoder BA，Gordon MC，Barth WH Jr. Late-preterm birth：does the changing obstetric paradigm alter the epidemiology of respiratory complications［J］? Obstet Gynecol. 2008(111)：814－822.

［16］ Schieve LA，Ferre C，Peterson HB，et al. Perinatal outcome among singleton infants conceived through assisted reproductive technology in the United States［J］. Obstet Gynecol. 2004(103)：1144－1153.

［17］ Joseph KS，Marcoux S，Ohlsson A，et al. Fetal and Infant Health Study

Group of the Canadian Perinatal Surveillance System. Changes in stillbirth and infant mortality associated with increases in preterm birth among twins[J]. Pediatrics. 2001(108): 1055 – 1061.

[18] Kaaja RJ, Greer IA. Manifestations of chronic disease during pregnancy [J]. JAMA. 2005(294): 2751 – 2757.

[19] Shapiro-Mendoza CK, Tomashek KM, Kotelchuck M, et al. Effect of late-preterm birth and maternal medical conditions on newborn morbidity risk[J]. Pediatrics. 2008(121). Available at: www. pediatrics. org/cgi/content/full/121/2/e223.

[20] Yang Q, Greenland S, Flanders WD. Associations of maternal age-and parity-related factors with trends in low-birthweight rates: United States, 1980 through 2000[J]. Am J Public Health. 2006(96): 856 – 861.

[21] Davidoff MJ, Dias T, Damus K, et al. Changes in the gestational age distribution among U. S. singleton births: impact on rates of late preterm birth, 1992 to 2002[J]. Semin Perinatol. 2006(30): 8 – 15.

[22] Engle WA, Tomashek KM, Wallman C, Committee on Fetus and Newborn, American Academy of Pediatrics. "Late-preterm" infants: a population at risk[J]. Pediatrics. 2007(120): 1390 – 1401.

[23] Ramachandrappa A, Rosenberg ES, Wagoner S, et al. Morbidity and mortality in late preterm infants with severe hypoxic respiratory failure on extracorporeal membrane oxygenation[J]. J Pediatr. 2011(159): 192 – 198, e3.

[24] Philip AG. The evolution of neonatology[J]. Pediatr Res. 2005(58): 799 – 815.

[25] Thompson LA, Goodman DC, Little GA. Is more neonatal intensive care always better? Insights from a cross-national comparison of reproductive care[J]. Pediatrics. 2002(109): 1036 – 1043.

[26] Gould JB, Marks AR, Chavez G. Expansion of community-based perinatal care in California[J]. J Perinatol. 2002(22): 630 – 640.

[27] Stoll BJ, Hansen NI, Bell EF, et al. , Eunice Kennedy Shriver National Institute of Child Health and Human Development Neonatal Research Network. Neonatal outcomes of extremely preterm infants from the NICHD Neonatal Research Network[J]. Pediatrics. 2010(126): 443 –

456.

[28] Heron M, Sutton PD, Xu J, et al. Annual summary of vital statistics: 2007[J]. Pediatrics. 2010(125): 4 - 15.

[29] Lasswell SM, Barfield WD, Rochat RW, et al. Perinatal regionalization for very low-birth-weight and very preterm infants: a meta-analysis[J]. JAMA. 2010(304): 992 - 1000.

[30] Phibbs CS, Baker LC, Caughey AB, et al. Level and volume of neonatal intensive care and mortality in very-low-birth-weight infants[J]. N Engl J Med. 2007(356): 2165 - 2175.

[31] Chung JH, Phibbs CS, Boscardin WJ, et al. The effect of neonatal intensive care level and hospital volume on mortality of very low birth weight infants[J]. Med Care. 2010(48): 635 - 644.

[32] Bartels DB, Wypij D, Wenzlaff P, et al. Hospital volume and neonatal mortality among very low birth weight infants [J]. Pediatrics. 2006 (117): 2206 - 2214.

[33] Rogowski JA, Horbar JD, Staiger DO, et al. Indirect vs direct hospital quality indicators for very low-birth-weight infants [J]. JAMA. 2004 (291): 202 - 209.

[34] Morales LS, Staiger D, Horbar JD, et al. Mortality among very low-birthweight infants in hospitals serving minority populations[J]. Am J Public Health. 2005(95): 2206 - 2212.

[35] Howell EA, Hebert P, Chatterjee S, et al. Black/white differences in very low birth weight neonatal mortality rates among New York City hospitals[J]. Pediatrics. 2008(121). Available at: www. pediatrics. org/ cgi/content/full/121/3/e407.

[36] Rogowski JA, Staiger DO, Horbar JD. Variations in the quality of care for very-low-birthweight infants: implications for policy[J]. Health Aff (Millwood). 2004(23): 88 - 97.

[37] Palmer KG, Kronsberg SS, Barton BA, et al. Effect of inborn versus outborn delivery on clinical outcomes in ventilated preterm neonates: secondary results from the NEOPAIN trial[J]. J Perinatol. 2005(25): 270 - 275.

[38] Wall SN, Handler AS, Park CG. Hospital factors and nontransfer of

small babies: a marker of deregionalized perinatal care[J]? J Perinatol. 2004(24): 351 - 359.

[39] Zeitlin J, Gwanfogbe CD, Delmas D, et al. Risk factors for not delivering in a level III unit before 32 weeks of gestation: results from a population-based study in Paris and surrounding districts in 2003 [J]. Paediatr Perinat Epidemiol. 2008(22): 126 - 135.

[40] Arad I, Baras M, Bar-Oz B, et al. Neonatal transport of very low birth weight infants in Jerusalem, revisited[J]. Isr Med Assoc J. 2006(8): 477 - 482.

[41] Institute of Medicine. Preterm Birth: Causes, Consequences, and Prevention. Washington[R], DC: National Academies Press; 2007.

[42] Rautava L, Lehtonen L, Peltola M, et al. PERFECT Preterm Infant Study Group. The effect of birth in secondary-or tertiary-level hospitals in Finland on mortality in very preterm infants: a birth-register study. Pediatrics[J]. 2007 (119). Available at: www. pediatrics. org/cgi/content/full/119/1/e257.

[43] Johansson S, Montgomery SM, Ekbom A, et al. Preterm delivery, level of care, and infant death in sweden: a population-based study [J]. Pediatrics. 2004(113): 1230 - 1235.

[44] Vieux R, Fresson J, Hascoet JM, et al. EPIPAGE Study Group. Improving perinatal regionalization by predicting neonatal intensive care requirements of preterm infants: an EPIPAGE-based cohort study[J]. Pediatrics. 2006(118): 84 - 90.

[45] Audibert F. Regionalization of perinatal care: did we forget congenital anomalies[J]? Ultrasound Obstet Gynecol. 2007(29): 247 - 248.

[46] Martin JA, Menacker F. Expanded health data from the new birth certificate[J], 2004. Natl Vital Stat Rep. 2007(55): 1 - 22.

[47] Menacker F, Martin JA. Expanded health data from the new birth certificate, 2005[J]. Natl Vital Stat Rep. 2008(56): 1 - 24.

[48] Blackmon LR, Barfield WD, Stark AR. Hospital neonatal services in the United States: variation in definitions, criteria, and regulatory status, 2008[J]. J Perinatol. 2009(29): 788 - 794.

[49] Lorch SA, Maheshwari P, Even-Shoshan O. The impact of certificate of

need programs on neonatal intensive care units[J]. J Perinatol. 2012 (32): 39 - 44.

[50] Nowakowski L, Barfield WD, Kroelinger CD, et al. Assessment of state measures of risk-appropriate care for very low birth weight infants and recommendations for enhancing regionalized state systems[J]. Matern Child Health J. 2012(16): 217 - 227.

[51] Acolet D, Elbourne D, McIntosh N, et al. Confidential Enquiry Into Maternal and Child Health[J]. Project 27/28: inquiry into quality of neonatal care and its effect on the survival of infants who were born at 27 and 28 weeks in England, Wales, and Northern Ireland. Pediatrics. 2005 (116): 1457 - 1465.

[52] Ohlinger J, Kantak A, Lavin JP Jr, et al. Evaluation and development of potentially better practices for perinatal and neonatal communication and collaboration[J]. Pediatrics. 2006(118): S147 - S152.

[53] March of Dimes. Toward Improving the Outcome of Pregnancy III: Enhancing Perinatal Health Through Quality, Safety, and Performance Initiatives (TIOP3)[J]. White Plains, NY: March of Dimes Foundation; 2010.

[54] Committee on Perinatal Health. Toward Improving the Outcome of Pregnancy: The 90s and Beyond[J]. White Plains, NY: March of Dimes Foundation; 1993.

[55] American Academy of Pediatrics, American College of Obstetrics and Gynecology. Guidelines for Perinatal Care [M]. 6th ed. Elk Grove Village, IL: American Academy of Pediatrics; 2007.

[56] American Academy of Pediatrics. Section on Transport Medicine. Guidelines for Air and Ground Transport of Neonatal and Pediatric Patients[M]. 3rd ed. Elk Grove Village, IL: American Academy of Pediatrics; 2012.

[57] Fierson WM, Section on Ophthalmology American Academy of Pediatrics, American Academy of Ophthalmology, American Association for Pediatric Ophthalmology and Strabismus. Screening examination of premature infants for retinopathy of prematurity[J]. Pediatrics. 2006 (117): 572 - 576.

[58] Kosloske A, American Academy of Pediatrics, Surgical Advisory Panel. Guidelines for referral to pediatric surgical specialists[J]. Pediatrics. 2002(110): 187 - 191; reaffirmed in Pediatrics. 2007(119): 1031.

[59] Burstein DS, Jacobs JP, Li JS, et al. Care models and associated outcomes in congenital heart surgery[J]. Pediatrics. 2011 (127). Available at: www. pediatrics. org/cgi/content/full/127/6/e1482.

[60] Attar MA, Lang SW, Gates MR, et al. Back transport of neonates: effect on hospital length of stay[J]. J Perinatol. 2005(25): 731 - 736.

[61] Berry MA, Shah PS, Brouillette RT, et al. Predictors of mortality and length of stay for neonates admitted to children's hospital neonatal intensive care units[J]. J Perinatol. 2008(28): 297 - 302.

[62] American College of Obstetricians and Gynecologists. Cultural sensitivity and awareness in the delivery of health care. Committee Opinion No. 493 [J]. Obstet Gynecol. 2011(117): 1258 - 1261.

[63] American College of Obstetricians and Gynecologists. Effective patient-physician communication. Committee Opinion No. 492 [J]. Obstet Gynecol. 2011(115): 1254 - 1257.

[64] Tucker CM. US Department of Health and Human Services Advisory Committee on Minority Health. Reducing Health Disparities by Promoting Patient-Centered Culturally and Linguistically Sensitive/ Competent Health Care[J]. Rockville, MD: US Public Health Service; 2009.

[65] Britton CV, American Academy of Pediatrics Committee on Pediatric Workforce. Ensuring culturally effective pediatric care: implications for education and health policy[J]. Pediatrics. 2004(114): 1677 - 1685.

[66] Eichner JM, Johnson BH, Committee on Hospital Care. American Academy of Pediatrics. Family-centered care and the pediatrician's role [J]. Pediatrics. 2003(112): 691 - 697.

[67] Kattwinkel J, Cook LJ, Nowacek G, et al. Regionalized perinatal education[J]. Semin Neonatol. 2004(9): 155 - 165.

第十五章
产 后 出 血

🍂 制定机构

美国妇产科医师学会产科学临床委员会（American College of Obstetricians and Gynecologists' Committee on Obstetric Practice）

🍂 认同机构

美国家庭医生学会（American Academy of Family Physicians）

美国护士助产师学会（American College of Nurse-Midwives）

美国妇产科医师学会（American College of Obstetricians and Gynecologists）

妇女健康，产科和新生儿护士协会（Association of Women's Health，Obstetric and Neonatal Nurses）

（美国）母婴医学会（Society for Maternal-Fetal Medicine）

🍂 规范级别

临床指南

🍂 主要文献

Practice Bulletin No. 183：Postpartum Hemorrhage(2017)

www. acog. org/More－Info/Postpartum Hemorrhage.

http：//safehealthcareforeverywoman. org/patient-safety-bundles/

🍂 循证问答

背景概论

问：产后出血的定义？

答：产后出血指产后 24 小时内，累计失血量≥1 000 ml，或失血伴低血容量的症状或体征。产后出血仍是世界上导致产妇死亡的主要原因[1]。

问：产后出血可导致的严重并发症有哪些？

答：产后出血可导致的严重并发症包括：成人呼吸窘迫综合征、休克、弥散性血管内凝血、急性肾衰竭、生育力丧失和产后垂体坏死（席汉综合征）。

问：在美国，导致产妇重症疾病的两大原因是什么？

答：在美国，需要输血的出血是导致产妇重症疾病的重要原因，其次为弥散性血管内凝血[2]。

问：20 世纪 80 年代末期以来，美国因产后出血导致的产妇死亡率有变化吗？为什么？

答：自 20 世纪 80 年代末期以来，美国因产后出血导致的产妇死亡率一直在下降。2009 年出血占孕产妇死亡率的 10%（大约每100 000 例活产中有 1.7 例死亡）[2,4]。死亡率下降与输血和围产期子宫切除使用增多有关。

问：1994～2006 年，美国产后出血率增加的原因？

答：1994～2006 年，美国的产后出血率增加了 26%，其原因是子宫收缩乏力发生率增高。

问：美国妇产科医师学会发布该指南的目的是什么？

答：美国妇产科医师学会（American College of Obstetricians and Gynecologists，ACOG）发布该指南的目的是讨论产后出血的风险因素，以及对产后出血的评估、预防和管理措施。另外，这篇指南将鼓励妇产科医师和其他产科医务人员积极参与产后出血的一揽子标准化管理计划（例如政策、指南和流程图）的实施。

问：ACOG 的 reVITALize 项目是如何定义产后出血的？

答：美国妇产科医师学会（ACOG）的 reVITALize 项目定义产后出血：无论生产方式如何，产后 24 小时内累计失血量超过或者等于1 000 ml，或者失血伴有血容量减少的症状或体征（包括分娩时的失血量）[5]。

问：新定义与传统定义有区别吗？

答： 有区别。传统定义是阴道分娩后出血超过 500 ml 或剖宫产后出血超过 1 000 ml[6]。这种新的分类很可能会减少产后出血诊断的人数。

问： 阴道分娩失血量超过 500 ml 可以置之不理吗？

答： 不可以。经阴道分娩失血量超过 500 ml，应考虑为异常，并需要医护人员去评估血容量不足的风险。

问： 目测法评估失血量准确吗？可以提高吗？

答： 尽管目测法估计失血量是不准确的，但通过一个简单的失血量评估的授教过程，出血量估计的准确性可以提高[7]。

问： 血细胞比容下降可以定义产后失血吗？

答： 既往，血细胞比容下降 10% 可以作为产后失血的另外一种定义方法，但由于血红蛋白或者血细胞比容浓度的测定数据通常会有延迟，并不能很好反映当前的血液学状态，因此在急性产后出血的临床应用中并不实用[8]。

问： 为什么说早期识别产后出血应该作为改善结局的一个目标？

答： 一点重要认识，产后评估产妇大量失血的症状和体征（比如心动过速、低血压等）可能即刻出现，也可能仅在严重失血后才出现[9]。因此，如果一个产妇伴有心动过速或血压过低，妇产科医师或者产科护理人员应考虑失血已经达到了 25%（约 1 500 ml 或更多）[10]。所以早期识别产后出血（比如在生命体征恶化之前）应该作为改善结局的一个目标。

鉴别诊断

问： 对于一个产科出血的患者，需要明确哪些问题？

答： 对于任何一个产科出血的患者，最基本的措施是需要妇产科医师或者产科护理人员首先判断出血的来源（子宫、宫颈、阴道、尿道周围、阴蒂周围、会阴、肛周或直肠）。这可通过仔细的体格检查而加以识别。在出血的解剖部位确定后，进一步明确出血原因也很重要，因为治疗方案会有所不同。

问： 产后出血最常见病因有哪些？

答： 最常见的病因（表 15-1）被分为原发性或继发性。原发性产后出血发生在产后 24 小时之内,继发性产后出血被定义为产后 24 小时之后至 12 周之内的过量出血[11,12]。

表 15 - 1　产后出血的原因

原发性:
- 子宫收缩乏力
- 产道损伤
- 胎盘残留
- 胎盘粘连/植入
- 凝血功能异常(DIC 等)
- 子宫内翻

继发性:
- 子宫胎盘附着部位复旧不良
- 妊娠物残留
- 感染
- 遗传性的凝血功能障碍(例如,von Willebrand 凝血因子缺失)

问:评估产后出血病因的"4T 法则"是什么?

答:评估一个产后出血的患者,考虑"4T 法则"会很有帮助——子宫张力(tone)、组织损伤(trauma)、组织残留(tissue)和凝血酶(thrombin)[13]。

问:产后出血的首要病因是什么?

答:子宫张力异常(宫缩乏力)占产后失血的 70%～80%,应视为产后出血的首要怀疑病因[14]。

问:子宫收缩乏力的治疗措施有哪些?

答:子宫收缩乏力的治疗措施包括子宫按摩、双手压迫子宫和宫缩剂应用[15]。

问:产妇的组织损伤包括哪些?

答:产妇的组织损伤包括产道撕裂伤、扩张型血肿以及子宫破裂。

问:如何诊断和处理胎盘滞留?

答:胎盘组织滞留可通过人工检查宫腔或床边超声检查迅速诊断,可行人工剥离胎盘或刮宫术清除。

问:需要评估凝血状态吗? 异常怎么处理?

答：凝血酶这个词，起到一个提醒作用，需要对患者凝血状态进行评估，如有异常可考虑用凝血因子、纤维蛋白原或者其他因子来代替（可参阅输血治疗和大量输血部分）。

问：必须分辨出血的病因吗？

答：必须分辨。只有认识出血的最可能病因，才能及时给出相应的治疗措施。

风险因素

问：产科医护人员为什么要做好随时应对产妇出血的准备？

答：产后出血不可预测，但又比较常见，且会导致严重的并发症和死亡率，所以产科病房的医护人员，包括医师、助产士和护士，都应做好随时应对产妇出血的准备。

问：为什么建议在产前或入院时就进行孕产妇产后出血的风险评估？

答：产后出血和一系列确定的风险因素有关，如产程延长或绒毛膜羊膜炎（表 15－2）。但很多没有这些风险因素的产妇也会发生产后出血[16]。一些国家和州立机构，建议在产前或入院时就进行孕产妇风险评估，然后再根据其他风险因素随分娩和产后阶段的发展而不断修改[17]。

问：有可预测产科出血的工具吗？

答：已有的风险评估工具可以使用[18,19]。使用这些工具，能够预测60%～85%的严重产科出血[17,20,21]。表 15－2 列出了评估工具的一个例子。

表 15－2　风险评估方法的举例

低 风 险	中 等 风 险	高 风 险
单胎	剖宫产或子宫手术史	前置胎盘、胎盘植入（粘连性、植入性、穿透性）
<4 次分娩史	>4 次分娩史	血球压积<30%
无瘢痕子宫	多胎妊娠	入院时出血
无产后出血史	大子宫肌瘤	已知凝血缺陷
	绒毛膜羊膜炎	产后出血史

低 风 险	中 等 风 险	高 风 险
	使用硫酸镁	异常生命体征(心动过速和低血压)
	使用缩宫素时间过长	

引用 Lyndon A，Lagrew D，Shields L，et al. Improving health care response to obstetric hemorrhage version 2.0. A California quality improvement toolkit. Stamford (CA)：California Maternal Quality Care Collaborative；Sacramento （CA）：California Department of Public Health；2015.

问：问：通过风险因素评估来确定患者产后出血可能性有临床价值吗？

答：一项在 10 000 名患者中展开的回顾性有效性研究表明,尽管该工具能够正确识别 80％的产后出血,但超过 40％未发生产后出血的女性,也被置于高危人群中[20],该工具的特异性略低于 60％。而且,在认为低风险人群中,约有 1％的产妇经历了严重的产后出血。这表明,通过风险因素评估来确定患者产后出血可能性,其临床价值很低。

问：低风险患者不用严密监测吧？

答：上述这些发现表明,对所有患者,都需要进行严密观测,包括那些最初被认为是低风险的患者。

预防措施

问：预防产后出血的措施有哪些？

答：许多组织建议在第三产程采取积极的措施来减少产后出血的发生[22-24]。积极措施包括三部分：① 缩宫素的使用；② 子宫按摩；③ 脐带牵拉[25]。不过现有的研究显示脐带牵拉并不能减少产后出血率和出血量。

问：如何预防性使用缩宫素？

答：预防性使用缩宫素,通过稀释后静脉注射(首先给 10 U)或肌内注射(10 U)仍是最有效且副作用最小的措施[26]。

问：在预防产后出血方面,缩宫素联合其他用药优于单用缩宫素吗？

答： 在预防产后出血方面,缩宫素联合麦角新碱或者缩宫素联合米索前列醇,似乎并不优于单用缩宫素[26,27]。

问： 缩宫素使用时间不同对出血有影响吗?

答： 缩宫素使用时间——到底是延迟钳夹脐带后、胎儿前肩娩出后或者胎盘娩出后给药,对产后出血的影响,目前研究并不充分,已有的研究显示对出血的影响没有差异[28]。特别需要指出的是,在延迟钳夹脐带后使用缩宫素,并不增加产后出血的风险[29]。

问： 所有胎儿娩出后都要常规使用宫缩剂吗?

答： 世界卫生组织、美国妇产科医师学会(ACOG)、美国家庭医师学会(American Academy of Family Physicians)、妇女健康协会(Association of Women's Health)、产科和新生儿护理学会(Obstetric and Neonatal Nurses)等均建议在所有胎儿娩出后使用宫缩剂(通常是缩宫素)预防产后出血[13, 22, 24]。因此,所有产科保健机构均应有胎儿娩出后常规立即使用宫缩剂的指南。

问： 按摩子宫有效吗?

答： 尽管设计较好的研究有限,但一个小样本研究发现按摩子宫可以减少产后出血和宫缩剂的使用[30];然而,一项 Cochrane 综述发现没有统计学差异,最终证据不能做出统一结论[31]。

问： 早期钳夹脐带或牵拉脐带能减少产后出血吗?

答： 研究显示,早期钳夹脐带或牵拉脐带并不能减少产后出血率和出血量[32]。

问： 乳头刺激或哺乳能降低产后出血吗?

答： 一项 Cochrane 综述指出,两项关于乳头刺激或哺乳的研究,在降低产后出血方面,并未发现统计学差异[33,34]。

治疗措施

问： 产后出血的治疗原则是什么?

答： 因患者的个体差异和具体医院条件不同,所以产科出血的治疗措施也有很大不同。一般来说,应该多学科多方面治疗产后出血,在维持血流动力学稳定的同时,迅速识别和治疗出血的原因。

问： 宫缩乏力所致产后出血的治疗方案包括哪些?

答： 宫缩乏力所致产后出血的治疗方案包括:宫缩剂或其他药物应用、

子宫填塞(如宫内球囊)、手术止血(如 B - Lynch 手术)、子宫动脉栓塞,甚至最终行子宫切除术。一般来说,应首选创伤小的方法;如果无效,可能需要更多的有创治疗。这些治疗措施会在稍后文档中详细描述。

问: 流程图式的产后出血系统化处理方案有临床推广价值吗?

答: 流程图式的产后出血系统化处理方案,已经在医院和卫生保健系统中广泛应用[19,35,36]。这些方案采用多学科(如产科、护理、麻醉、输血医学)、多角度、逐步评估和处理产后出血的模式,目的在于尽早治疗,以减少产妇严重并发症率和死亡率,并尽早确定是否需要采取更进一步干预措施(如切除子宫或其他手术)和入住重症监护病房。目前,这些措施治疗失血,已经采用得越来越早,但产妇严重并发症的发生率或重症监护病房的入住率方面的证据,尚不能得出统一结论[12]。

问: 资源有限的医疗机构应该怎么做?

答: 许多提供孕产妇医疗服务的医院都位于农村或小型社区。美国 50％的偏远保障型＊医院(Critical access hospital)和 92％ 的农村医院提供产科服务[37]。因为这些医疗中心通常没有与大多数城市医院一样的资源,因此制订一个整体规划来处理产后出血等产科急诊是很重要的。需要特别指出的是,这些小型医疗中心应该考虑制订指南,选择适当的病例,做好病情分级和转诊上级医院。同时,对本院现有的资源做出评估,并制订产科出血的综合计划,对于降低发病率至关重要。欲了解更多信息,请参阅产科护理共识 2 号《孕产妇分级管理》[38]。

＊ 编者注：Critical access hospital,指急诊床位不超过 25 张,和其他医院距离 40 千米以上,24 小时开业,平均住院时间小于 96 小时,为偏远地区民众提供最基本的保障性服务,获得政府财政支持。

临床预警

问: 发生产后出血,何时应启动评估流程?

答: 当产后出血超过预期量(阴道分娩 500 ml 或剖宫产 1 000 ml)时,应进行仔细彻底的评估。

问：怎样才能鉴别产后出血的病因？

答：对子宫、子宫颈、阴道、阴唇和会阴的快速检查常常能鉴别产后出血的病因（有时是多个出血灶）。

问：产后出血的诊断和处理流程图有帮助作用吗？

答：有帮助，妇产科医师和其他产科护理人员应该熟悉产后出血的诊断和处理流程图[18,39]。理想情况下，这些流程应该张贴在产房和待产区。

问：产后出血最常见病因有哪些？

答：最常见的病因包括宫缩乏力、产道损伤、胎盘组织残留。较少见的原因包括胎盘早剥、凝血功能障碍（获得或遗传性）、羊水栓塞、胎盘植入或子宫内翻。

治疗策略

问：产后出血的基本治疗原则？

答：在治疗产后出血时，应使用创伤性小的方法，还需要控制出血，这两者之间需要权衡。具体的治疗常取决于病因。不同的出血病因，如撕裂伤和胎盘植入，有其特定的治疗方法，但这些具体方法的评估的证据几乎不存在。然而，作为产后出血最常见的原因，子宫收缩乏力的治疗方法有很多种。

问：产后出血的治疗中，先无创还是无创和有创方法同时进行？

答：一般来说，在产后出血的治疗中，开始应尽量使用创伤性小的方法，但如果无效，为保全生命，可能需要更积极的干预措施，包括子宫切除术。

问：产后出血的管理决策基于哪些因素？

答：很少有随机对照试验检测产后出血的处理，管理决策通常是基于观察性研究和临床判断。

对因处理

宫缩乏力

问：产后出血最常见的原因？其风险因素有哪些？

答：子宫收缩乏力是导致产后出血最常见的原因，占 70%～80%，且发生率似乎呈升高趋势[14,21,40]。在分娩时，风险因素包括但不限于以下因素：产程延长、引产、缩宫素的长时间使用、绒毛膜羊膜炎、多胎妊娠、羊水过多和子宫肌瘤(见表 15-1 和表 15-2)。

问：如何判断是子宫收缩乏力？该怎样处理？

答：在产后出血时，子宫疲软且收缩差，提示子宫收缩乏力是原因。当怀疑子宫收缩乏力时，应排空膀胱，进行双合诊，同时清除宫腔内的血块，并进行子宫按摩。

问：最常见的宫缩剂有哪些？哪种最有效？

答：除了缩宫素，3%～25%的产后出血病例需要使用第二种宫缩剂[15]。最常添加使用的宫缩剂包括甲基麦角新碱、15-甲基前列腺素 F2a 或米索前列醇。2015 年一篇综述指出，目前还没有证据说明哪种额外宫缩剂是最有效的[12]。治疗难治性宫缩乏力可能需要其他方法，如宫腔填塞(宫腔填塞球囊)或压迫缝合[41,42]。

问：子宫下段收缩乏力应采取什么措施？

答：少数情况下，子宫底变硬收缩，但子宫下段仍处于扩张状态，收缩乏力。这种情况下，通常是人工清除所有残留物，并通过双手按摩子宫减少失血，同时等待宫缩剂发挥作用。如果有持续性的子宫下段收缩乏力，可以考虑使用宫腔填塞球囊治疗。

产科损伤

问：发生软产道撕裂伤后如何处理？

软产道撕裂伤是产科损伤最常见的并发症。尽管这种撕裂伤主要是静脉出血，但可能是产后出血的主要来源。应尽快识别和修复宫颈裂伤、伴有动脉出血的裂伤以及高位阴道裂伤。同样，如果阴道下端、外阴、阴蒂周围和会阴撕裂，出血较多，也应修复。如果怀疑有子宫动脉损伤，应考虑介入放射治疗，手术探查结扎血管。这样的手术可能需要麻醉科协助并转移到设备齐全的手术室。

问：如何判断产道血肿？

答：产道血肿(阴唇、阴道、阔韧带或腹膜后)也可能导致严重的失血，在发生急速无保护的分娩或器械助产的情况下，应该考虑到。阴唇、直肠、骨盆的压迫感或疼痛，或是生命体征的恶化，可能是产道血肿的唯一症状，血肿可能直到分娩后数小时才被识别。

问：如何处理产道血肿？

答：一旦确诊，大部分的产道血肿可以保守治疗。然而，血肿快速增大，尤其是当患者出现生命体征异常时，需要切开和引流。血肿切开只用于最严重病例的一个原因是，当血肿发生时，通常不会只有单个出血源。可能需要通过缝合或包扎来止血。动脉栓塞是治疗血肿的另一种选择，在血肿切开之前应考虑它的可行性。

问：有腹腔或腹膜后出血时应采取哪些措施？

答：产妇生命体征恶化而无明显出血，提示产科团队可能有腹腔或腹膜后出血。在这种情况下，复苏措施、影像学诊断和手术干预或介入放射学的程序应马上执行。

胎盘残留

问：胎盘残留的诊断？

答：所有胎儿娩出后均应肉眼对胎盘完整性进行详细检查。即使胎盘完好无损，在子宫腔内也可能有残留的妊娠产物（如副胎盘）。人工剥离胎盘、既往子宫手术史或存在其他导致胎盘粘连的风险因素的，应考虑有胎盘残留或胎盘植入。超声或宫腔内手工检查常用于诊断胎盘残留。如果超声显示正常的子宫内膜线，胎盘残留的可能很小。尽管胎盘残留的超声影像表现不一定一致，但宫腔内一旦发现回声团块，应高度怀疑。

问：胎盘滞留应该怎样处理？

答：当发现胎盘滞留时，第一步是尝试人工剥离胎盘组织。如果产妇有足够的区域性镇痛，就可对子宫腔进行评估。如果人工剥离失败，可以使用班卓琴（"banjo"）状刮匙或大号卵圆钳（Sopher 或 Bierer）钳刮清除残留组织。

问：产后清宫有必要超声引导吗？

答：鉴于产后子宫易发生子宫穿孔，以及需要确保清除所有组织，超声引导很有必要。

问：如果胎盘组织粘附在子宫壁上应考虑什么？

答：如果胎盘组织粘附在子宫壁上，应考虑胎盘植入的可能性，尤其是存在胎盘植入高危因素时。其相关处理在后文会有讨论。

急性凝血障碍

问：产后出血并发凝血功能障碍的病因？

答：产后出血可以并发急性凝血功能障碍。如出现凝血障碍，除了大量失血之外，还应考虑两种特殊的病因：① 胎盘早剥；② 羊水栓塞。

问：胎盘早剥的常见并发症是什么？

答：胎盘早剥可导致血液渗入子宫肌层，导致子宫收缩乏力（Couvelaire 子宫），弥散性血管内凝血和低纤维蛋白原血症是其常见的并发症。

问：胎盘早剥的通常表现是什么？

答：胎盘早剥通常表现为阴道出血、宫缩过频（tachysystole）和疼痛[43]。胎心监护中典型的收缩模式包括高频率低幅度收缩。胎盘早剥占需要大量输血病例的 17%[44]。

问：羊水栓塞是一种什么性质的疾病？

答：羊水栓塞是一种罕见的、不可预测的、不可预防的、极其严重的产科急症[45]。

问：什么是羊水栓塞的三联征？

答：羊水栓塞一般表现为三联征：低血压、呼吸功能障碍以及DIC[45]。

问：为什么羊水栓塞几乎都伴有产后出血？怎么办？

答：基于严重的凝血功能障碍，几乎所有羊水栓塞病例都伴有产后出血。应积极地补充血容量并启动大量输血方案来治疗凝血功能障碍和大出血。

宫缩乏力药物

问：子宫收缩乏力引起的产后出血应首选哪种治疗方法？

答：子宫收缩剂是子宫收缩乏力引起的产后出血的首选治疗方法。

问：哪种宫缩剂最有效？

答：只要没有禁忌证，医务工作者可以依据自己决策选择宫缩剂。因为目前并没有证据说某种药物有效性更突出[12]。

问：常见的子宫收缩剂有哪些？

答：常见的子宫收缩剂（如缩宫素、甲基麦角新碱、15-甲基前列腺素F2α 和米索前列醇）及其剂量在表 15-3 中列出。

表 15‑3　产后出血紧急药物处理

药物	剂量及途径	频率	禁忌	副作用
缩宫素	10～40 U/500～1 000 ml Ivgtt 或 10U 肌注	连续	罕见,过敏	通常没有,恶心、呕吐、长期使用后低钠血症、静脉推注(不建议)后低血压
甲基麦角新碱	0.2 mg 肌注	Q2～4 h	高血压、子痫前期、心血管疾病、过敏	恶心、呕吐、严重高血压(尤其是静脉推注,不建议)
15‑甲基前列腺素 F2α	0.25 mg 肌注/子宫肌注	Q15～90 min,最多 8 次	哮喘。相对禁忌证:高血压、急性肝、肺或心脏疾病	恶心、呕吐、腹泻、发热(一过性)、头痛、发冷、寒战、支气管痉挛
米索前列醇	600～1 000 μg,口服、舌下、纳肛	1 次	罕见,药物过敏或前列腺素过敏者	恶心、呕吐、腹泻、寒战、发烧(短暂)、头痛

引用 Lyndon A, Lagrew D, Shields L, et al. Improving health care response to obstetric hemorrhage version 2.0. A California quality improvement toolkit. Stamford (CA): California Maternal Quality Care Collaborative; Sacramento (CA): California Department of Public Health; 2015.

问：宫缩剂可联合使用吗？用药速度有限制吗？

答：只要没有禁忌证,可多种药物联合使用。子宫收缩反应不足且有持续出血时,可加快用药速度[15]。

问：当宫缩剂不能充分控制产后出血时,应采取什么措施？

答：当宫缩剂不能充分控制产后出血时,应及时应用其他干预措施(如子宫填塞或手术治疗),并注意加大治疗力度和人员支持。

氨甲环酸

问：氨甲环酸可以降低产科出血导致的死亡率吗？

答：氨甲环酸是一种可以静脉注射或口服的抗纤维蛋白溶解剂。一项大型国际随机临床试验——世界孕产妇抗纤维蛋白溶解(WOrld Maternal Antifibrinolytic, WOMAN)试验,比较了 1 g 氨甲环酸静脉滴注与安慰剂治疗产后出血的疗效[46],发现氨甲环酸对于最终全子宫切除率或是死亡率没有明显的改善,但显著降低了产科出血导致的死亡率(1.5% 与 1.9%,$P=.045$ 氨甲环酸与安慰剂对比)[46]。

问：氨甲环酸用于减少产后出血死亡率的使用时机有什么要求?

答：如果在产后 3 小时内给予氨甲环酸治疗,产科出血导致的死亡率为 1.2%,而对照组为 1.7%($P=0.008$)。

问：氨甲环酸可以作为预防或治疗药物吗?

答：一些小型研究表明,氨甲环酸可以作为预防性药物或者治疗的一部分来适度减少产科失血[47,48]。

问：在手术中使用氨甲环酸是否会增加血栓的风险?

答：在手术中使用氨甲环酸的患者血栓形成的风险似乎与对照组无差异[49,50],并且在 WOMAN 试验中接受过氨甲环酸治疗的孕产妇患血栓的风险并不高。

问：推荐在何时使用氨甲环酸?

答：目前,除研究环境以外,数据尚不足以推荐使用氨甲环酸作为预防产后出血的方法。虽然 WOMAN 试验的结果,在美国效果如何、是否能普及化尚不明确,但鉴于其在降低产后出血患者死亡率方面的作用,在最初的药物治疗无效时,应考虑使用氨甲环酸。

问：氨甲环酸早用和晚用效果相同吗?

答：氨甲环酸早使用的效果优于晚使用,因为从数据分层分析中发现,产后出血立即使用者优于产后 3 小时使用者。

问：不熟悉氨甲环酸,怎么办?

答：对于不熟悉氨甲环酸的临床医师,应咨询当地或地区产后出血的专家,并特别将其使用纳入管理指南。

外科介入

填塞技术

问：当宫缩剂和双手按摩无效时,可以考虑什么措施?

答：当宫缩剂和双手按摩子宫不能维持子宫收缩和满意地控制出血时,使用压迫(包括手工压迫)、子宫内球囊填塞或纱条填塞可以有效减少子宫收缩乏力导致的出血(表 15-4)。虽然还没有足够证据区分这些方法之间的利弊,但每家医院应采用一种方法,并培训专业人员学会使用。例如,加利福尼亚州孕产妇护理合作组织建议在宫缩剂失败后使用宫内球囊进行填塞。

表 15 - 4　产后出血填塞技术

技　　术	说　　明
市售宫内球囊填塞装置 ● Bakri 球囊 ● Ebb 子宫填塞器	● 经宫颈插入或通过剖宫产切口;有一个血液排出口;用 300～500 ml 的生理盐水充囊 ● 双球囊:子宫内球囊最大推荐填充量为 750 ml;阴道内球囊最大推荐填充量 300 ml
Foley 导尿管	插入一个或多个 60 ml 的气囊导尿管,并填充 60 ml 生理盐水
子宫填塞	10 cm 纱布用 5 ml 盐水加 5 000 U 凝血酶浸泡,然后用卵圆钳从一侧宫角填充到另一侧宫角

问:子宫内球囊填塞有效吗?

答:虽然使用宫内球囊填塞益处的证据有限,然而,在一项研究中,86％的球囊填塞后产妇不需要进一步的治疗或手术[12,51]。与此类似,一项总结性研究发现球囊填塞后,75％的患者不需要进一步的治疗[12]。在一些难治性病例中,宫内球囊填塞和子宫压缩缝合(稍后描述)可以一起使用[52]。

问:除了球囊填塞,还有哪几种填塞方法?

答:如果没有球囊填塞设备,可进行宫内纱布填塞。这需要仔细地将纱布用海绵棒从一侧宫角一层层填塞到另一侧宫角,最后将纱布头留在宫口外。为了避免在取纱布时发生残留,需要仔细清点纱布并将其捆绑在一起。同样,仍然可以使用多个大号 Foley 导管(这是在商业性开发前最常用的宫腔填塞办法),但目前的难度在于放置多个球囊并保持仔细计数。如果压迫缝合或宫腔填塞或两者均不能充分控制出血,它们可用于计划搬运至做子宫动脉栓塞术(uterine artery embolization, UAE)或子宫切除术的临时治疗。

子宫动脉栓塞术

问：产后出血做子宫动脉栓塞术的适应证？

答：发生产后出血适用 UAE 的产妇应为血流动力学稳定，但有持续缓慢出血，且保守治疗（宫缩剂、子宫按摩、子宫压迫和人工清除凝血块）无效者[12]。

问：UAE 治疗产后出血的最大优势是什么？

答：如果成功的话，产妇可以通过 UAE 保住子宫，并可能保留生育能力。

问：UAE 治疗产后出血的成功率是多少？

答：UAE 治疗产后出血，是使用透视找到出血的血管，通过可吸收的明胶海绵、线圈或微粒实施栓塞。一组研究（N=15）表明，UAE 治疗产后出血的平均成功率为 89%（范围 58%～98%）[12]。一项大样本研究（114 例子宫动脉栓塞手术）报道了>80% 的成功率，其中 15% 后续需要全子宫切除术[53]。

问：UAE 治疗的可能并发症有哪些？

答：根据小样本病例研究，子宫动脉栓塞术发生严重损害（子宫坏死、深静脉血栓或周围神经病变）的风险似乎较低（低于 5%）[12]。接受子宫动脉栓塞术后，有多达 43% 的女性患有不孕症[12]。其他研究报告显示，在子宫动脉栓塞术史的妇女中，随后的妊娠并发症如早产（5%～15%）和胎儿生长受限（7%）的比例似乎和一般的产科人群相似[12, 54]。

手术治疗

血管结扎

问：开腹探查的指征？选择何种切口更好？

答：当应用创伤性较小的方法如宫缩剂（伴或不伴填塞）或 UAE 术后未能很好控制产后出血时，有指征进行开腹探查。如产妇阴道分娩，通常使用中线处垂直腹部切口来暴露手术野，减少手术出血。在剖宫产分娩的情况下，可以使用现有的手术切口。有几种技术可用于控制出血，但每种临床证据有限[12]。

问：血管结扎的总体目标是什么？成功率如何？

答：在子宫收缩乏力的产妇中血管结扎的总体目标是减少流向子宫的

血液脉压。常见的首选方法是双侧子宫动脉结扎术（O'Leary 缝合），其操作简单快速，通常可以达到减少子宫血流的目的[55,56]。同样，为了进一步减少子宫血流，可缝合子宫卵巢韧带内的血管。根据病例报告，血管结扎作为二线治疗方法，治疗产后出血成功率中位数为 92%[12]。

问：为什么极少使用髂内动脉结扎？

答：由于这些创伤性较小的血管结扎技术似乎有效，髂内动脉结扎术的实施比过去少得多。髂内动脉结扎术成功率，比以前想象的要低得多[57]。这是因为医师们对这项技术不太熟悉（需要腹膜后径路），所以现在极少使用。

子宫压迫缝合术

问：有哪几种常用的子宫压迫缝合术？

答：虽然没有高质量的研究为子宫压迫缝合术的成功率提供证据，但 B‐Lynch 缝合技术可能是最常见治疗子宫收缩乏力的子宫压迫缝合技术[42]。其他缝合方法，比如 Cho 及 Hayman 等技术[42,58-61]也有所描述。

问：子宫压迫缝合术的效果如何？

答：子宫压迫缝合术作为药物治疗无效的宫缩乏力二线治疗方案的有效性为 60%～75%，并未显示哪种方法有显著优势[12,62,63]。

问：B‐Lynch 缝合应该注意什么？

答：B‐Lynch 缝合从子宫颈缝合到子宫底，并为子宫提供了物理压迫。通常使用大号缝合线（如 1 号肠线）以防止断裂，并且缝合线可以迅速吸收，以避免子宫复旧后肠道进入残留线圈的风险。医生应该熟悉该项技术。在产房备有快速参阅图片，如 Alliance for Innovation on Maternal Health Obstetric Hemorrhage Bundle[64]（更多信息见：http://safehealthcareforeverywoman.org/patient-safety-bundles/obstetric-hemorrhage/♯link_acc‐1‐5‐d）中图片，对医生会有帮助。

问：压迫缝合和子宫球囊压迫的效果一样吗？

答：小型病例系列分析提示，压迫缝合和子宫球囊压迫的效果相似[65]。

问：子宫压迫缝合可导致子宫坏死吗？

答：虽然有压迫缝合后子宫坏死的报道，然而，因为病例报告和病例分析的病例数很少，确切的发病情况并不清楚。

子宫切除术

问：保守治疗失败后应采取什么措施？

答：当保守的治疗失败时，子宫切除术被认为是最确切的治疗方法。

问：子宫切除的弊端是什么？

答：子宫切除不仅导致永久不育，而且还有潜在的手术并发症。例如，6项小样本研究表明，膀胱损伤率为 $6\% \sim 12\%$，输尿管损伤率 $0.4\% \sim 41\%$ [12]。

问：紧急产后子宫切除术中，应该使用哪种术式？

答：目前没有足够的研究比较子宫切除术和其他治疗方法。此外，没有足够的证据来检验子宫切除术的不同手术方法（例如全子宫切除术和次全子宫切除术）。因此，在紧急产后子宫切除术中，应该使用最快且最安全的手术方案。

专项处理

胎盘植入

问：什么是胎盘植入？

答：胎盘植入指部分或整个胎盘侵入子宫肌层，在第三产程不能从子宫壁分离[66]，可以危及生命。

问：最显著的风险因素是什么？

答：最显著的风险因素为既往子宫手术史，特别是剖宫产史和前置胎盘[67,68]。

问：胎盘植入和剖宫产次数有关吗？

答：一项包括 30 000 多例既往无阴道分娩史剖宫产孕妇的多中心研究发现，胎盘植入发生率随着剖宫产次数的增加而增加（第 1 次至第 6 次剖宫产发生胎盘植入的概率分别为 0.2%、0.3%、0.6%、2.1%、2.3% 和 6.7%）[68]。因此，当前置胎盘合并剖宫产史，妇产科医师应高度怀疑胎盘植入的可能性。既往剖宫产有胎盘植入史，再次妊娠合并前置胎盘的孕妇发生胎盘植入的风险更高，$1 \sim 5$ 次剖宫产后发生胎盘植入的风险分别为 3%、11%、40%、61% 和 67%。

问：如果诊断了胎盘植入，应如何应对？

答：当产前诊断了胎盘植入，应组织制订好多学科治疗措施和分娩计划。准备工作包括确定手术日期、组建一个经验丰富的团队（包括外科、麻醉、血库、护理、新生儿重症监护病房人员等）和相关资源（包括手术室和设备）[66]。

问：阴道分娩和产后出血时怀疑有胎盘植入，应该怎么处理？

答：在阴道分娩和产后出血的情况下，如果胎盘不容易剥离，应高度怀疑胎盘植入，此时不应再尝试在产房中人工剥离胎盘，而应将患者转移到手术室以进行进一步的评估。应告知患者可能需要子宫切除术和输血。在手术室中，可以评估胎盘植入的范围（如面积和深度），以确定治疗计划（如刮宫、楔形切除、药物保守治疗或子宫切除术）。如果有持续出血且确诊为胎盘植入，则应计划施行子宫切除术。患者应该保持至少两条大口径静脉导管，以保证充足的静脉通路。血液制品（包括红细胞、新鲜冰冻血浆、血小板和冷沉淀）应随时可以提供，且告知当地血库要为随时提供额外的血液制品做好准备。一旦怀疑胎盘植入，其他专科如泌尿科、外科或介入放射科，应做好随时支援的准备。

问：胎盘植入必须切除子宫吗？

答：如果胎盘植入面积不大，可以保留子宫；然而，大多数持续出血的病例需要接受经腹子宫切除术。近期对保留子宫进行了回顾性分析研究，发现40%的患者需要接受急诊子宫切除术，其中42%发生严重并发症[69]。

问：胎盘粘连产妇下次妊娠胎盘再粘连的可能性多大？

答：回顾性分析407例胎盘粘连的病例，再次妊娠发生胎盘粘连的概率约为20%[70]。

问：什么情况下可以保留子宫？

答：如果胎盘粘连面积不大且产妇有强烈的保留子宫和生育能力的愿望，可以考虑保留子宫，但产妇需要清楚地了解该方法的重大风险；如果不能控制持续出血，应该进行子宫切除术。

子宫破裂

问：子宫破裂通常发生在什么情况下？

答：子宫破裂可以发生在既往的剖宫产切口处或其他涉及子宫壁的手术后，包括宫腔操作、外伤、先天性畸形（小宫角），也可以为自发的，特别是有异常分娩时[71-73]。

问：子宫破裂需要采取什么治疗措施？

答：子宫破裂需要手术，如果可能，需采用特殊手法，重建子宫形态。

问：子宫破裂治疗决策取决于哪些因素？

答：治疗决策取决于子宫破裂的程度和部位、患者的临床状态，以及对将来生育能力的要求。例如，剖宫产手术瘢痕的破裂通常可以修剪切口边缘，然后一次缝合。修复子宫，除了要考虑子宫内壁会有断层外，还应考虑是否有邻近结构的损伤，如阔韧带、宫旁血管、输尿管和膀胱。尽管患者可能希望避免子宫切除术，但在危及生命的情况下，这一手术可能是必要的。根据失血程度和患者的血流动力学状态，采取包括静脉输液、宫缩剂和输血的支持治疗等措施。

子宫内翻

问：子宫内翻有什么严重后果？

答：子宫内翻（当子宫体下降到甚至完全脱出子宫颈）可能会导致严重出血和心血管衰竭。

问：子宫内翻的发病率是多少？

答：子宫内翻相对少见，阴道分娩中为 1/3 700 到 1/20 000，剖宫产术中发生率为 1/1 860[74,75]。尽管总体发生率很低，但有子宫内翻史的产妇，随后生产时发病概率相对较高（1/26 次随后生产）[74]。

问：如何诊断子宫内翻？

答：双合诊检查时，在宫颈或宫颈下方发现硬块，同时腹部检查子宫消失，提示子宫内翻[76]。

问：胎盘剥离前发生子宫内翻需要立即剥离胎盘吗？

答：如果在胎盘剥离前发生子宫内翻，则通常在子宫复位前不予剥离胎盘，因为这可能会额外增加出血量[76]。

问：手法复位的方法？

答：手法复位是将手掌或握紧的拳头贴在宫底上（目前处于内翻状态且最低点达到或超过宫颈口），就像手握网球，整个手指尖向上环形施加压力[77]。

问：手法复位时需要松弛子宫吗？

答：为恢复子宫的正常的位置，可能需要松弛子宫。特布他林、硫酸镁、卤化全身麻醉剂和硝酸甘油均可用于子宫松弛，但没有明确证据支持任何一种方法优于其他方法[78]。小样本病例分析显示无论是否使用子宫松弛剂，手法复位通常是成功的[76]。

问：手法复位失败怎么办？

答：手法复位不成功案例较为少见，需要进行经腹手术。据报道，有两种方法可将子宫体复位到腹腔中。Huntington 手法是指使用Babcock 或 Allis 钳对内翻的子宫体渐进式向上牵引。Haultain手法是：经后方切开子宫颈，用手指将子宫体复位，最后再进行切口修复[80]。

问：纠正子宫内翻后还需要采取哪些措施？

答：当纠正子宫内翻时，应同时采取支持性措施和治疗出血。一组病例报告显示，在复发性子宫内翻发生时，宫内球囊填塞可以防止子宫内翻复发及其伴随的出血症状[81-84]。在有限的病例报道中，子宫压迫缝合用于预防急性复发的子宫内翻也取得了成功[59,85]。

继发/晚期产后出血

问：继发性/晚期产后出血的定义？有哪些特定病因？

答：继发性/晚期产后出血，定义为分娩 24 小时后直至产后 12 周的过量出血，其发生率占妊娠 1%[11]。继发性出血需要考虑一些特定病因。子宫收缩乏力（常由于妊娠物残留），无论是否伴有感染，均可导致继发性出血。超声检查可以识别宫内残留组织。有子宫压痛和低烧时，应高度怀疑子宫内膜炎。继发性/晚期产后出血也可能是血管性血友病等血液病的首发症状。

问：继发性/晚期产后出血可采取哪些治疗措施？

答：治疗应针对出血的病因，可以使用宫缩剂和抗生素，但如果措施无效或存在妊娠物残留，则需要进行刮宫术。如果治疗子宫内膜炎，用克林霉素和庆大霉素行广谱覆盖比较常用，但也可使用其他抗生素组合[86]。通常刮除的组织体积相对较小，但出血迅速减少。超声监护下刮宫术有助于预防子宫穿孔。应该在操作前告知患者有切除子宫的可能性。

输血方案

问：输血治疗的时机？

答：输血疗法的开始通常是基于估计的已失血量和持续的失血量。然而，在产后出血的情况下，血红蛋白或血细胞比容的急性变化并不能准确地反映失血量。如前所述，母亲的生命体征一般要到大量失血后才发生显著变化[10]。早期复苏不足和组织低灌注可导致乳酸性酸中毒、伴多器官功能障碍的全身炎症反应综合征和凝血功能障碍[87]。在持续出血的产妇中，如果失血量达到1 500 ml或更多，或有异常生命体征（心动过速和低血压），应立即准备输血[18,19,39]。

问：大量失血时只输注悬浮红细胞就足够解决问题吗？

答：因为大量的失血会导致凝血因子的消耗，所以这类患者会发生消耗性凝血障碍，通常被称为弥散性血管内凝血。这时，除了悬浮红细胞外，还需要补充血小板和凝血因子。

产科大量出血

问：大量输血的定义？

答：大量输血通常定义为在24小时内输注超过10个单位的悬浮红细胞，或1小时内输注4单位悬浮红细胞，且估计仍需要继续输注；或输血量超过机体血容量[87]。尽管大量输血对早期产后出血的益处证据质量不高[12]，在拥有充足血源的条件下，大量输血应该成为治疗产后出血方案的重要部分。

问：产科患者输注血制品种类和时机？

答：产科患者输注血制品种类和时机的最佳建议主要局限在专家共识[18]、来自创伤医学的借鉴方案[88,89]，及一些临床报道[19,39,90-92]。所有的输血建议都是使用成分输血，即固定比例的悬浮红细胞、新鲜或解冻的血浆、血小板和冷沉淀。

问：大量输血方案推荐的成分输血比例是多少？

答：当启动大量输血方案时，应使用固定比例的悬浮红细胞、新鲜冰冻血浆和血小板。推荐的初始输血比例为红细胞∶新鲜冰冻血浆∶血小板大致为1∶1∶1，以模拟全血置换。在最近的一项调查中，

超过 80% 的机构使用的方案是红细胞：血浆为 $1:1^{[93]}$。这些建议不同于先前提出的方案,如 $4:4:1$ 或 $6:4:1$,而且不同建议与如何定义一个血小板单位有关[18]。每个医疗机构都有一个特定的多成分大量输血治疗方案比方案中的具体比例更重要。如果怀疑有弥散性血管内凝血(即,消耗性凝血功能障碍或低纤维蛋白原,或者两者兼而有之),应考虑给予冷沉淀。胎盘早剥或羊水栓塞时,会出现极低纤维蛋白原,早期使用冷沉淀应作为抢救的一部分。

问：规模较小的医院怎么办?

答：虽然规模较小的医院可能没有所有成分的血液制品,但每个产科病房都应有一个全面的产妇出血应急管理计划,其中包括获得悬浮红细胞的协议。在紧急情况下,特殊血型或 O 型 Rh 阴性的血液也能够快速获得。医师应该熟悉医院的输血方案及建议使用的成分输血比例。没有哪一种输血方案被证实优于另一种,因此每家医院都需要解决其特定资源缺乏的问题,并根据医院特定的环境进行调整。有关算法的示例,请参阅更多信息。

问：患者拒绝输血怎么办?

答：对拒绝输血的患者,制订治疗的方案也很重要。发生产后出血后,因为拒绝输血,其死亡率高出 44 倍至 130 倍[94,95]。这部分人群可能会接受某种血制品输注,因此,需要在产前同患者讨论准备在严重出血发生时的法律文件[18,96]。关于这个问题的更详细的内容,可参阅委员会第 664 号委员会观点"妊娠期间拒绝医学推荐治疗"。

问：输注血液制品绝对安全吗?

答：尽管输血能挽救生命,但血液制品的使用,特别是在大量输血的情况下,并非没有风险。

问：输血可能导致的并发症有哪些?

答：大量输血可以由于大量红细胞输入导致高钾血症,以及由于柠檬酸(储血产品使用的保护剂)毒性加重的低钙血症。酸中毒、低钙血症和低体温都会导致凝血功能恶化,使并发症率升高[87,97]。过度的使用晶体液复苏也可导致稀释性凝血功能障碍并可诱发肺水肿[98]。其他并发症包括：非溶血反应性输血热（0.8 例/每 1 000 U 输血）、急性溶血反应（0.19 例/每 1 000 U 输血）、急性输血相关性肺损伤（TRALI，0.1 例/每 1 000 U 输血）[99]。输血相关的感染（如肝炎、人类免疫缺陷病毒、西尼罗河病毒、查加斯病、疟疾和莱姆病）相对少见（少于 1/100 000～1/1 000 000）[100]。

自体血回输

问：产科患者可以使用自体输血吗？

答：术中红细胞回收（也称为自体输血）已被证实在产科患者中是安全有效的，但这受专业人员和设备的限制。

问：自体输血可用于哪些情况？

答：在某些情况下，如前置胎盘或胎盘粘连/植入手术，预期有大出血，可用此方法来减少异体输血的可能性或降低异体输血量。

问：产科自体输血有什么顾虑？

答：过去曾有羊水污染的顾虑，已随着高质量滤器技术的使用而消除[101]。有关抗 D 同种免疫的问题仍有关注，应进行适当的相关检测及抗 D 免疫球蛋白治疗[102,103]。然而，由于大部分产后失血是不可预测的，因此红细胞回收很少使用。

凝血酶原复合物和纤维蛋白原

问：凝血酶原复合物的主要成分？

答：凝血酶原复合物（Prothrombin complex concentrates，PCCs）是由人血浆提取的维生素 k 依赖性凝血因子浓缩物。

问：可治疗何种疾病？

答：它们是维生素 k 拮抗剂（如华法林）诱导的获得性凝血因子缺乏的紧急治疗的一线治疗方法[104]。

问：凝血酶原复合物有几种类型？

答：凝血酶原复合物有不同的类型，有包含 3 种凝血因子的（Ⅱ、Ⅸ、Ⅹ 因子）和包含 4 种凝血因子的（Ⅱ、Ⅶ、Ⅸ、Ⅹ 因子）。

问：浓缩纤维蛋白原的临床适应证是什么？

答：浓缩纤维蛋白原被批准用于治疗先天性纤维蛋白原缺失患者的急性出血。

问：可以随意使用 PCC 和纤维蛋白原吗？

答：目前使用 PCC 和纤维蛋白原治疗产后出血和弥散性血管内凝血的数据还很有限，因此其使用仅推荐于已经经过好几轮标准的大量输血，并咨询当地或地区输血治疗专家之后。

重组因子 VII

问：什么是重组因子 VII？有何作用？

答：重组因子 VII 是一种维生素 K 依赖性丝氨酸蛋白酶，在凝血中起着关键作用。

问：重组因子 VII 的使用指征是？

答：美国食品和药物管理局批准的重组因子 VII 使用指征，仅限于血友病 A 和 B 患者。

问：可用于原发性产后出血吗？

答：重组因子 VII 在原发性产后出血中的作用存在争议[105,106]。据报道，它可显著改善产科出血患者的止血功能，但也可导致危及生命的血栓[107]，其发生概率估计为 $2\%\sim9\%$ [12]。使用重组因子 VII 不是一线治疗，应该在好几轮标准的大量输血之后，与当地或地区专家进行讨论后考虑使用。

非急性出血期贫血

问：产后出血治疗后，如何判断是否贫血？

答：患者病情稳定后，贫血程度有时不明显，往往直到次日常规的实验室检查结果回报，或开始走动时出现眩晕或头晕症状才提示存在贫血。

问：此时的贫血如何治疗？

答：此时需要决定给患者输注悬浮红细胞（PRBCs）、口服铁剂或静脉注射铁剂。

问：决定治疗方案时要考虑哪些因素？

答：在决定治疗的最佳方案时，应考虑到持续失血的程度（恶露）、继发失血的风险以及患者症状。

问：常见的治疗方案有哪些？

答：常见的做法是给有症状且其血红蛋白值小于 70 g/L（血细胞比容低于 20%）的产妇输血治疗[108]。另外，对于血红蛋白值小于 70 g/L、无症状且血流动力学稳定的产妇，可以个体化给予输血、口服补铁或静脉补铁治疗。不同的方案,目的都是在补充丢失的红细胞量,只是速度不同。既往习惯每次输血从 2 单位红细胞开始,但美国血库协会最近对稳定患者的建议是从 1 单位开始,输完后重新评估[108]。

问:静脉注射和口服铁剂,哪个治疗效果更好?

答:在不需要输血但又有指征补充铁剂的情况下,一些小样本 RCT 研究对静脉注射铁剂(蔗糖铁)和口服铁剂进行了比较[109-112]。其中两项研究显示,在静脉注射后的第 14 天,血红蛋白水平有了显著的改善,但这些差异并不大。接受口服铁剂患者血红蛋白升高幅度小,为 14 ~ 15 g/L,而接受静脉注射铁剂者增加了 20 ~ 38 g/L[109,111]。在治疗后 40~42 天,两组血红蛋白水平和临床症状均没有统计学差异。

问:系统分级产科医疗能改变产后出血的临床结局吗?

答:使用标准化、多阶段的评估和应急预案,使医务人员在产后出血的早期进行干预,产后出血得以早期缓解[19,35]。然而,这些措施在改善母体结局,包括降低产妇严重并发症率和死亡率方面,研究得出的结论尚不一致[19,35,36]。2015 年美国卫生研究和质量管理局系统综述发现,标准化处理方案在降低严重产后出血、输血、子宫切除、ICU 入住率、孕产妇死亡方面的受益并不一致[12]。

问:建议采取何种方法降低产后出血的发病率和死亡率?

答:尽管缺乏一致的证据,众多组织机构建议采取有组织的、多学科的方法降低产后出血的发病率和死亡率。采用质量改进的方法,来应对产后出血这个导致孕产妇并发症和死亡的主要原因。因此,所有的产科医疗机构都应该有一个标准化的医院流程来管理产科出血。妇产科医生和其他产科护理人员应该与其医疗机构合作,共建多学科应急团队,同时建立产后出血的分阶段处理策略,以能够在必要时升级医护方案,以及启动大量输血方案。

问:科内应该如何管理?

答:每个产科病房都应该建立一套反应机制,用来在各重要部门间协调管理。

问:如何进行院级管理?

答: 医院应考虑从四个方面进行管理:① 时刻做好抢救产后出血的准备;② 针对所有产妇,有对产后出血的识别和预防措施;③ 有能够应对大量出血的多学科团队;④ 有一个系统范围内的质量改进流程,通过报告和系统学习来提高响应能力。妇女保健患者安全委员会已经推行了一个系统,在更多的网页上可以找到更详细的信息。

问: 如何培训团队成员?

答: 需要通过教育、演练并对团队表现进行审查总结,来保证团队每个成员能够熟练掌握治疗流程和抢救设备。

问: 多学科团队模拟训练的作用?

答: 多学科团队模拟训练,包括产后出血的模拟场景,能够有效提高产科安全文化,改善产科结局[113-115]。

问: 产后出血模拟演练的目的何在?

答: 产后出血的模拟演练有多种目的,包括:找出管理误区[116]、提高技能信心和能力[117]、试用并完善核对清单[118]、识别和纠正系统问题[119,120]、熟悉相关流程并确保及时处理产后出血[19]。尽管没有一个标准化的演练及团队培训方法,但有几种建议的工具和技术可以纳入基于病房的改进策略[121,122]。

🌿 引证归纳

A级证据 (建议和结论基于良好和一致的科学证据):

- 所有产科机构都应该在产后常规立即使用宫缩剂。
- 宫缩剂是治疗子宫收缩乏力导致产后出血的一线药物。除明确的禁忌证之外,其他药物的选择,医护人员应酌情决定,因为目前并无证据说明某种药物的有效性更突出。

B级证据 (建议和结论基于有限或不一致的科学证据):

- 当宫缩剂不能有效控制产后出血,应立即采取其他干预措施(如宫腔填塞或者外科手术),同时提高医护级别,加强人员支持。
- 氨甲环酸可以降低死亡率。在最初的药物治疗无效时,可考虑使用氨甲环酸。
- 妇产科医生和其他产科护理人员应与其医疗机构合作,确保建立多学科应急团队,同时建立产后出血的分级管理方案,包括医护升级指南和大量紧急输血流程的运作。

C级证据(建议和结论主要基于共识和专家意见):

- 在尽快识别并治疗产后出血病因的同时,应采取多学科、多角度的方法维持血流动力学稳定。
- 一般而言,在治疗产后出血时,应尽可能首选创伤较小的方法。如无效,为保障生命安全可能需要更加积极的干预,包括全子宫切除术。
- 当启动大量输血方案时,应按固定比例输注红细胞、新鲜冰冻血浆、血小板。
- 医院应考虑从四个方面进行管理:① 时刻做好抢救产后出血的准备;② 针对所有产妇,有对产后出血的识别和预防措施;③ 对大量出血,多学科团队有应对机制;④ 基于系统的质量改进流程,通过病例报告和系统学习来提高响应能力。

(肖喜荣　石　月　蔡贞玉　陶为科)

参 考 文 献

[1] Say L, Chou D, Gemmill A, et al. Global causes of maternal death: a WHO systematic analysis[J]. Lancet Glob Health 2014(2): e323-333.

[2] Creanga AA, Berg CJ, Ko JY, et al. Maternal mortality and morbidity in the United States: where are we now[J]? J Womens Health (Larchmt) 2014(23): 3-9. (Level III)

[3] Callaghan WM, Kuklina EV, Berg CJ. Trends in postpartum hemorrhage: United States, 1994-2006[J]. Am J Obstet Gynecol 2010 (202): 353. e1-6. (Level II-3)

[4] Callaghan WM, Mackay AP, Berg CJ. Identification of severe maternal morbidity during delivery hospitalizations, United States, 1991-2003 [J]. Am J Obstet Gynecol 2008(199): 133. e1-8. (Level II-3)

[5] Menard MK, Main EK, Currigan SM. Executive summary of the reVITALize initiative: standardizing obstetric data definitions[J]. Obstet Gynecol 2014(124): 150-153. (Level III)

［6］ Dahlke JD, Mendez-Figueroa H, Maggio L, et al. Prevention and management of postpartum hemorrhage: a comparison of 4 national guidelines［J］. Am J Obstet Gynecol 2015（213）: 76. e1－10.（Level II－3）

［7］ Dildy GA 3rd, Paine AR, George NC, et al. Estimating blood loss: can teaching significantly improve visual estimation［J］? Obstet Gynecol 2004（104）: 601－606.（Level III）

［8］ Combs CA, Murphy EL, Laros RK Jr. Factors associated with postpartum hemorrhage with vaginal birth（J）. Obstet Gynecol 1991（77）: 69－76.（Level II－2）

［9］ Pacagnella RC, Souza JP, Durocher J, et al. A systematic review of the relationship between blood loss and clinical signs［J］. PLoS One 2013(8): e57594.

［10］ Bonnar J. Massive obstetric haemorrhage［J］. Baillieres Best Pract Res Clin Obstet Gynaecol 2000(14): 1－18.（Level III）

［11］ Alexander J, Thomas P, Sanghera J. Treatments for secondary postpartum haemorrhage［J］. Cochrane Database of Systematic Reviews 2002, Issue 1. Art. No. : PMID: 11869640.

［12］ Likis FE, Sathe NA, Morgans AK, et al. Management of postpartum hemorrhage. Comparative Effectiveness Review No. 151［M］. AHRQ Publication No. 15 － EHC013EF. Rockville（MD）: Agency for Healthcare Research and Quality; 2015.

［13］ Anderson JM, Etches D. Prevention and management of postpartum hemorrhage［J］. Am Fam Physician 2007(75): 875－882.（Level III）

［14］ Bateman BT, Berman MF, Riley LE, et al. The epidemiology of postpartum hemorrhage in a large, nationwide sample of deliveries［J］. Anesth Analg 2010(110): 1368－1373.（Level II－3）

［15］ Bateman BT, Tsen LC, Liu J, et al. Patterns of second-line uterotonic use in a large sample of hospitalizations for childbirth in the United States: 2007－2011［J］. Anesth Analg 2014(119): 1344－1349.（Level II－3）

［16］ Wetta LA, Szychowski JM, Seals S, et al. Risk factors for uterine atony/postpartum hemorrhage requiring treatment after vaginal delivery

[J]. Am J Obstet Gynecol 2013(209): 51. e1,51 – 56. (Level II - 2)

[17] Main EK, Goffman D, Scavone BM, et al. National Partnership for Maternal Safety: consensus bundle on obstetric hemorrhage [M]. National Partnership for Maternal Safety, Council on Patient Safety in Women's Health Care. Obstet Gynecol 2015(126): 155 – 162. (Level III)

[18] Lyndon A, Lagrew D, Shields L, Main E, et al. Improving health care response to obstetric hemorrhage version 2.0. A California quality improvement toolkit[M]. Stamford (CA): California Maternal Quality Care Collaborative; Sacramento (CA): California Department of Public Health; 2015. (Level III)

[19] Shields LE, Smalarz K, Reffigee L, et al. Comprehensive maternal hemorrhage protocols improve patient safety and reduce utilization of blood products[J]. Am J Obstet Gynecol 2011(205): 368. e1 – 8. (Level II - 3)

[20] Dilla AJ, Waters JH, Yazer MH. Clinical validation of risk stratification criteria for peripartum hemorrhage[J]. Obstet Gynecol 2013(122): 120 – 126. (Level II - 3)

[21] Kramer MS, Berg C, Abenhaim H, et al. Incidence, risk factors, and temporal trends in severe postpartum hemorrhage[J]. Am J Obstet Gynecol 2013(209): 449. e1 – 7. (Level II - 3)

[22] Guidelines for oxytocin administration after birth [M]. AWHONN Practice Brief Number 2. J Obstet Gynecol Neonatal Nurs 2015(44): 161 – 163. (Level III)

[23] Evensen A, Anderson JM, Fontaine P. Postpartum hemorrhage: prevention and treatment[J]. Am Fam Physician 2017(95): 442 – 449. (Level III)

[24] World Health Organization. WHO recommendations for the prevention and treatment of postpartum haemorrhage[R]. Geneva: WHO; 2012. (Level III)

[25] Begley CM, Gyte GML, Devane D, et al. Active versus expectant management for women in the third stage of labour [J]. Cochrane Database of Systematic Reviews 2015, Issue 3. Art. No.: CD007412.

DOI: 10. 1002/14651858. CD007412. pub4.

[26] Westhoff G, Cotter AM, Tolosa JE. Prophylactic oxytocin for the third stage of labour to prevent postpartum haemorrhage [J]. Cochrane Database of Systematic Reviews 2013, Issue 10. Art. No. : CD001808.

[27] Mousa HA, Blum J, Abou El Senoun G, et al. Treatment for primary postpartum haemorrhage[J]. Cochrane Database of Systematic Reviews 2014, Issue 2. Art. No. : CD003249. DOI: 10. 1002/14651858. CD003249. pub3.

[28] Soltani H, Hutchon DR, Poulose TA. Timing of prophylactic uterotonics for the third stage of labour after vaginal birth[J]. Cochrane Database of Systematic Reviews 2010, Issue 8. Art. No. : CD006173. DOI: 10. 1002/14651858. CD006173. pub2.

[29] Delayed umbilical cord clamping after birth. Committee Opinion No. 684 [J]. American College of Obstetricians and Gynecologists. Obstet Gynecol 2017(129): e5 - 10. (Level III)

[30] Abdel-Aleem H, Hofmeyr GJ, Shokry M, et al. Uterine massage and postpartum blood loss[J]. Int J Gynaecol Obstet 2006(93): 238 - 239. (Level I)

[31] Hofmeyr GJ, Abdel-Aleem H, Abdel-Aleem MA. Uterine massage for preventing postpartum haemorrhage [J]. Cochrane Database of Systematic Reviews 2013, Issue 7. Art. No. : CD006431. DOI: 10. 1002/14651858. CD006431. pub3.

[32] Hofmeyr GJ, Mshweshwe NT, Gülmezoglu AM. Controlled cord traction for the third stage of labour[J]. Cochrane Database of Systematic Reviews 2015, Issue 1. Art. No. : CD008020. DOI: 10. 1002/14651858. CD0080 20. pub2.

[33] Abedi P, Jahanfar S, Namvar F, et al. Breastfeeding or nipple stimulation for reducing postpartum haemorrhage in the third stage of labour[J]. Cochrane Database of Systematic Reviews 2016, Issue 1. Art. No. : CD010845. DOI: 10. 1002/14651858. CD010845. pub2.

[34] Main EK, Cape V, Abreo A, et al. Reduction of severe maternal morbidity from hemorrhage using a state perinatal quality collaborative [J]. Am J Obstet Gynecol 2017(216): 298. e1 - 11. (Level II - 1)

[35] Lappen JR, Seidman D, Burke C, et al. Changes in care associated with the introduction of a postpartum hemorrhage patient safety program[J]. Am J Perinatol 2013(30): 833 – 838. (Level II – 3)

[36] Clark SL, Christmas JT, Frye DR, et al. Maternal mortality in the United States: predictability and the impact of protocols on fatal post cesarean pulmonary embolism and hypertension-related intracranial hemorrhage[J]. Am J Obstet Gynecol 2014(211): 32. e1 – 9. (Level II – 2)

[37] Kozhimannil K, Hung P, McClellan M, et al. Obstetric services and quality among critical access, rural, and urban hospitals in nine states [S/OL]. Policy Brief. Minneapolis (MN): University of Minnesota Rural Health Research Center; 2013. (Level II – 3)

[38] Levels of maternal care. Obstetric Care Consensus No. 2[J]. American College of Obstetricians and Gynecologists. Obstet Gynecol 2015(125): 502 – 515. (Level III)

[39] Shields LE, Wiesner S, Fulton J, et al. Comprehensive maternal hemorrhage protocols reduce the use of blood products and improve patient safety[J]. Am J Obstet Gynecol 2015(212): 272 – 280. (Level II – 3)

[40] Joseph KS, Rouleau J, Kramer MS, et al. Investigation of an increase in postpartum haemorrhage in Canada[J]. Maternal Health Study Group of the Canadian Perinatal Surveillance System. BJOG 2007 (114): 751 – 759. (Level II – 3)

[41] Patacchiola F, D'Alfonso A, Di Fonso A, et al. Intrauterine balloon tamponade as management of postpartum haemorrhage and prevention of haemorrhage related to low-lying placenta[J]. Clin Exp Obstet Gynecol 2012(39): 498 – 499. (Level II – 2)

[42] B-Lynch C, Coker A, Lawal AH, et al. The B-Lynch surgical technique for the control of massive postpartum haemorrhage: an alternative to hysterectomy? Five cases reported[J]. Br J Obstet Gynaecol 1997(104): 372 – 375. (Level III)

[43] Strasser SM, Kwee A, Visser GH. Spontaneous tachysystole as sign of serious perinatal conditions[J]. J Matern Fetal Neonatal Med 2010(23):

736 - 741. (Level III)

[44] Mhyre JM, Shilkrut A, Kuklina EV, et al. Massive blood transfusion during hospitalization for delivery in New York State, 1998 - 2007[J]. Obstet Gynecol 2013(122): 1288 - 1294. (Level II - 3)

[45] Clark SL, Romero R, Dildy GA, et al. Proposed diagnostic criteria for the case definition of amniotic fluid embolism in research studies[J]. Am J Obstet Gynecol 2016(215): 408 - 412. (Level III)

[46] Effect of early tranexamic acid administration on mortality, hysterectomy, and other morbidities in women with post-partum haemorrhage (WOMAN): an international, randomised, double-blind, placebo controlled trial[J]. WOMAN Trial Collaborators. Lancet 2017 (389): 2105 - 2116. (Level I)

[47] Novikova N, Hofmeyr GJ, Cluver C. Tranexamic acid for preventing postpartum haemorrhage[J]. Cochrane Database of Systematic Reviews 2015, Issue 6. Art. No. : CD007872. DOI: 10. 1002/14651858. CD007872. pub3.

[48] Simonazzi G, Bisulli M, Saccone G, et al. Tranexamic acid for preventing postpartum blood loss after cesarean delivery: a systematic review and meta-analysis of randomized controlled trials[J]. Acta Obstet Gynecol Scand 2016(95): 28 - 37.

[49] Lindoff C, Rybo G, Astedt B. Treatment with tranexamic acid during pregnancy, and the risk of thromboembolic complications[J]. Thromb Haemost 1993(70): 238 - 240. (Level II - 2)

[50] Madsen RV, Nielsen CS, Kallemose T, et al. Low Risk of thromboembolic events after routine administration of tranexamic acid in hip and knee arthroplasty[J]. J Arthroplasty 2017(32): 1298 - 1303. (Level II - 2)

[51] Laas E, Deis S, Haddad B, et al. Comparison of the rate of maternal complications of nifedipine and nicardipine in cases of preterm labor: historical study on two consecutive periods[J]. J Gynecol Obstet Biol Reprod 2012(41): 631 - 637. (Level II - 2)

[52] Yoong W, Ridout A, Memtsa M, et al. Application of uterine compression suture in association with intrauterine balloon tamponade

('uterine sandwich') for postpartum hemorrhage [J]. Acta Obstet Gynecol Scand 2012(91): 147 - 151. (Level II - 2)

[53] Zwart JJ, Dijk PD, van Roosmalen J. Peripartum hysterectomy and arterial embolization for major obstetric hemorrhage: a 2 - year nationwide cohort study in the Netherlands[J]. Am J Obstet Gynecol 2010(202): 150. e1 - 7. (Level II - 3)

[54] Goldberg J, Pereira L, Berghella V. Pregnancy after uterine artery embolization[J]. Obstet Gynecol 2002(100): 869 - 872. (Level III)

[55] O'Leary JL, O'Leary JA. Uterine artery ligation in the control of intractable postpartum hemorrhage[J]. Am J Obstet Gynecol 1966(94): 920 - 924. (Level III)

[56] O'Leary JL, O'Leary JA. Uterine artery ligation for control of postcesarean section hemorrhage[J]. Obstet Gynecol 1974(43): 849 - 853 (Level III)

[57] Clark SL, Phelan JP, Yeh SY, et al. Hypogastric artery ligation for obstetric hemorrhage[J]. Obstet Gynecol 1985(66): 353 - 356. (Level III)

[58] Cho JH, Jun HS, Lee CN. Hemostatic suturing technique for uterine bleeding during cesarean delivery. Obstet Gynecol 2000(96): 129 - 131. (Level III)

[59] Matsubara S, Yano H, Taneichi A, et al. Uterine compression suture against impending recurrence of uterine inversion immediately after laparotomy repositioning[J]. J Obstet Gynaecol Res 2009(35): 819 - 823. (Level III)

[60] Hayman RG, Arulkumaran S, Steer PJ. Uterine compression sutures: surgical management of postpartum hemorrhage [J]. Obstet Gynecol 2002(99): 502 - 506. (Level III)

[61] Allam MS, B-Lynch C. The B-Lynch and other uterine compression suture techniques[J]. Int J Gynaecol Obstet 2005(89): 236 - 241. (Level III)

[62] Kayem G, Kurinczuk JJ, Alfirevic Z, et al. Specific second-line therapies for postpartum haemorrhage: a national cohort study[J]. BJOG 2011 (118): 856 - 864. (Level II - 2)

[63] Kayem G, Kurinczuk JJ, Alfirevic Z, et al. Uterine compression sutures for the management of severe postpartum hemorrhage [J]. U. K. Obstetric Surveillance System (UKOSS). Obstet Gynecol 2011(117): 14 - 20. (Level II - 3)

[64] Council on Patient Safety in Women's Health Care[S/OL]. Obstetric hemorrhage (+AIM). Washington, DC: CPSWHC; 2015. (Level III)

[65] Kaya B, Guralp O, Tuten A, et al. Which uterine sparing technique should be used for uterine atony during cesarean section? The Bakri balloon or the B-Lynch suture[J]? Arch Gynecol Obstet 2016(294): 511 - 517. (Level II - 3)

[66] Placenta accreta. Committee Opinion No. 529[J]. American College of Obstetricians and Gynecologists. Obstet Gynecol 2012(120): 207 - 211. (Level III)

[67] Thurn L, Lindqvist PG, Jakobsson M, et al. Abnormally invasive placenta-prevalence, risk factors and antenatal suspicion: results from a large population-based pregnancy cohort study in the Nordic countries [J]. BJOG 2016(123): 1348 - 1355. (Level II - 3)

[68] Silver RM, Landon MB, Rouse DJ, et al. Maternal morbidity associated with multiple repeat cesarean deliveries[J]. National Institute of Child Health and Human Development Maternal-Fetal Medicine Units Network. Obstet Gynecol 2006(107): 1226 - 1232. (Level II - 2)

[69] Pather S, Strockyj S, Richards A, et al. Maternal outcome after conservative management of placenta percreta at caesarean section: a report of three cases and a review of the literature[J]. Aust N Z J Obstet Gynaecol 2014(54): 84 - 87. (Level III)

[70] Cunningham KM, Anwar A, Lindow SW. The recurrence risk of placenta accreta following uterine conserving management[J]. J Neonatal Perinatal Med 2015(8): 293 - 296. (Level III)

[71] Zwart JJ, Richters JM, Ory F, et al. Uterine rupture in The Netherlands: a nationwide population-based cohort study[J]. BJOG 2009 (116): 1069 - 1078; discussion 1078 - 1080. (Level II - 3)

[72] Vandenberghe G, De Blaere M, Van Leeuw V, et al. Nationwide population-based cohort study of uterine rupture in Belgium: results from

the Belgian Obstetric Surveillance System[J]. BMJ Open 2016(6):
e010415,2015 - 010415. (Level II - 3)

[73] Gibbins KJ, Weber T, Holmgren CM, et al. Maternal and fetal morbidity associated with uterine rupture of the unscarred uterus[J]. Am J Obstet Gynecol 2015(213): 382. e1 - 6. (Level II - 3)

[74] Baskett TF. Acute uterine inversion: a review of 40 cases[J]. J Obstet Gynaecol can 2002(24): 953 - 956. (Level III)

[75] Witteveen T, van Stralen G, Zwart J, et al. Puerperal uterine inversion in the Netherlands: a nationwide cohort study[J]. Acta Obstet Gynecol Scand 2013(92): 334 - 337. (Level I)

[76] Kitchin JD 3rd, Thiagarajah S, May HV Jr, et al. Puerperal inversion of the uterus. Am J Obstet Gynecol 1975(123): 51 - 58. (Level III)

[77] Johnson AB. A new concept in the replacement of the inverted uterus and a report of nine cases[J]. Am J Obstet Gynecol 1949(57): 557 - 562. (Level III)

[78] Dufour P, Vinatier D, Puech F. The use of intravenous nitroglycerin for cervico-uterine relaxation: a review of the literature[J]. Arch Gynecol Obstet 1997(261): 1 - 7. (Level III)

[79] Huntington JL, Irving FC, Kellogg FS. Abdominal reposition in acute inversion of the puerperal uterus[J]. Am J Obstet Gynecol 1928(15): 34 - 40. (Level III)

[80] Easterday CL, Reid DE. Inversion of the puerperal uterus managed by the Haultain technique[J]. Am J Obstet Gynecol 1959(78): 1224 - 1226. (Level III)

[81] Vivanti AJ, Furet E, Nizard J. Successful use of a Bakri tamponade balloon in the treatment of puerperal uterine inversion during caesarean section[J]. J Gynecol Obstet Hum Reprod 2017(46): 101 - 102. (Level III)

[82] Ida A, Ito K, Kubota Y, et al. Successful reduction of acute puerperal uterine inversion with the use of a bakri postpartum balloon[J]. Case Rep Obstet Gynecol 2015(2015): 424891. (Level III)

[83] Kaya B, Tuten A, Daglar K, et al. Balloon tamponade for the management of postpartum uterine hemorrhage[J]. J Perinat Med 2014

(42): 745 - 753. (Level III)

[84] Soleymani Majd H, Pilsniak A, Reginald PW. Recurrent uterine inversion: a novel treatment approach using SOS Bakri balloon[J]. BJOG 2009(116): 999 - 1001. (Level III)

[85] Mondal PC, Ghosh D, Santra D, et al. Role of Hayman technique and its modification in recurrent puerperal uterine inversion[J]. J Obstet Gynaecol Res 2012(38): 438 - 441. (Level III)

[86] Mackeen AD, Packard RE, Ota E, et al. Antibiotic regimens for postpartum endometritis[J]. Cochrane Database of Systematic Reviews 2015, Issue 2. Art. No.: CD001067. DOI: 10. 1002/14651858. CD001067. pub3.

[87] Patil V, Shetmahajan M. Massive transfusion and massive transfusion protocol[J]. Indian J Anaesth 2014(58): 590 - 595. (Level III)

[88] Borgman MA, Spinella PC, Perkins JG, et al. The ratio of blood products transfused affects mortality in patients receiving massive transfusions at a combat support hospital[J]. J Trauma 2007(63): 805 - 813. (Level II - 3)

[89] Teixeira PG, Inaba K, Shulman I, et al. Impact of plasma transfusion in massively transfused trauma patients[J]. J Trauma 2009(66): 693 - 697. (Level II - 3)

[90] Burtelow M, Riley E, Druzin M, et al. How we treat: management of life-threatening primary postpartum hemorrhage with a standardized massive transfusion protocol[J]. Transfusion 2007 (47): 1564 - 1572. (Level III)

[91] Gutierrez MC, Goodnough LT, Druzin M, et al. Postpartum hemorrhage treated with a massive transfusion protocol at a tertiary obstetric center: a retrospective study[J]. Int J Obstet Anesth 2012(21): 230 - 235. (Level II - 3)

[92] Skupski DW, Lowenwirt IP, Weinbaum FI, et al. Improving hospital systems for the care of women with major obstetric hemorrhage[J]. Obstet Gynecol 2006(107): 977 - 983. (Level II - 3)

[93] Treml AB, Gorlin JB, Dutton RP, et al. Massive Transfusion protocols: a survey of academic medical centers in the United States[J]. Anesth Analg 2017(124): 277 - 281. (Level II - 3)

[94] Singla AK，Lapinski RH，Berkowitz RL，et al. Are women who are Jehovah's Witnesses at risk of maternal death[J]? Am J Obstet Gynecol 2001(185)：893－895.（Level Ⅱ-3）

[95] Van Wolfswinkel ME，Zwart JJ，Schutte JM，et al. Maternal mortality and serious maternal morbidity in Jehovah's witnesses in The Netherlands[J]. BJOG 2009(116)：1103－1108；discussion 1108－1110.（Level Ⅱ-3）

[96] Gyamfi C，Berkowitz RL. Responses by pregnant Jehovah's Witnesses on health care proxies[J]. Obstet Gynecol 2004(104)：541－544.（Level Ⅱ-3）

[97] Lier H，Krep H，Schroeder S，et al. Preconditions of hemostasis in trauma：a review. The influence of acidosis, hypocalcemia, anemia, and hypothermia on functional hemostasis in trauma[J]. J Trauma 2008 (65)：951－960.（Level Ⅲ）

[98] de Jonge E，Levi M. Effects of different plasma substitutes on blood coagulation：a comparative review[J]. Crit Care Med 2001(29)：1261－1267.（Level Ⅲ）

[99] Vasudev R，Sawhney V，Dogra M，et al. Transfusion-related adverse reactions：From institutional hemovigilance effort to National Hemovigilance program[J]. Asian J Transfus Sci 2016(10)：31－36.（Level Ⅲ）

[100] Santoso JT，Saunders BA，Grosshart K. Massive blood loss and transfusion in obstetrics and gynecology[J]. Obstet Gynecol Surv 2005 (60)：827－837.（Level Ⅲ）

[101] Waters JH，Biscotti C，Potter PS，et al. Amniotic fluid removal during cell salvage in the cesarean section patient[J]. Anesthesiology 2000 (92)：1531－1536.（Level Ⅱ-2）

[102] Goucher H，Wong CA，Patel SK，et al. Cell salvage in obstetrics. Anesth Analg 2015(121)：465－468.（Level Ⅲ）

[103] Liumbruno GM，Liumbruno C，Rafanelli D. Intraoperative cell salvage in obstetrics：is it a real therapeutic option[J]? Transfusion 2011(51)：2244－2256.（Level Ⅲ）

[104] Grottke O，Levy JH. Prothrombin complex concentrates in trauma and

perioperative bleeding [J]. Anesthesiology 2015 (122): 923 – 931. (Level III)

[105] Ahonen J, Jokela R, Korttila K. An open non-randomized study of recombinant activated factor VII in major postpartum haemorrhage[J]. Acta Anaesthesiol Scand 2007(51): 929 – 936. (Level II – 2)

[106] Bhuskute N, Kritzinger S, Dakin M. Recombinant factor VIIa in massive obstetric haemorrhage[letter]. Eur J Anaesthesiol 2008(25): 250 – 251. (Level III)

[107] Alfirevic Z, Elbourne D, Pavord S, et al. Use of recombinant activated factor VII in primary postpartum hemorrhage: the Northern European registry 2000 – 2004 [J]. Obstet Gynecol 2007 (110): 1270 – 1278. (Level II – 3)

[108] Carson JL, Guyatt G, Heddle NM, et al. Clinical practice guidelines from the AABB: red blood cell transfusion thresholds and storage[J]. JAMA 2016(316): 2025 – 2035. (Level III)

[109] Bhandal N, Russell R. Intravenous versus oral iron therapy for postpartum anaemia[J]. BJOG 2006(113): 1248 – 1252. (Level I)

[110] Perello MF, Coloma JL, Masoller N, et al. Intravenous ferrous sucrose versus placebo in addition to oral iron therapy for the treatment of severe postpartum anaemia: a randomised controlled trial [J]. BJOG 2014 (121): 706 – 713. (Level I)

[111] El Khouly NI. Comparison of intravenous ferrous sucrose and oral ferrous sulphate in treatment of postpartum iron deficiency anemia[J]. J Matern Fetal Neonatal Med 2017(30): 967 – 971. (Level I)

[112] Froessler B, Cocchiaro C, Saadat-Gilani K, et al. Intravenous iron sucrose versus oral iron ferrous sulfate for antenatal and postpartum iron deficiency anemia: a randomized trial[J]. J Matern Fetal Neonatal Med 2013(26): 654 – 659. (Level I)

[113] Phipps MG, Lindquist DG, McConaughey E, et al. Outcomes from a labor and delivery team training program with simulation component. Am J Obstet Gynecol 2012; 206: 3 – 9. (Level II – 3)

[114] Merien AE, van de Ven J, Mol BW, et al. Multidisciplinary team training in a simulation setting for acute obstetric emergencies: a

systematic review[J]. Obstet Gynecol 2010(115): 1021 - 1031.

[115] Pettker CM, Thung SF, Raab CA, et al. A comprehensive obstetrics patient safety program improves safety climate and culture[J]. Am J Obstet Gynecol 2011(204): 216. e1 - 6. (Level II - 3)

[116] Maslovitz S, Barkai G, Lessing JB, et al. Improved accuracy of postpartum blood loss estimation as assessed by simulation[J]. Acta Obstet Gynecol Scand 2008(87): 929 - 934. (Level II - 2)

[117] Green M, Rider C, Ratcliff D, et al. Developing a systematic approach to obstetric emergencies[J]. J Obstet Gynecol Neonatal Nurs 2015(44): 677 - 682. (Level II - 1)

[118] Bajaj K, Rivera-Chiauzzi EY, Lee C, et al. Validating obstetric emergency checklists using simulation: a randomized controlled trial[J]. Am J Perinatol 2016(33): 1182 - 1190. (Level I)

[119] Guise JM, Mladenovic J. In situ simulation: identification of systems issues[J]. Semin Perinatol 2013(37): 161 - 165. (Level III)

[120] Guise JM, Lowe NK, Deering S, et al. Mobile in situ obstetric emergency simulation and teamwork training to improve maternal fetal safety in hospitals[J]. Jt Comm J Qual Patient Saf 2010(36): 443 - 453. (Level III)

[121] Severe maternal morbidity: screening and review. Obstetric Care Consensus No. 5. American College of Obstetricians and Gynecologists [J]. Obstet Gynecol 2016(128): e54 - 60. (Level III)

[122] Preparing for clinical emergencies in obstetrics and gynecology. Committee Opinion No. 590. American College of Obstetricians and Gynecologists[J]. Obstet Gynecol 2014(123): 722 - 725. (Level III)